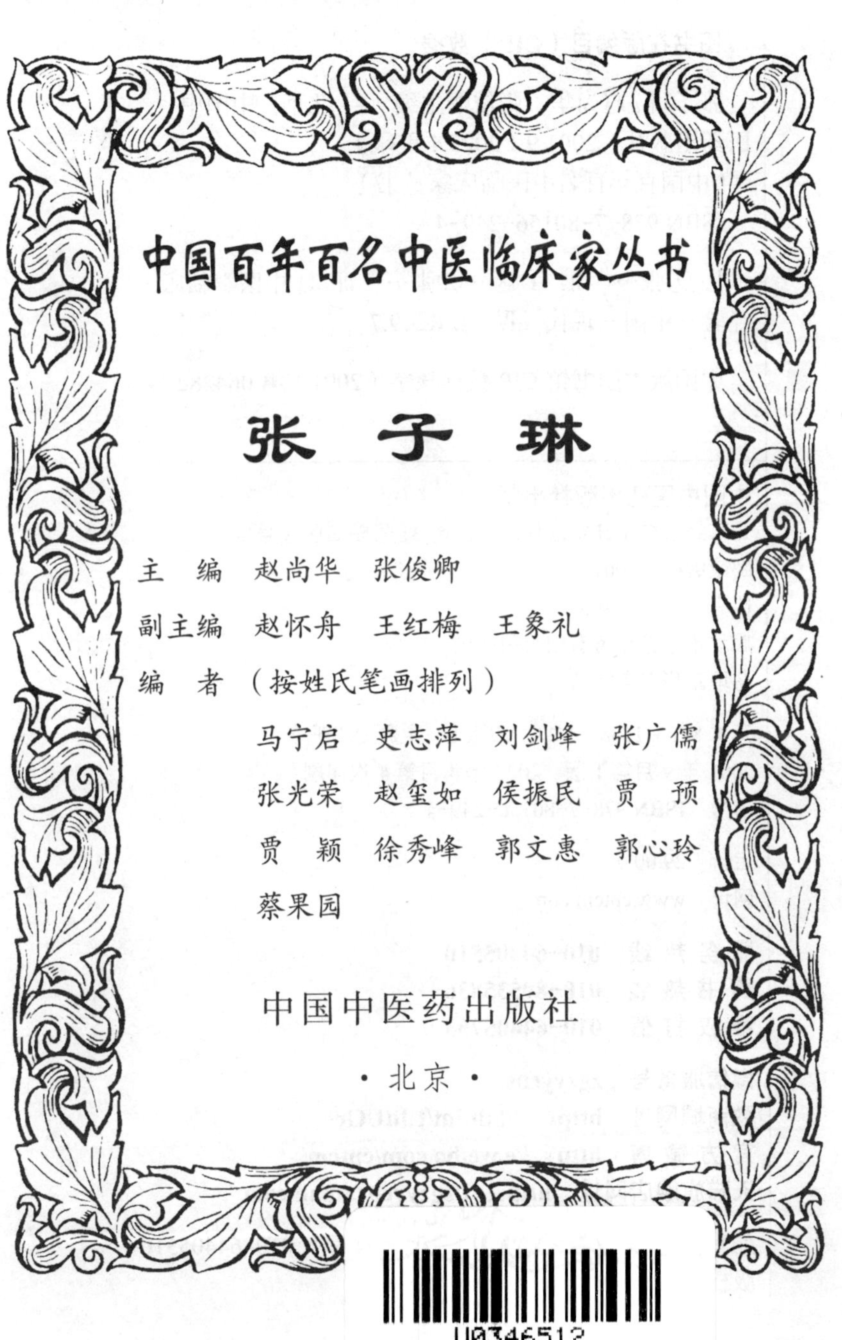

中国百年百名中医临床家丛书

张子琳

主　编　赵尚华　张俊卿

副主编　赵怀舟　王红梅　王象礼

编　者（按姓氏笔画排列）

马宁启　史志萍　刘剑峰　张广儒

张光荣　赵玺如　侯振民　贾　预

贾　颖　徐秀峰　郭文惠　郭心玲

蔡果园

中国中医药出版社

·北京·

图书在版编目（CIP）数据

张子琳 / 赵尚华，张俊卿主编．-- 北京：中国中医药出版社，2001.9（2025.4 重印）

（中国百年百名中医临床家丛书）

ISBN 978-7-80156-249-4

Ⅰ．①张…　Ⅱ．①赵… ②张…　Ⅲ．①中医学临床－经验－中国－现代　Ⅳ．① R249.7

中国版本图书馆 CIP 数据核字（2001）第 064282 号

中国中医药出版社出版
北京经济技术开发区科创十三街 31 号院二区 8 号楼
邮政编码　100176
传真　010-64405721
廊坊市佳艺印务有限公司印刷
各地新华书店经销

开本 850 × 1168　1/32　印张 8　字数 182 千字
2001 年 9 月第 1 版　2025 年 4 月第 4 次印刷
书号　ISBN 978-7-80156-249-4

定价　29.00 元
网址　www.cptcm.com

服 务 热 线　010-64405510
购 书 热 线　010-89535836
维 权 打 假　010-64405753

微信服务号　zgzyycbs
微商城网址　https：//kdt.im/LIdUGr
官 方 微 博　http：//e.weibo.com/cptcm
天猫旗舰店网址　https：//zgzyycbs.tmall.com

如有印装质量问题请与本社出版部联系（010-64405510）

出版者的话

祖国医学源远流长。昔岐黄、神农，医之源始；汉仲景、华佗，医之圣也。在祖国医学发展的长河中，临床名家辈出，促进了祖国医学的迅猛发展。中国中医药出版社为贯彻卫生部和国家中医药管理局关于继承发扬祖国医药学，继承不泥古、发扬不离宗的精神，在完成了《明清名医全书大成》出版的基础上，又策划了《中国百年百名中医临床家丛书》，以期反映近现代即20世纪，特别是新中国成立50年来中医药发展的历程。我们邀请卫生部张文康部长做本套丛书的主编，卫生部副部长兼国家中医药管理局局长佘靖同志、国家中医药管理局副局长李振吉同志任副主编，他们都欣然同意，并亲自组织几百名中医药专家进行整理。经过几年的艰苦努力，终于在21世纪初正式问世。

顾名思义，《中国百年百名中医临床家丛书》就是要总结在过去的100年历史中，为中医药事业做出过巨大贡献、受到广大群众爱戴的中医临床工作者的丰富经验，把他们的事业发扬光大，让他们优秀的医疗经验代代相传。百年轮回，世纪更替，今天，我们又一次站在世纪之巅，回顾历史，总结经验，为的是更好地发展，更快地创新，使中医药学这座伟大的宝库永远取之不尽、用之不竭，更好地服务于人类，服务于未来。

本套丛书第一批计划出版140种左右，所选医家均系在中医临床方面取得卓越成就，在全国享有崇高威望且具有较高学术造诣的中医临床大家，包括内、外、妇、儿、骨伤、针灸等各科的代表人物。

本套丛书以每位医家独立成册，每册按医家小传、专病论治、诊余漫话、年谱四部分进行编写。其中，医家小传简要介绍医家的生平及成才之路；专病论治意在以病统论、以论统案、以案统话，即将与某病相关的精彩医论、医案、医话加以系统整理，便于临床学习与借鉴；诊余漫话则系读书体会、札记，也可以是习医心得，等等；年谱部分则反映了名医一生中的重大事件或转折点。

本套丛书有两个特点是值得一提的：其一是文前部分，我们尽最大可能收集了医家的照片，包括一些珍贵的生活照、诊疗照，以及医家手迹、名家题字等，这些材料具有极高的文献价值，是历史的真实反映；其二，本套丛书始终强调，必须把笔墨的重点放在医家最擅长治疗的病种上面，而且要大篇幅详细介绍，把医家在用药、用方上的特点予以详尽淋漓地展示，务求写出临床真正有效的内容，也就是说，不是医家擅长的病种大可不写，而且要写出“干货”来，不要让人感觉什么都能治，什么都治不好。

有了以上两大特点，我们相信，《中国百年百名中医临床家丛书》会受到广大中医工作者的青睐，更会对中医事业的发展起到巨大的推动作用。同时，通过对百余位中医临床医家经验的总结，也使近百年中医药学的发展历程清晰地展现在人们面前，因此，本套丛书不仅具有较高的临床参考价值和学术价值，同时还具有前所未有的文献价值，这也是我们组织编写这套丛书的初衷所在。

中国中医药出版社

2000 年 10 月 28 日

编写说明

我院老中医张子琳先生，山西五台人。自幼从父学医，初以《医学三字经》、《四言脉诀》等启蒙，继续研读《伤寒论浅注》、《灵素集注节要》等深造。稍长，即随父临证见习，并诵习陈修园、徐灵胎、唐容川诸家著述，以与临床对照。父督之严，张老亦学之勤，不数年即能单独应诊，在家乡行医数十年，声誉渐起。

1957年，山西省中医研究所成立，张老以年逾花甲之高龄，欣然应聘，参加我所工作。自是以后，二十余年如一日，博采众长，学习更加勤奋；临证处方，工作更加谨严。每临一证，必立医案，偶有体会，即录之书札，日积月累，卷帙成堆，约略核计，病案已有三万余例，札记不下数十万言。为了继承老中医的宝贵经验，我院中医基础理论研究所特组织赵尚华、张俊卿、赵怀舟等同志，从张老浩繁的病案、札记和著录中，并参考《张子琳医疗经验选辑》一书，整理出能代表张老医疗特色的“专病论治”38种；为全面反映张老的治学风范，以“诊余漫话”形式列出医疗、处方、用药等切身体验共15条，一并公诸同好，以便临证时参考。不妥之处，请批评指正。

山西省中医研究院

2001年3月

我的祖父张子琳（代序）

一

我的祖父张子琳于1894年出生于山西省五台县东冶镇五级村。幼年时正值清末民初，在私塾中熟读五经四书，使儒学成为其毕生的行为准则。“仁爱之心”、“恻隐之心”的君子风度，“己所不欲，勿施于人”、“中正平和”的中庸之道，贯之终生。行医伊始，就不分贵贱，一视同仁，视病人如亲人，急病人所急，想病人所想，是对圣人教诲的身体力行。《汤头歌诀》一开头就是四君子汤，“四君子汤中和义，参术茯苓甘草比。”四君子汤及其衍生出的六君子汤、五味异功散等的“中和”药性，暗合了祖父以“中正和平”立身处世的性格，也体现着他平和仁爱的君子风度。而四君子汤系列方剂也正是祖父最常用和最行之有效的方剂。

陈修园在《医学三字经》中说：“二陈加，时医贵”。祖父将二陈汤的应用光大发扬，凡属痰饮引发的肺部疾患、胃肠疾患、眩晕、癫狂痫诸疾，把二陈汤加减应用，都有立竿见影之效。而脾胃位居中焦，对人体有转枢升降作用，脾为后天之本，《金匮要略》说：“大气一转，其气乃散”，中州健运，清升浊降，诸症自愈。

祖父喜好书画，其国画《荷花》在山西省1953年美术作品展览中获奖，并见诸省报。“都云作者痴，谁解其中味”。祖父也正是把自己融入对荷花、梅花、菊花的国画创作中。古人称“莲，君子也”，“出淤泥而不染”；梅花“零落成泥碾作尘，只有香如故”；“采菊东篱下，悠然见南山。”而祖父生活在“风雨如磐暗故园”的年代，却能洁身自好。虽历经沧桑，饱尝人间疾苦，却能我行我素，医术不断取得进步。荷、梅、菊的一枝一叶一花，无不折射出祖父的人格魅力。

二

祖父自幼学医，就着重钻研中医经典著作，《黄帝内经》《伤寒论》《金匮要略》反复诵读，仔细琢磨，受益终身。祖父巧妙应用经方治病取效者不胜枚举，这里不再赘述。而《内经》中“虚邪贼风，避之有时，恬淡虚无，真气从之”的养生之道，成为其一生安身立命、行医论医的座右铭。黄老之说，注重清心寡欲，淡泊名利，即“淡泊以明志，宁静而致远。”祖父一生热心为人治病，不计较个人得失；一生无怨无怒，甘当平常百姓。家乡人称祖父是“三不怕”医生，即一是用药平稳，不怕出医疗事故；二是对人一视同仁，不怕给人摆架子；三是看病治好后不怕谢不到。

祖父自幼身体欠佳，20多岁开始行医后，还常常疾病缠身，每月总得吃十几付中药。而最难缠的是胃病和牙痛。胃病发作，冲顶如奔豚状，往往好几日不得缓解。后来从《内经》“饮食有节，起居有时，不妄劳作”中得到启迪，逐步在日常生活中将“饭后百步，遇事不怒，完全吃素，劳逸适度”一一落实，不吃猪肉、羊肉、葱、韭、薤、蒜等荤腥食物，只吃五谷、白菜、豆腐、蘑菇、金针、刀豆、植物油等，也即现代人所说的“绿色食品”。慢慢地胃病不再发作，牙痛也渐趋缓解，身体也一天天健壮起来。原来荤腥食物，由于脾胃失运，湿热蕴结，浊秽熏蒸，犯胃则发奔豚，聚齿则肿痛难忍。《内经》上说：“膏粱之变，足生大丁”，大概就是这个意思吧！

三

祖父到40多岁时，开始信仰佛教。佛教提倡“慈悲为怀”、“救人一命，胜造七级浮屠”。这与医生的救死扶伤的人道主义是一致的。佛教中的禅宗主张“无念”、“无相”、“无住”，即每个人都要认识到自我本来的真实面目，从而使生命达到圆满的境界。而人只有在自我心性中下功夫，才能使生命得到超越和高扬。祖父一生经历过辛亥革命、“七七”事变、解放战争等社会动荡，中年时大女儿、大儿子相继去世，69岁时爱妻逝世，对这些打击，他逆来顺应，随遇而安，不把哀痛和打击放在心上，在逆境中保持乐观豁达。正是对佛教的信仰，才使他如此坦荡。

他特别推崇民国年间四川大长老李某，其事迹曾在当时《大公报》上以特大新闻刊登过。此翁活了200多岁，潜居深山，以采药为生，曾经历了朝代的更换和战争的动乱。有人问他经过些什么事，他淡淡地说：“无非也就是乱了又治，治了又乱，天下自乱，我心独治。”山间行走，如怒马奔驰；静坐卧室如老僧入定；睡觉时如坠入黑田。大概这就是长寿养生之道吧！

就在祖父病重期间，他常告诫我们这些后辈儿孙要“留有余地”，即“有钱不要花净，有力不要用尽”。也就是华佗“人体欲得劳动，但不当使极耳”的意思。并给我们讲佛经上赴斋施发的故事，“苦瓜彻蒂苦，甜瓜彻蒂甜”总要反复说上几回。大概是他进入耄耋之年后，回味自己坎坷的一生，抚摩丧亲的心灵创伤，品尝如苦瓜般人生苦涩发出的喟叹吧！而面对自己医术精湛，学而有成，子孙绵延，也就品尝出了“甜瓜彻蒂甜”的感觉了。

四

祖父虽然对中医“勤求古训，博采众方”，但对西医知识也在不断学习容纳，使自己的学术更加完整，更有实效。遇到病人，望闻问切，四诊八纲，理法方药，一丝不苟。尤其在问诊上颇见功底。不仅要中医的“十问”，而且要问化验结果，透视结果，西医最后的诊断。处方或按中医的辨证施治，或按西医的辨病施治。如高血压病人多采用张锡纯的建瓴汤加怀牛膝、生杜仲、桑寄生等据说有降压作用的药物。诊断为阑尾炎者则用大黄牡丹皮汤加苡仁、败酱草、木香、银花等。诊断为脉管炎的，则用四妙勇安汤（当归、银花、元参、甘草）再加入赤芍、红花、牛膝、黄芪、白芷、乳香、没药等。

1972年，祖父响应疏散人口的号召，回到故乡。家乡人民奔走相告，每日就诊者络绎不绝。

祖父平时注意学习，将医学前辈有效的方剂，以及各种医学杂志上报道的方剂，经本人再加工，然后付诸实践。祖父“活到老，学到老”，借“他山之石，可以攻玉”的治学精神是值得我们学习的。

“高山仰之，景行行之。”祖父逝世18年了，其音容笑貌却让人难以忘怀。以诚待人，乐善好仁的儒医风度，受到后来者的崇敬；其学术思想、医疗经验、所创建的经验方剂，也将受到爱好中医人士的青睐。一个21世纪的医务工作者，任重道远，继往开来，有责任努力发掘中医学的宝库，使之造福人类。江泽民主席对文艺工作者提出的“德艺双馨”的标准，我们医务工作者也应努力去做到。

张光荣写于2000年6月1日

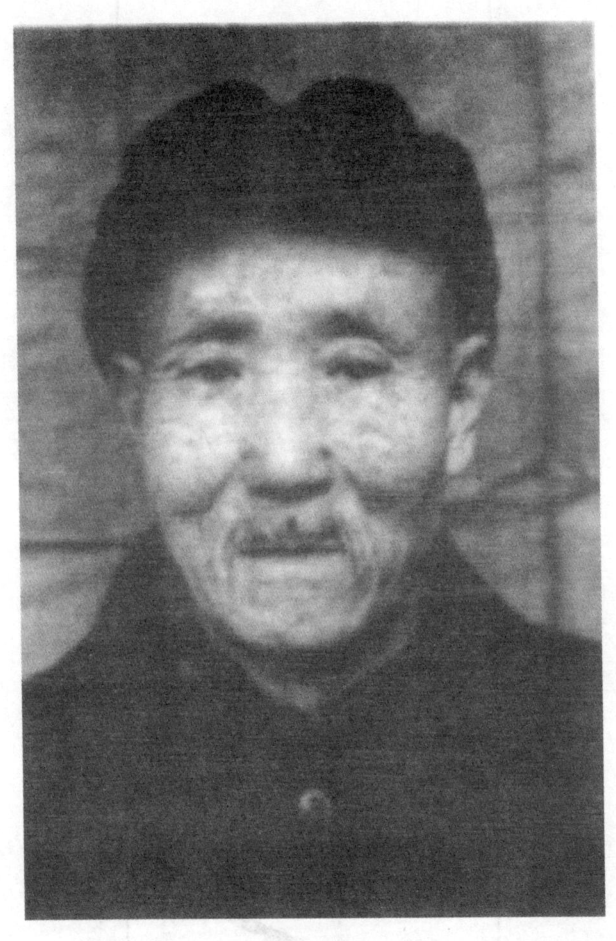

张子琳老中医

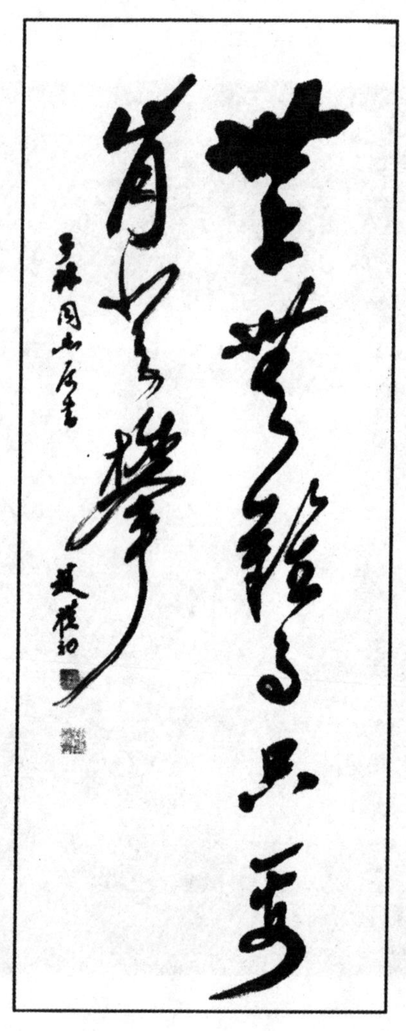

赵朴初为张子琳先生题词

内容提要

本书择要介绍了著名老中医张子琳先生治疗内科、妇科及外科诸疑难杂症和慢性病等的临床经验、方药治法、诊余漫话等。在介绍其具体经验方药的同时，力求通过全书的布局安排和医案、医论的说明，发掘其中规律性的东西，旨在帮助读者认识和学习张老所取得的医疗成果的同时，启发并提示读者了解他是如何取得这些成就的。对医生来说一把开启智慧之门的钥匙，可能比一方一药的掌握更为重要。

目　录

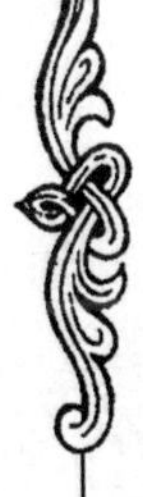

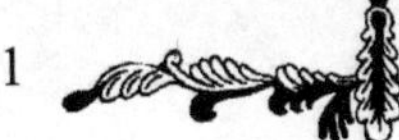

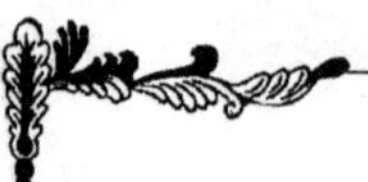

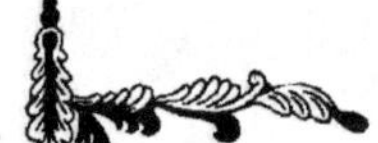

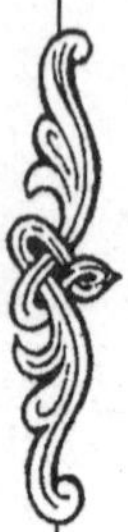

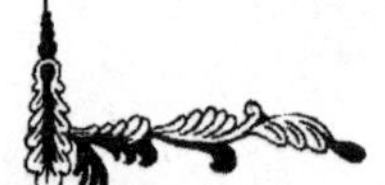

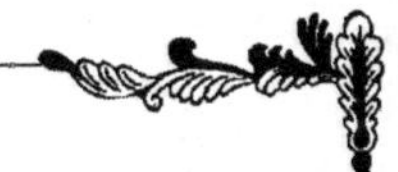

医家小传

张子琳（1894—1983），字桂崖，号弘达，山西省五台县人。父润雨，精医、工书画。张幼承家学，熟读中医启蒙书籍；稍长，受业于本县儒医刘采成先生门下，攻读《内经》、《伤寒》、《金匮》等经典著作。年甫二十，即为亲友诊治，屡获效验。因其父供职于大同观察使署所属医院任医官，便再往大同随父见习，更得临证指教，加之本人勤奋，研习《医宗金鉴》、《类证治裁》等古今医籍，尤崇尚陈修园学术，越六年，医术大进，"青出于蓝，而胜于蓝"，深为诸前辈赏识。

中年丧父，乃在家开设药铺，自任坐堂医。因以辨证明晰，用药轻灵，见效显捷，善用小方剂治大病，患者多往就之。曾有妇科医生徐某之女，年方十七，感冒身痛，徐曾用九味羌活汤，身痛不解，又兼咽痛，后改服养阴清肺汤，身痛咽痛更甚，遂邀张诊视，见病人身热恶寒，无汗，身痛骨楚，并咽痛，脉浮紧有力，便用麻黄汤原方加桔梗、玄参二

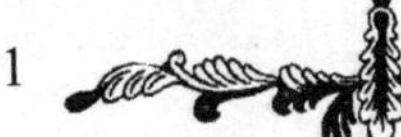

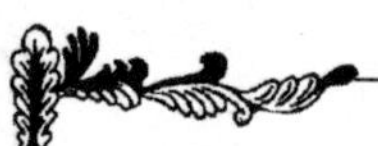

味服之。三日后病家登门告之曰：你那药方妙得很呀！药到病除，应手取效。又尝治五台县北大兴王某之子，年三四岁，忽喘促不止，村里医生视病情危急，不敢为之用药，遂请张诊治。至病家时，正遇二巫婆给患儿灌服冲有朱砂之类的“法水”。视患儿，则张口抬肩，心慌，气息不接，唇青脉微，危在旦夕。分析病情，并无热象，加之巫婆灌服“法水”（实为冷水），故为寒喘，遂以回阳救逆之剂重用附子，一剂定喘，后经调理而愈。家长感激之余，曾赠挂“洞见垣人”横匾一块。类似的事例颇多，不能尽举。而且张家两代业医，敦重德行，常告诫子孙曰：“医虽小道，关系人命，当以济世活人为旨，应量力取酬，况身居乡土，举凡族邻，尤宜斟酌。”以是，施治售药，从无重索。每届岁终，有无力偿付药债者，辄尽数勾销，或有非议者，则释之曰：“吾生于斯，长于斯，阖家养于斯，若计得失，折损者仍属区区。”从无责债求券之行，遇有邀诊者，不论远近，无分昼夜，必及时往视，于是声誉日隆。

建国后，积极响应党的号召，学习政治，研究医学，无时忽辍。在县邑首创集体诊所，于地方防治灭病，卫生保健工作无不率先以赴，无计得失，深为各级领导及地方群众所推崇。1956 年当选为五台县人民代表。1957 年山西省中医研究所建所，需要人才，他毅然应聘。在职 14 年，诸凡考训医籍，诂释疑难，总结经验，答复信访，临证治疗，以及培养中医后继人才等各项医疗、科研、教学工作无不致力，为继承发扬祖国医学遗产多有建树。义务为群众治病乃其夙愿，1972 年 77 岁退休，留寓省垣，但求诊者络绎不绝。山西电视台于 1981 年 8 月曾播发其生平事迹及带徒义诊发挥余热的专题报道。

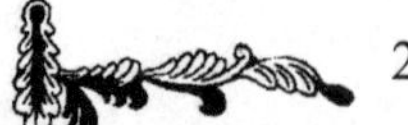

张业术有自，源出正派，理论根基一本《内经》、《伤寒》、《金匮》之学，崇尚前辈名家徐灵胎、陈修园等“尊古无妄”之说以为标榜。临证辨析又多参合唐容川、张寿甫等古今通用、中西参合之议作稽范。向以辨证论治为本，善领病走，不为病牵，常使沉疴消于无形，而绝无执着不化之嫌。《礼记·儒行》云：“今人与居，古人与稽。”他的业术，固有同于斯言者。

张行医七十余年，积累之医札、病志、记述甚多，惜多已失落，仅1970年以后历年登录内、外、妇、儿各科病志，约三万有奇，经验札记四十余万言，曾由山西省中医研究所指派专人协助整理，总结证治概述30种，捷效医案100例，汇集成册，定名为《张子琳医疗经验选辑》，于1978年由山西人民出版社出版发行。《山西日报》及香港《文汇报》均先后为此书发表书评及内容介绍。本书后增补“医话选”分别于1985年和1996年各再版一次，其发行已逾5万册，深得读者好评，其中有的案例被选入全国高等医药院校通用教材。其后，在《著名中医学家的学术经验》（1981年湖南科技出版社）、《当代名老中医临证荟萃》（1984年广东科技出版社）、《山西名老中医经验汇编》（1992年山西科技出版社）、《山西省中医药研究院中医精粹汇集》（1995年山西科技出版社）各书中均备载其业术甚详。此外《名中医治病绝招续编》（1989年中国医药科技出版社）一书中亦收录其治则二条。

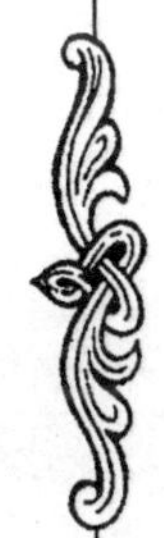

“平肝清晕汤”是张老手制有独到疗效之经验方，盖本《内经》“诸风掉眩，皆属于肝”的理论，参以张寿甫治疗现代医学所称高血压病之“建瓴汤”方义推衍成方，用于高血压、轻度动脉硬化、慢性肝炎、神经衰弱等病证，亦即中

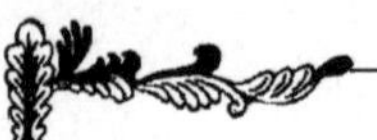

医所谓肝肾阴虚、肝阳上亢病因发为眩晕、头痛、心烦、失眠、纳呆、便秘等疾患。20年来，他以此方随证化裁施治，辄应手而痊。此方曾为山西省中医研究所所刊刊载，后由广东中医学院主编之《新中医》杂志转载介绍于《老中医医案医话选》。同道中每有治用此方者，多见卓效。得一方以活万人，其功于医学又何必以多为胜哉！

张既精于医，又善绘事，并虔诚佛学。父为书画名手，其舅赵凤瑞乃三晋画苑俊笔，与故人常子襄、柯璜等大家齐名大河之北。张亲受熏陶，多得精传，所绘以花卉称最。受持佛学，乃以养志健身为旨。君盖以普济含灵，不务荣利，唯疾厄是救者，七十年如一日。故生前年近九旬，尤无倦意，是有赖于素行修养者至多。而身后十八载，先生验方神技、藏书印画或有所失传，然其德艺双馨的故事，三晋妇孺皆知，亦为一奇！

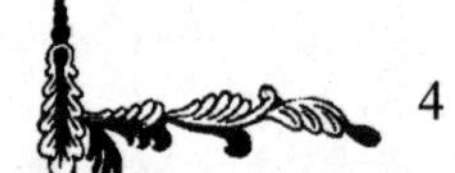

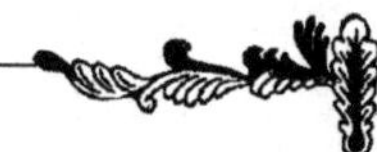

专病论治

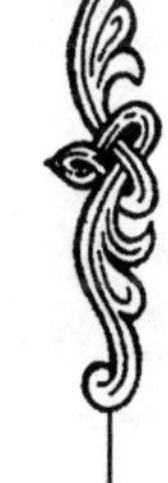

感　冒

虽是小恙谨于微　寒热暑时分型治

感冒，系内科常见病，临床上有风寒、风热和暑湿之分。临床见证不同，治疗方法亦异。感冒虽小，临证之时亦须谨慎对待，所谓圣人不忽于细，必谨于微。张老曾多次强调“医疗工作过程中一定要认真负责，彻底了解症状，弄清初发病的根源，然后再针对病情加之深思，选择有效的方剂对症治疗……其中追究病源是极其重要的一环。正如仲师《伤寒论·序》中所说：‘虽不能尽愈诸病，庶可以见病知原。’知其初得病的根源，然后才进行施治，只有这样才能治之有效。”医者于此等处尤当审证求因，明辨其类，知常

达变，辨证施治，方得无误。兹分类叙述如下。

一、风寒温散不谢方

风寒感冒最为常见，常常表现为恶寒发热，恶寒重而发热轻，无汗，头痛，体痛，鼻流清涕，有时咽痒，咳嗽，咯稀白痰，苔白或无苔，脉浮紧。法当辛温解表，张老习用陆懋修《不谢方》之风寒温散（防风9克，芥穗9克，苏叶9克，姜半夏9克，陈皮6克，枳壳6克，桔梗6克，炙甘草5克，生姜3片），往往随手取效。

此外其自拟的葱豉汤加味亦平正清灵，稳妥可靠，对于较轻的伤风感冒宜之。药用：淡豆豉9克，葱白3茎，防风9克，前胡9克，杏仁9克，桔梗6克。若四时感冒，风寒兼夹气郁者可用加味香苏饮（苏叶9克，香附6克，陈皮6克，川芎6克，蔓荆子6克，防风6克，秦艽6克，荆芥6克，甘草5克，生姜3片，葱白3茎）取微汗愈；对于久病或老年病人及体质极虚的风寒感冒病人当用参苏饮，咳嗽甚者，加杏仁以降气，桑叶以泻肺。

二、风热凉散不谢方

风热感冒发热重，恶寒轻，头痛头晕，身热，口干渴，咽肿痛，或咳嗽，咯吐黄黏痰，苔薄黄，脉浮数或浮弦。法当辛凉解表，祛风清热，方用《不谢方》风热凉散。药用：防风6克，荆芥6克，薄荷4.5克，桑叶9克，竹叶6克，连翘9克，栀子6克，橘红6克，桔梗6克，枳壳6克，炙甘草4.5克，带须葱白3茎。前胡、川芎、白芷、升麻、葛根等可随症加入。

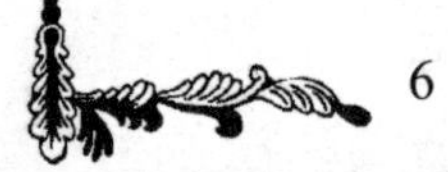

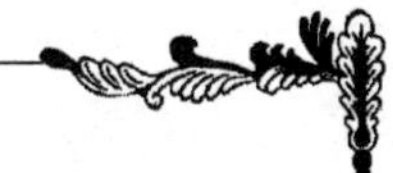

三、藿香正气疗暑湿

暑湿感冒多为夏秋感受暑湿而发，症见发热恶寒，头闷痛，胸闷，身倦，四肢困重，或有呕吐、腹泻，苔白腻或微黄，脉濡或濡数。治当清暑利湿，芳香化浊，方用霍香正气散加减。药用：藿香9克，紫苏6克，白芷6克，厚朴6克，半夏6克，陈皮6克，桔梗6克。

四、银翘加减治时行

时行感冒相当于现代医学所说的流行性感冒，它具有发病急，病情重，并具有传染性。所谓非其时而有其气，是以一岁之中，病无长少，率相近似者，此则时行之气也。症见发热恶寒，剧烈头痛，全身痛楚，舌红，苔微黄，脉浮数有力。治法清热解毒，疏散外邪，方用银翘散加减。药用：银花15克，连翘10克，薄荷5克，板蓝根20克，大青叶20克。若头痛者加菊花；咽痛者加桔梗、甘草；咳嗽者加杏仁、前胡；痰黄者加瓜蒌皮、浙贝。

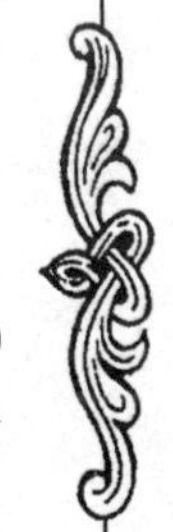

【医案】

徐某，男，43岁，干部。门诊号：75411。

1978年6月17日初诊：

素体虚弱，1周前不慎感冒，头晕，左耳鸣，发高热，体温38.5℃，至今不退。现症：四肢困痛，咳嗽气紧，口干唇焦，鼻塞干燥，恶心嗳气，食欲减退，大便干，小便黄。曾用西药消炎、退热，其病不解，又改服中药，补虚解表，热仍不退。视其舌苔白燥少津，脉浮而数，此乃外感风热灼伤津液之证。急则治其标，拟辛凉解表，清热止咳，辅以生津润燥。处方：

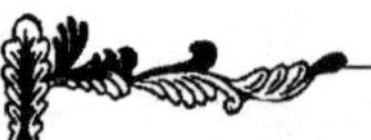

金银花15克　连翘12克　荆芥10克　竹茹6克　瓜蒌15克　桑叶10克　菊花10克　杏仁10克　桔梗6克　芦根15克　甘草5克　陈皮6克　前胡10克　生石膏15克　水煎口服。

6月20日二诊：

上方服第1剂后，得微汗，身热已退，体温已正常。服第2剂后，精神也较振作。现症：头晕不清，耳鸣，口干苦不适，食纳不佳，轻微恶心，大便稍干，嗳气，舌苔白燥，脉不浮略数。此为表解热退，胃津受伤之证，治以养阴开胃，清解余毒。处方：

桑叶10克　菊花10克　芦根15克　麦冬10克　石斛12克　竹茹6克　陈皮6克　鸡内金6克　炒谷芽10克　地骨皮12克　甘草5克　神曲6克　瓜蒌15克　水煎口服。

2剂后诸症遂平。

按：感冒是常见病、多发病，比较容易治疗。但若治疗不及时、不适当，则亦绵缠不愈而变生它病。这就要求医者谨慎从事，辨证清楚，不因病小而轻忽之。本案，头晕身热，鼻塞干燥，肢体疼痛，咳嗽气紧，舌燥少津，便干溲黄，脉象浮数，乃一派外感风热伤津之证。虽然素体虚弱，但仍应遵守先解表后治里和急则治其标的原则。前医用补虚解表之法，其参、芪量大，致使邪气内闭，而身热不退也。张老急用桔梗宣发肺气，给邪热以出路。继用银花、连翘、菊花、桑叶、荆芥等，使邪热得辛而散、得凉而清。陈皮、前胡、瓜蒌、杏仁化痰理气以止咳，石膏、芦根清热生津。药证相合，1剂而热退身凉，2剂而精神振作。复诊时，食欲不佳，恶心嗳气，口干便秘，乃热病伤津之征，头晕不

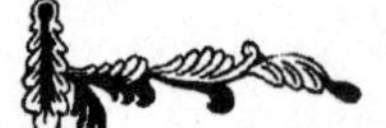

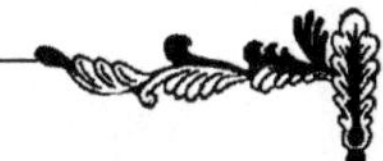

清、耳鸣为余热未尽，以养阴开胃，清利上焦余邪而收功。处方用药清淡和平，先后有序。不用峻烈而收效迅速，亦是本案之特点之一。

哮　证

寒热分治有成规　蒌贝定喘补前缺

哮是一种发作性的气喘疾患，又名呷嗽咳。以胸中多痰，气为痰阻，结于喉间，呼吸哮鸣，声如曳锯，呀呷有声，甚者抬肩摇身，喘不得卧为主症。痰浊内伏，是哮病之宿根，该病常因感受外邪或饮食不当而诱发。大抵新感者多实，久病者多虚；骤然发作者，亦多实证。朱丹溪所谓“未发以扶正气为主，既发攻邪气为急”的论述甚为允当。哮证的发作期虽然较难控制，但在千百年来的临床实践中人们已经发现并总结出了比较完善的治法，那就是寒哮治以温肺散寒、理气豁痰，常用射干麻黄汤等方；热哮治以清热理肺、化痰平喘，常用麻杏甘石汤加味。

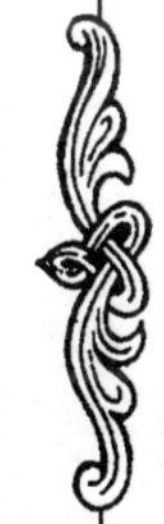

临床上另有一种哮喘证，它的主症表现为：咳嗽痰多，气急喘闷，喉间哮鸣，重则摇体抬肩，不能睡卧，有轻微盗汗，脉虚而滑数，苔白黄，质多红。因其冷哮、热哮的症状都不明显，张老朴素地称之为“冷热症状不明显哮喘”，特点是服用麻黄或麻黄制剂则喘促愈甚，此证临床屡见不鲜，只有认证准确、方药合理才有可能取得可靠的疗效。张老紧紧抓住痰浊内伏的病本，以豁痰为法，选用开封中医院白锡

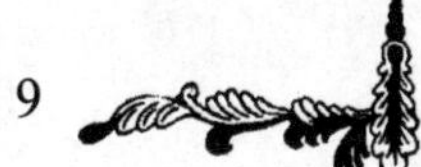

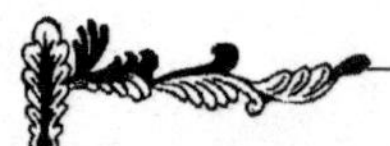

纯医师报道的验方蒌贝定喘汤化裁加减治之，效果很好。药用：瓜蒌仁 15 克　川贝母 9 克　杏仁 9 克　百合 15 克　天门冬 9 克　莱菔子 9 克　桑白皮 9 克　炙杷叶 9 克　远志 9 克　冬虫夏草 3 克　炒苏子 3 克　葶苈子 3 克　大枣 5 枚　水煎口服。

此方每日服 1 剂，早服头煎，晚服二煎。如系老年患者，瓜蒌仁、莱菔子用量酌减，冬虫夏草用量酌加。久病体衰者，葶苈子须慎用。

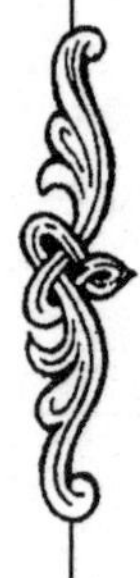

喘　证

喘证当辨虚实治

喘证是以呼吸急促，甚则张口抬肩，气上冲而倚息不得卧为主症的一种疾病，关系生命之根本，故历来谓“危恶之候”。喘证的临床表现复杂，有的病喘数十年，数经危笃而复愈；有的则突然发作而致不救；有用补而奏效者，有用补而致毙者。喘有寒热之差、肺肾之别、痰水之殊和虚实之异，均当细辨，最关重要者虚实之辨也。张景岳曾有明训：“气喘之病，最为危候，治失其要，鲜不误人，欲辨之者，亦为二证而已。所谓二证者，一曰实喘，一曰虚喘也。”此乃经验之谈。

但是如何辨虚实呢？邪气盛则实，正气亏则虚。正如清人顾靖远所说：“巢氏、严氏本《内经》‘诸逆冲上皆属于火’之说，止言实热。独王海藏辨华佗‘肺气盛为喘’、《活

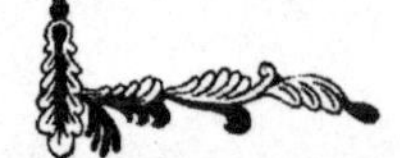

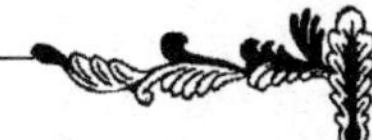

人书》'气有余则喘'二语，云'气盛'则当'气衰'，'有余'当作'不足'。若肺气果盛、果有余，则清肃之令下行，岂复为喘？所谓盛与有余者，乃肺中之火，而非肺之真气也，斯言诚超出前人。"而临证所见，实喘多于虚喘。古人有在肺为实，在肾为虚；外感为实，内伤为虚；新病为实，久病为虚之别。有以证分，有以脉辨，都有一定道理。但临床上尤有虚而似实，或实而似虚之病，颇为棘手。尚须综合分析，脉症合参，去伪存真，仔细辨别。大抵实喘胸满息粗，声高气涌，以呼出为快，多新病，多外感。如寒喘、热喘、痰喘及外寒内热之喘皆属实证。虚喘声低息短，慌张气怯，吸气尤难，多旧病，多内伤。如肾不纳气或脾不运气而引起的喘。除此之外，喘证尚有虚实兼见者，如上盛下虚或外寒内虚而引起者即是。临证时常以气紧和气短区别喘证之虚实。气紧者属实，痰滞也，故静息亦气紧，脉多弦滑有力；气短者属虚，无痰滞，动则尤甚，脉虚无力。

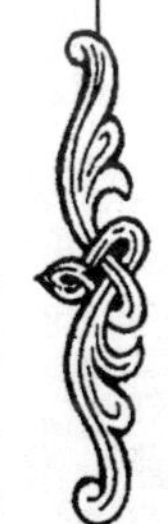

虚实不同，治法亦异。实喘易治，虚喘难疗。张老对实喘喜用经方加减治疗而虚喘则常用以下治疗方法：肾不纳气之喘而偏阴虚内热者用陈修园法，六味地黄汤去丹皮、泽泻，加五味子、胡桃仁、补骨脂、冬虫夏草，甚者更加沉香。肾不纳气之喘若兼四肢厥冷、出冷汗者为肾阳虚，用真武汤，干姜易生姜，加细辛、五味子，重者更加人参。脾不运气，喘声如拉锯，脉虚而手足不冷，无冷汗，阳气未损者，用六君子汤加干姜、细辛、五味子。山西民谚："干姜细辛五味子，千年咳嗽一把抓。"张老以该配伍组合治喘每获良效。

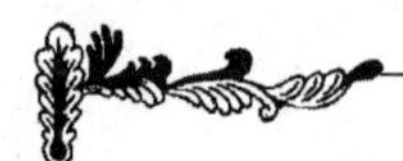

实喘经方效力宏

实证之喘，起病急骤，症状较重，张老每用经方治之，收效明显。实喘以风寒束肺、表寒里热以及外寒内饮三种为常见。

风寒束肺，症见喘促胸闷，鼻痒喉痒，呼吸不利，吐稀薄白痰，初起多兼头痛，恶寒，无汗，口不渴，苔薄白，脉浮紧。治法宣肺散寒平喘，方用麻黄汤加减。药用：麻黄4.5克，杏仁9克，甘草6克，橘红9克，苏子6克，桑皮9克，茯苓9克，桔梗6克。苔腻痰多者加半夏；口黏咯痰不爽者加贝母。

表寒里热，症见咳嗽气粗，喘促上气，咯痰不利，睡不着席，口渴烦闷，甚则气急鼻煽，脉数大，苔黄少津。治法解表清热，宣肺平喘，方用麻杏石甘汤加减。药用：麻黄4.5克，杏仁9克，石膏15克，甘草6克，桔梗6克，贝母9克，橘皮6克，瓜蒌8克。口渴甚者加麦门冬、花粉；痰不利者加黛蛤散；口苦者加黄芩。

外寒内饮，症见发热恶寒，头痛干呕，背冷，咳而微喘，吐白沫痰，或痰多稀薄如水状，咳逆倚息不得卧，面色青晦，口不渴或渴喜热饮，舌质淡，苔白腻，脉浮紧。治法祛风散寒，温化水饮，方用仲景小青龙汤。药用：麻黄3~4.5克，白芍9克，干姜6克，细辛3克，炙甘草6克，桂枝9克，半夏9克，五味子6克。小便不利者加茯苓；口渴者去半夏，加花粉；喘憋甚者加杏仁、厚朴。

【医案】

李某，女，21岁，五台县人，农民。门诊号：88398。

1972年2月22日初诊：

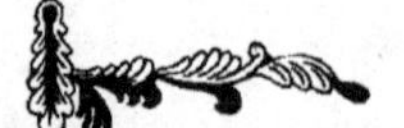

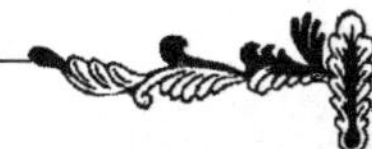

1月前由于感冒引起咳嗽，气喘，喉间有哮鸣声，胸憋痛，善太息，食欲一般。发病月余，多方治疗未愈。脉象沉滑。此为风寒外束，痰阻胸膈，治以散寒祛痰，通宣理肺。处方：

炙麻黄5克　杏仁10克　炙甘草5克　橘红10克　桔梗6克　半夏10克　百部10克　紫菀10克　冬花10克　射干10克　苏梗10克　瓜蒌10克　枳壳6克　水煎服。

2月26日二诊：

服上药1剂后痰喘缓解，2剂后胸爽气平。今日又来治宿疾头痛、鼻衄等症，以清热止血、疏散肝风之药治之遂愈。

按：患者年轻体壮，感冒咳嗽区区小证，治疗月余不愈。其脉沉滑，以证合脉：其沉者气郁也，外寒束肺，其正气欲出而为邪所遏之象也；其滑者痰也，感冒日久治不得法，肺伤邪聚化作痰浊。所有症状均属风寒外束，肺气壅塞之证。张老用三拗汤宣发外邪；桔梗、半夏、枳壳、苏梗通宣肺气；紫菀、冬花润肺化痰；杏仁、瓜蒌化痰理气；射干配麻黄祛痰平喘，善治咳逆上气，喉中如水鸡声。药合病情，故2剂而愈。本证若不用三拗汤表散风寒，外寒不得宣越，内痰何以祛除？所以临证时脉症合参，分清虚实，探明病因，实为重要。

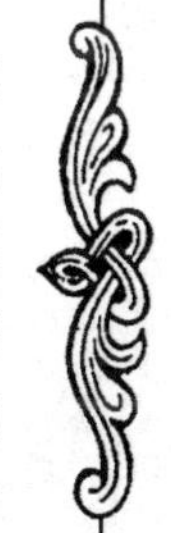

虚喘时方加减从

气虚喘证，呼吸急促，饮食不进，抬肩撷肚，喘声如拽锯，脉细弱无力。治以益气定喘，方用加味六君子汤：高丽参9克，白术6克，茯苓9克，炙甘草6克，半夏9克，橘红6克，干姜6克，细辛3克，五味子6克。肾虚喘证，孤

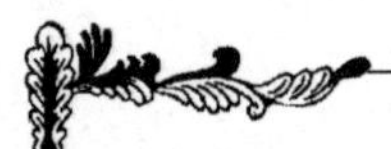

阳无根，呼长吸短，痰不利，气不能续，发作重时睡不倒，脉沉弱而细。治以固摄肾气，方用六味地黄丸加减。药用：熟地15克，山茱萸9克，山药9克，茯苓9克，五味子6克，怀牛膝9克，补骨脂6克，冬虫夏草6克，枸杞子9克，沉香4.5克，胡桃仁3个。严重出虚汗者加人参。

【医案1】

张老尝治永兴村马氏，中年妇女，病喘多日，数治不愈。患者痰鸣喘息，声似拽锯，隔墙可闻，呼吸困难，呼气尤艰，有汗不冷，四肢温和，大便溏薄，脉象微弱。诊为脾不运气，病在中焦。方用六君子汤加干姜、细辛、五味子，人参用至9克，3剂药后即见好转。由此观之，此方用于危在旦夕的情况常可转危为安。

【医案2】

于某，男，56岁，阳泉人。门诊号：88210。

1975年1月30日初诊：

气喘2年，走路则加重，吸气困难，呼气较易。近来喘促不能平卧，口干，睡眠不好。特来太原住某医院治疗，无效而出院，经本所职工介绍就诊。患者脉沉而细数无力，苔白质淡。大凡出气粗而喘为肺病，吸气促而喘为肾病。今患者吸气困难，不得卧息，近来行步亦喘，是气海不司收纳之权，急宜摄固真元。处方：

熟地12克　山萸肉6克　怀山药6克　云茯苓6克　五味子5克　冬虫夏草6克　沉香6克　川牛膝9克　补骨脂9克　胡桃仁9克　辽沙参9克　麦冬9克　远志6克　炒枣仁9克　水煎服。

2月27日二诊：

患者回阳泉服上方10剂后，气喘明显好转，仍觉吸气

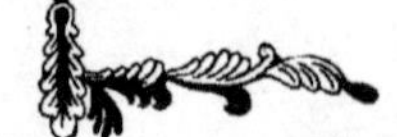

困难，手足发麻，以右手为甚，睡眠差，食纳、二便均好，喜冷恶热，下午口干，舌质淡，舌苔白，脉细弱无力。仍遵原法，上方加地骨皮 9 克，桑枝 10 克，黄芪 9 克，水煎服。

4 月 14 日三诊：

服上方共达 30 剂，咳喘基本治愈，食欲、睡眠皆好。前几日感冒高烧 39℃，亦未引起喘证再作，只感觉轻微的气短，改为都气丸善后。

按：本例患者之喘，证属肾虚不纳者，故用六味地黄丸去丹皮、泽泻之泻，加五味子、补骨脂、胡桃肉、牛膝、冬虫夏草、沉香等补肾纳气，引气归原。失眠焦虑加远志、炒枣仁养心安神；口干加沙参、麦冬滋阴润燥。药证相合，故使缠绵难愈之疾，终得康复。

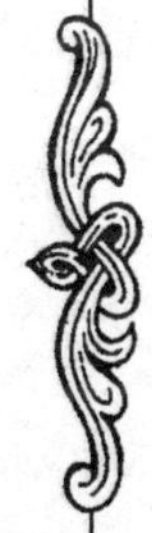

阳虚喘脱真武汤

缪仲淳说："阳虚喘者较少"，因阳虚气喘多属危候，乃真阳上脱之象。张老认为此型之轻者乃阳虚水逆，上凌心肺而成，症见心悸，呼吸短促，出虚汗，四肢厥冷，不能平卧，小便少，浮肿，脉细弱无力。治当温阳利水，真武汤主之。若精神衰竭，出虚汗者加人参 6～9 克；若元阳暴脱，危急来不及煎药之际，龟龄集有起死回生之效；若病情严重，尚须用大剂人参四逆汤方能转危为安。

【医案】

阎氏，女，五台县大建安村村民。

患者呼吸困难，喘息不能平卧，痰稀量多，心慌，四肢厥冷，饮食不进，大便稀溏，左脉数而似有似无，右脉伏而不见，苔白滑。一派虚象。询及既往，前医屡用豁痰理气之剂不效，后因体温偏高、脉数而误用仙方活命饮，致病情更

重，几乎丧命。合参上述脉症，证属气虚阳衰，急当回阳敛气，始有一线希望。方用真武汤加人参、细辛、五味子，1剂后喘证缓解，3剂则转危为安。

眩 晕

眩谓视物眼花，晕谓视物头旋，二者兼有，即为眩晕。轻者闭目即止，重者如立舟车之上，起则欲倒，甚者不省人事，伴有恶心、呕吐、汗出等症。张老善治肝阳上亢和肾水不足证的眩晕。

平肝清晕镇肝阳

《素问·至真要大论》曰："诸风掉眩，皆属于肝。"临床上也以肝阳上亢证的眩晕最为常见。此类眩晕每逢用脑过多或情绪激动、神经紧张而增剧，常伴有目糊、口干、少寐、心慌等症，其脉多弦数。症状可轻可重，病程可长可短。张子琳先生治疗这种眩晕的经验极为老道，他认为证属肝阳上亢，则治当平肝潜阳。经过数十年的反复验证，他创拟了著名的平肝清晕汤，方由生白芍12克，生石决明15克，生地12克，白蒺藜12克，菊花9克，生龙骨15克，生牡蛎15克组成。药仅7味，却剂无虚投，试以医案论说之。

【医案1】

原某，男，80岁，退休职员。门诊号：72723。

1978年4月14日初诊：

患者八十高龄，身体素健，喜食肥甘，从不服药。近

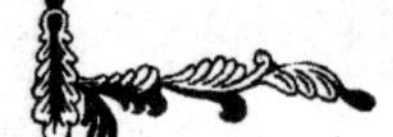

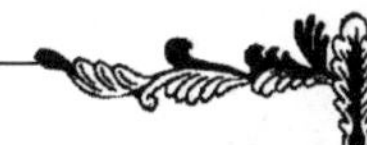

几天来忽觉头晕眼花，睡眠不好，西医诊为高血压（血压220/120mmHg），尚患有老年性白内障，服西药未见效，故想服中药治疗。诊得：食欲尚可，二便调，口干，脉弦而急。此为肝阳上亢，上扰清空，拟平肝潜阳，用平肝清晕汤加减：

生白芍 12 克　生石决明 15 克　麦冬 12 克　白蒺藜 12 克　菊花 10 克　生龙骨 15 克　生牡蛎 15 克　夏枯草 10 克　杜仲 12 克　怀牛膝 12 克　桑寄生 15 克　2 剂，水煎服。

4 月 20 日二诊：

上方只服 1 剂，头晕即止。血压下降至正常，精神已复原。

按：本案系平肝清晕汤治验案。因患者虽然素来身体强健，但毕竟年逾八旬，肾气自亏。故于方中加怀牛膝、桑寄生、杜仲，补肝肾强腰膝，以固其本。加夏枯草辛苦性寒，善治肝阳上亢之头痛、头晕，以加强菊花、决明之功用。以麦冬易生地者，以其口干明显宜重养阴也。张老云：此案主要是患者素不服药，现在药证相合，故 1 剂而效。

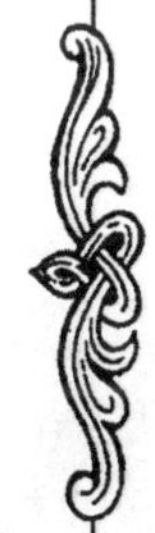

【医案 2】

孟某，女，64 岁，太原人。门诊号：63381。

1974 年 4 月 7 日初诊：

眩晕耳鸣多年，春季发作频繁，此次发病 10 日。外院诊为美尼尔氏综合征，伴轻度脑动脉硬化。现症：头晕甚，耳鸣不止，食欲不佳，恶心嗳气，喜进冷食。头晕不得转侧，如坐舟车，稍动则恶心，呕吐，眼糊，目眩，以闭目静养为安。左手左足发热，右手右足觉冷，伴有心慌，失眠，手足抽搐，溺黄，大便尚可。脉沉弦无力。

分析：眩晕耳鸣，恶心呕吐，风阳上扰之象；手足冷热

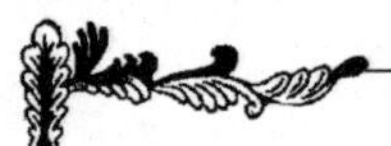

不匀，抽搐不安其病在筋；每逢春季发作频繁，其应在肝。此则肝阳上亢无疑，治宜平肝潜阳。处方：

生白芍 12 克　白蒺藜 12 克　生石决明 15 克　菊花 10 克　竹茹 6 克　代赭石 10 克　远志 6 克，生龙牡各 15 克　夜交藤 12 克　钩藤 10 克　桑枝 15 克　麦冬 10 克　龙胆草 5 克　炒枣仁 15 克　丝瓜络 10 克　水煎服。

4 月 10 日二诊：

服上方 2 剂后，头晕减轻，已能进食，恶心轻微，但吐酸水，余无不适，脉沉弱稍弦。上方去龙胆草，加半夏 10 克，继服 2 剂后诸症均安。

按：本患者呕吐较重，故在平肝清晕汤的基础上加竹茹、代赭石降气止呕；伴有心慌、失眠，加远志、炒枣仁、夜交藤，养心安神；四肢抽搐，加钩藤、桑枝、丝瓜络，通络止痉。药证相符，丝丝入扣，才能使多年宿疾，数剂而愈。

【医案 3】

郑某，男，45 岁，轩岗煤矿干部。门诊号：22707。

1975 年 8 月 5 日初诊：

1971 年初开始头晕，日趋严重，是年 7 月初突然自觉天昏地旋，恶心，呕吐，急送入某医院，诊为“美尼尔氏综合征”。缓解后见头晕，伴有耳鸣，眩晕欲仆。在行走时如果预感病发，必须立即卧伏于地，否则摔倒。有时眼睛侧视也会引起阵阵眩晕，不能坚持工作，急躁易怒，全身不适，下午尤甚。有规律的是，每逢年底必晕倒住院治疗。患者惶惶不可终日。四五年中多处求医，曾作脑电图、心电图、眼底检查、电测听、肝功能等各种理化检查，亦未能找出原因，最后诊为“神经官能症”。有的大夫诊为“虚

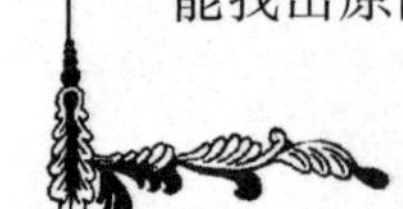

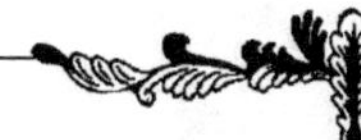

损不治之症”。现症：头晕，耳鸣，心慌，心悸，失眠或嗜睡，口干，舌燥，食欲尚好，腰困，身疲无力，大便干，小便正常。脉沉虚弦，舌苔黄腻。此乃肝肾阴虚，水不涵木，肝阳上亢之证。治宜平肝潜阳，方用平肝清晕汤加减。处方：

生白芍 12 克　生石决明 15 克　白蒺藜 10 克　菊花 10 克　远志 6 克　夜交藤 12 克　龙齿 15 克　麦冬 10 克　柏子仁 10 克　生地 12 克　炒枣仁 15 克　炙甘草 5 克　桑叶 10 克　菟丝子 12 克　枸杞子 10 克　水煎服。

9 月 3 日来信问诊：

上方加减服 18 剂，症状多变，反复无常。现症：精神好，严重的阵发性头晕缓解，头皮麻木，头痛减轻，曾有几天浮肿亦消退。以下肢无力，两侧头胀，失眠多梦，舌干，腰酸不能久立，食纳差，阳痿，早泄为主要痛苦。舌质淡红，苔白微黄。治以补肾壮阳，平肝清晕。处方：

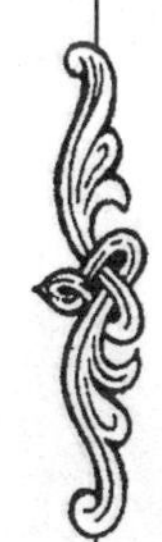

生白芍 12 克　生石决明 15 克　蒺藜 10 克　菊花 10 克　远志 10 克　炒枣仁 15 克　生龙牡各 15 克　鸡内金 6 克　杜仲 12 克　枸杞子 10 克　黄芪 15 克　五味子 10 克　淫羊藿 10 克　肉苁蓉 10 克　锁阳 6 克　怀山药 12 克　熟地 15 克　当归 10 克　水煎服。

10 月 31 日来信再次问诊：

上方经 3 次加减化裁，共服 39 剂，阵发性头晕再未发生，头晕轻微，腰酸痛亦缓解，二便、睡眠均好转，但梦多，身体疲困，阳痿、早泄同前，胃纳好，较前嗜咸，口中有咸味。口咸乃是肾液上乘也，仍尊上方，熟地增至 18 克，肉苁蓉、五味子增至 12 克，加乌贼骨 12 克，女贞子 10 克，水煎服。

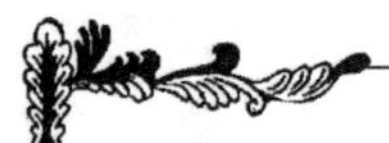

11月15日来诊：

前后共服药90剂，月初因精神较好，饮酒少量，随即气短，翌日稍头晕。11月4日因琐事引起暴怒，以致旧病复发。恶心，头晕，全身乏力，行走飘然，胃部隐痛，脉沉弱。其胃痛乃动怒之故，因此仍遵原法加减治疗。处方：

生白芍12克　生石决明15克　蒺藜12克　菊花10克　远志6克　炒枣仁5克　枸杞子10克　杜仲12克　五味子6克　生地10克　熟地10克　淫羊藿10克　生龙牡各15克　女贞子10克　乌贼骨12克　当归10克　砂仁5克　水煎服。

1976年2月9日来信问诊：

上方经4次加减化裁，1个多月以来，病情平稳，头晕轻微，不恶心，下午身无力，食纳、二便好，偶有失眠，轻度耳鸣，腰困，脉沉较前有力。继守原法加减，上方去生地、淫羊藿、生龙牡、乌贼骨、砂仁，加麦冬10克，山药12克，水煎服。

3月16日来信问诊：

病情逐渐好转，诸症均安，唯下午稍感不舒适，行动猛急时稍有眩晕。此为肾经精气不足之象，欲荣其上必灌其根，用景岳左归饮加减治之。处方：

熟地24克　山药10克　女贞子10克　肉苁蓉10克　枸杞子10克　茯苓10克　川芎6克　细辛2克　砂仁3克　炙甘草3克　水煎服。

4月16日来信问诊：

上方服14剂，疗效良好。近日诸症均安，稍感下午脑力迟钝，轻微头晕。比半年前显著好转。嘱其坚定信心，坚持治疗，一定能痊愈。以后减量服用平肝清晕汤加减，患者

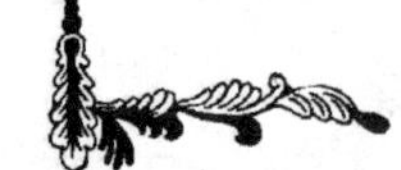

共服药二百余剂。

1978 年随访：

4 月 12 日患者来信："自服张老方后，病情虽然多变，但逐渐好转。目前除感冒引起以外，眩晕症状已经消失，有时下午尚有不适之感，胃纳良好，睡眠正常，虽然记忆力较差，但日常工作应付自如，躯体灵活，神态恬愉，我认为已得再生。"

按：本案亦系平肝清晕汤治验病例。张老常说：治疗慢性病，不但要辨证准确，而且要敢于守法。本例病魔缠身，多年不能正常工作，几成废人。辨证治疗，虽见效，但症状变化无常，如果不确信病机为水不涵木，肝阳上亢，治法始终谨守平肝潜阳，标本兼顾，而随症易法，必归失败。本患者坚持治疗 2 年之久，服药三百余剂，才使如此复杂的病证基本得愈。守法之重要，观此例可知。事实上该病例的治疗经历了初期平肝潜阳、重镇安神，急则治其标；中期症状初步控制，略显肾虚端倪，平肝潜阳、重镇安神为主，辅以补肾，阴中求阳；症状胶着多变，平肝阳、滋肾阴并重，随症加减；后期补肾阴为主，平肝阳为辅阶段。此乃守中之变，张老常说：不但要敢于守法而且要善于守法，这是收效的关键。

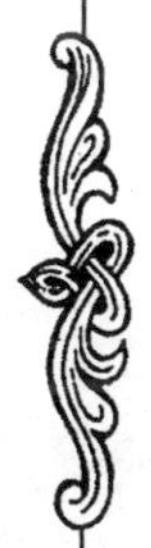

张老曾说：平肝清晕汤乃遵《素问·至真要大论》"诸风掉眩，皆属于肝"之旨，从张锡纯建瓴汤（生山药、怀牛膝、代赭石、生龙骨、生牡蛎、生地黄、白芍药、柏子仁）衍生而得的经验方。方中生石决明镇肝潜阳，为治疗眩晕之要药，为君。生龙骨、生牡蛎重镇潜阳，兼有敛阴安神之功；生白芍、生地黄滋阴养血，合而用之，既能滋养肝肾之阴，又可沉潜上亢之阳，乃方中治本之品，为臣辅。菊花、白蒺藜清肝明目，而兼祛头风，起引经报使作用，此乃方中

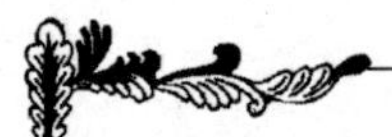

治标之品，为佐使之药。全方虽仅7味，却能标本兼顾，共奏滋阴镇肝，潜阳清晕之功。对于肝阳上亢之眩晕，不论其病因如何，皆能切中病机，效如桴鼓。临床使用本方还应重视其加减法，如眩晕甚者，加天麻、钩藤、玉竹等柔肝熄风之品；如耳鸣甚者加磁石；如大便干者，加当归、火麻仁；如手足心烧者，加丹皮、地骨皮；如恶心者加竹茹、代赭石；如失眠者加远志、炒枣仁；如食少纳呆者去生地；如肾阴虚明显者，合六味地黄丸；如气虚明显者，加黄芪、人参；如血压偏高者，加怀牛膝、桑寄生、生杜仲。

下元水涸灌其根

对于肾亏精气不足之眩晕，张老以种树为喻："欲荣其上，必灌其根"，主张以左归饮加减治之。药用：熟地21克，山萸肉9克，肉苁蓉12克，山药9克，茯苓9克，枸杞子9克，炙甘草4.5克，川芎6克，细辛3克。服此方诸症减轻之后，可继服杞菊地黄丸以善其后。

【医案】

田某，男，24岁，农民，五台县人。门诊号：45958。

1971年7月16日初诊：

头晕胀闷疼痛5个多月，曾经中西医治疗，效果不明显。伴有眼睛发胀，冒金花，晚上看灯起红晕，眼干，口干，手心发热，脉沉弱。此为肝肾阴亏，髓海不足之眩晕，治宜滋肾益肝，平肝明目。药用：

生地10克　熟地10克　山萸肉10克　怀山药10克　丹皮6克　云茯苓5克　知母5克　菟丝子10克　枸杞子10克　白芍10克　柴胡1.5克　菊花10克　石决明12克　水煎服。

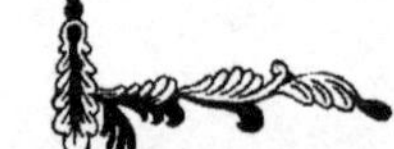

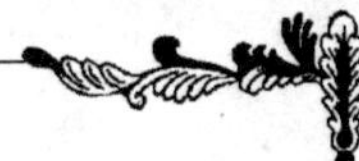

7月27日二诊：

服上方4剂后，头晕闷痛好转，眼胀、发花均见轻，晚上看灯时仍见红晕，眼干、口干同前，手足心热，脉沉弱。上方加白蒺藜12克继服。

7月29日三诊：

服上方2剂后，诸症痊愈，但脉仍沉弱，眼稍发花。嘱其继服杞菊地黄丸1个月以巩固疗效。

按：《灵枢·海论》说："脑为髓之海……髓海不足，则脑转耳鸣，胫酸眩冒，目无所见，懈怠安卧。"本案眩晕而视物昏花，脉沉弱，实为肾精不足。肾生髓，脑为髓之海，肾不足则髓海空虚，故眩晕作；"目为肝之窍"，"肾之精为瞳子"，肝肾阴虚，精气不能上注于目，故视物昏花，眼干涩不适；阴虚阳盛，故手足心热、口干等症并作。用杞菊地黄滋肝肾，填脑髓，治昏花。加少量知母以清虚热，热不退则阴难复；加白芍、石决明平肝明目，合用为滋补肝肾，清晕明目之方。药证相合，故见效颇速。而后以丸药缓缓固本，以图全功。

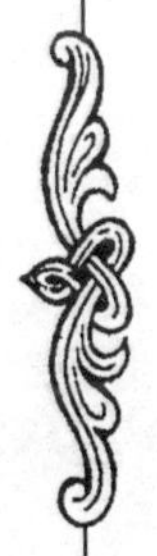

气虚痰眩　补养兼化

眩晕一证，类型颇多，除上述肝阳上扰、肾精不足证以外，尚有气血亏虚，痰浊中阻等型。气血亏虚之眩晕，多兼见面色皖白或萎黄，神疲乏力，倦怠懒言，身体消瘦，或见心悸失眠，舌淡苔白，脉来虚弱细小，张老每以补中益气汤或归脾汤加减治之。若痰浊中阻型之眩晕，多兼见头沉如裹，咽憋，胸闷，恶心，纳呆，多寐，体型肥胖，苔腻，脉弦滑，张老每用二陈汤或《医学心悟》半夏白术天麻汤加减治之。因此二型辨别治法相对容易，故不多着笔墨。

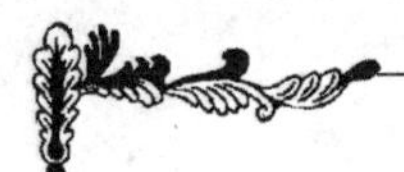

头　痛

中医学认为，外感六淫，上扰清空，或情志刺激，肝阳偏亢，或气血阴精不足，不能上荣于脑，或跌仆损伤，瘀血停滞等等，均能引致头痛。据此，临床医家也把头痛归纳为“外感”及“内伤”两类。在治疗上，外感头痛以疏风祛邪为主；内伤头痛以平肝滋阴、补气养血、祛瘀化痰等为主。一般认为：头痛，新痛为邪，久痛为虚。邪则分寒热而除之，虚则审阴阳而补之。但亦有久痛为邪所缠，或新痛因虚而发者，当以脉症而详辨之。

久痛似虚　审因论治散风寒

外感头痛有风寒、风热与风湿之不同，其治法各异。张老的医案中风寒头痛居多，一般认为新病，头痛在脑后，痛连项背，遇风寒即发，常喜衣巾裹头，口不渴，身痛无汗，苔薄白，脉浮紧，为外感风寒之头痛。但是临床所见却不尽相合，尤其是久痛为邪所缠者不易辨识。许多西医诊断为“三叉神经痛”的患者，实乃风寒久羁之外感头痛。张老常说：“病名为虚，不可作为治疗的根据；证情是实，有证便自有方药。”此之谓也。

【医案】

赵某，男，78岁，教师，五台县人。门诊号：86271。

1970年12月24日初诊：

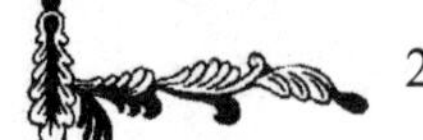

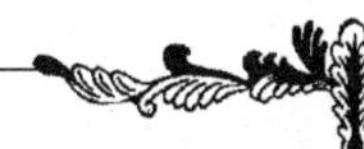

右侧颜面及头部剧烈疼痛多年，经县医院诊断为“三叉神经痛”。中西医多方治疗，效果不明显。近来发作频繁，疼痛剧烈，痛似针刺、火烙，每日发作十余次，疼痛难忍，脉象沉细。证属风寒凝滞，痛久入络。拟用散寒祛风，活络止痛之法。方用菊花茶调散加减，处方：

川芎 4.5 克　僵蚕 4.5 克　酒地龙 6 克　白芷 4.5 克　防风 4.5 克　芥穗 4.5 克　羌活 1.5 克　醋柴胡 3 克　白芍 12 克　炙草 2 克　细辛 1 克　桃仁 6 克　当归 9 克　薄荷 4.5 克　水煎服。

服上药 2 剂后，剧烈疼痛很快缓解，随后停止发作。之后患者头痛偶再发作，服上药 2 剂，辄收效。

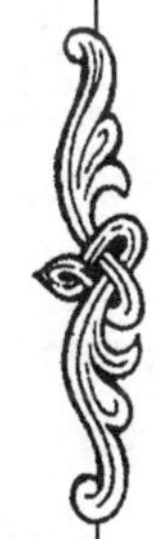

按：头痛亦有久痛为邪所缠者，此例便是。西医所谓三叉神经痛，是以面部三叉神经分布区内发生的，以短暂而剧烈的疼痛为特征的一种顽固性疾病，很不容易控制，病人多为中年以上者。本案患者系由风寒之邪侵犯少阳经脉，久而入络，气血凝滞不通，不通则痛。方用僵蚕、白芷、防风、细辛等祛风散寒；当归、川芎、桃仁、地龙等化瘀通络，亦取“治风先治血，血行风自灭”之意。白芍配甘草，酸甘合化为阴，缓急止痛，对本病火灼火燎，疼痛急切之症，实有缓急之效。柴胡、薄荷引药入少阳之经。本方标本兼顾，构思周密，故药虽轻而效甚捷。张老曾以本方治疗多人，每收同样效果。

外伤头痛　重镇化瘀两法行

外伤头痛临床所见甚多，治法亦繁，各家不一。有以惊则气乱，恐则气下立论而用补中益气为主治愈者；有以伤及髓海而以血肉有情之品峻补先天为法者。张老认为跌仆金刃

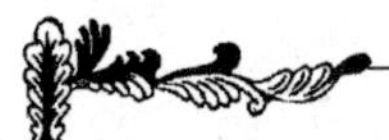

伤及头部造成的损害不外形气两端，外伤每致离经瘀血的形成，若瘀血量少则可自行吸收。若证情严重，治不及时，或不得法，则瘀血留而不去，往往导致局部络脉不通，症见痛如刀刺，舌质紫暗或有瘀斑，此为有形实邪所伤。治当化瘀活血，因此张老治外伤头痛的方中总可见到四物汤或桃红四物汤的成分。此外，脑为奇恒之府，藏而不泻，不宜震动，若外伤震动则神乱气越，甚而至于躁烦狂癫。此时则又当以重镇安神为主，临床观察未有形伤而气不伤者，唯轻重有别。对于神乱气越症状明显者，张老常常重用紫石英、紫贝齿二味，以收补心平肝，镇惊安神之功，是其特点。

【医案1】

芦某，男，51岁，中医研究所家属。

1974年1月5日初诊：

患者1973年6月因外伤脑部受震，头痛绵绵不断，但尚可坚持工作。于1973年12月上旬，出差在外地，突然发作剧烈头痛，严重时痛偏左侧，稍轻时脑后痛，夜间加重。经各地多方治疗未效。现症：头痛而晕，烦躁，耳鸣，睡眠不宁，口苦口干，饮食好，二便调，苔厚腻，脉弦而细弱。证属神乱气越，肝风上扰。治宜重镇安神，平肝熄风。处方：

紫石英15克　紫贝齿12克　苦丁茶3克　川芎6克　僵蚕4.5克　防风6克　菊花9克　钩藤6克　白蒺藜9克　羌活6克　当归9克　白芍12克　生地15克　细辛1.5克　甘草4.5克　4剂，水煎服。

1月10日二诊：

服上药后，头痛大减，仍头晕，心烦，耳鸣，消化不好，脘腹闷胀，恶心，脉沉弦，苔白腻。此肝阳稍平，脾虚

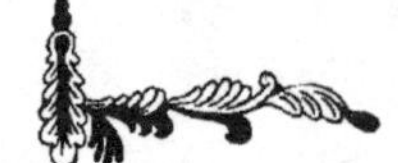

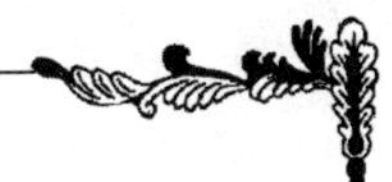

湿盛未除。拟平肝健脾，消导化湿。处方：

白芍9克　珍珠母12克　白蒺藜9克　菊花9克　龙齿12克　云苓9克　陈皮6克　半夏9克　厚朴6克　焦三仙各6克　鸡内金6克　苍术6克　水煎服。

1月16日三诊：

服上方4剂后，头痛已愈，仍头晕，耳鸣，恶心，消化好转，能进食，出虚汗，身体软弱无力，脉沉弱。

上方去苍术、厚朴、焦三仙，加黄芪18克，浮小麦30克。4剂，水煎服。

1月27日四诊：

服上药后诸症均减。但今日又突然发作头痛，波及脑后及前额，以偏左为重，口干，不欲食，精神萎靡，口臭，苔腻，脉弦。以平肝熄风为治。处方：

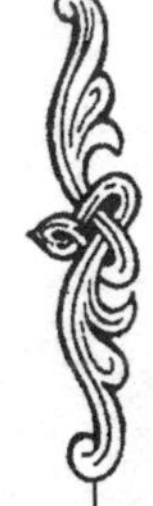

紫石英15克　紫贝齿12克　苦丁茶4.5克　蔓荆子9克　菊花9克　钩藤9克　蒺藜9克　当归9克　白芍12克　细辛1.5克　防风9克　羌活9克　甘草3克　白芷6克　麦冬9克　水煎服。

1月29日五诊：

服上药4剂后，头痛大减，只有头左侧及脑后轻微疼痛，食纳好，精神佳，仍有口臭，又加咳嗽，吐白痰，脉沉，苔白而厚腻。此乃肝阳渐平，脾湿未解。治以柔肝散风，健脾化湿。处方：

云苓9克　半夏9克　陈皮6克　白芍9克　当归9克　柴胡6克　蔓荆子9克　川芎9克　细辛1.5克　甘草4.5克　羌活6克　鸡内金6克　佩兰叶4.5克　藿香3克　苍术9克　菊花6克　4剂，水煎服。

2月3日六诊：

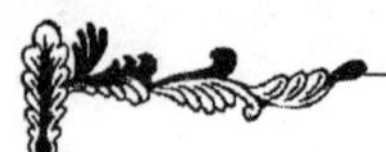

服上药4剂，诸症均好，只有轻度头晕，自觉腿软无力，口干，脉沉弱，苔白腻。拟健脾益阴，芳香化湿为治，用自拟加减异功散以善其后。处方：

沙参9克　云苓9克　山药9克　陈皮9克　甘草4.5克　谷芽9克　石斛12克　麦冬9克　玉竹9克　菊花9克　白术9克　佩兰6克　藿香4.5克　2剂，水煎服。

1974年11月23日七诊：

服上药以后，诸症悉平，已恢复工作。近日感冒，又引起轻度头晕，左边头稍痛，口臭，口涩，有时轻度抽搐，睡眠不佳，脉沉弱。仍依前法，平肝、散风、安神为主。处方：

白芍12克　当归9克　川芎6克　蒺藜12克　蔓荆子9克　菊花9克　钩藤9克　羌活6克　白芷6克　生石决明15克　甘草4.5克　麦冬9克　菖蒲6克　远志6克　夜交藤12克　石斛12克　水煎服。

1978年3月随访：

经1974年治疗，病情日渐好转，并很快上班工作，近两年来未见头痛、头晕。

按：脑震荡后遗症，其症状多有头痛、眩晕、失眠等，往往由于症状长时间内不能消失，给患者带来很大痛苦，治疗也比较困难。本案患者，张老即重用紫石英、紫贝齿先补心平肝，重镇安神；而其头痛而眩，左侧为重，口苦口干，脉弦，均提示肝胆郁火内炽，故以川芎茶调散合四物汤加减治疗。重镇安神，养血平肝，散风止痛三法合用，共治疗1个月左右，服药24剂，使顽固重症，得以治愈。

张老在治疗过程中，时时不离辨证论治的原则，他特别重视细心衡量邪正比例关系的变化和兼夹证的出现与消除，

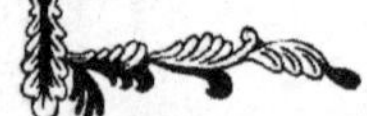

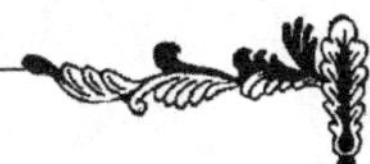

力求做到辨证准确入微，用药恰到好处，在治疗疑难杂病的过程中，逐步实现病随药走，而逐步向愈。尤其在病程较长的病例中，体现得更为清楚。本例患者初诊以神乱气越，肝风上扰为主，故治以重镇安神，养血平肝熄风；二诊肝阳稍平而兼脾湿食滞之证，乃酌减重镇之力而加和胃消导之品；三诊已能进食而虚汗又见，则去消导破气之品，入益气敛汗之味；五诊又加咳吐白痰，遂入藿、佩、二陈等药以化湿除痰；六诊之时，邪去十之八九，证见脾阴不足，湿邪将尽，遂以自拟治脾阴不足的专方——加减异功散加藿、佩等药以善其后。整个治疗过程起伏跌宕，却又一气呵成，都是在不背离原来治则的基础上，随证加减，灵活应用，使药证丝丝入扣，每次诊治，都有效果。

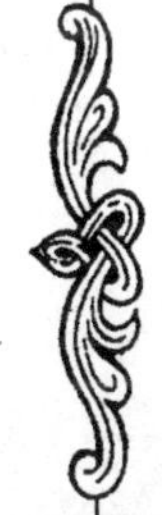

【医案 2】

孟某，男，48 岁，某公司干部。门诊号：26874。

1977 年 5 月 12 日初诊：

1962 年由于车祸，头部左侧撞伤，当时昏迷两天多，流血很多，伴左臂肱骨骨折，经抢救苏醒，但遗头痛，头晕，两手不由自主颤抖，左手较甚。去年 10 月头痛加重，呈持续性剧烈疼痛，两太阳穴处疼痛更为剧烈。烦躁不宁，睡眠不安，虽曾多方疗治，终未能缓解。现食欲尚可，二便如常，口干甚，舌尖红而两边紫暗，苔白，脉沉紧。此为瘀血阻滞少阳，兼有动风之势。治宜活血化瘀，平肝熄风，辅以安神。处方：

当归 12 克　川芎 21 克　白芍 10 克　柴胡 6 克　石决明 15 克　白蒺藜 12 克　桃仁 6 克　红花 5 克　炒枣仁 15 克　远志 10 克　炙草 5 克　天麻 6 克　钩藤 10 克　菖蒲 6 克　白芷 6 克　水煎服。

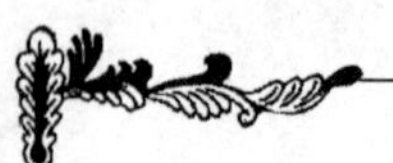

5 月 16 日二诊：

服上方 3 剂，头痛、头晕减轻，只有早晨较重，睡眠安定，左手震颤减轻，口不干，舌边紫暗，脉沉。效不更方，上方改天麻为 10 克，白芷为 10 克。水煎服。

6 月 4 日三诊：

服上方 10 剂，头痛、头晕基本消失，只在用脑过度时偶尔发作，两太阳穴处疼痛显著好转，左手颤抖基本停止，睡眠安宁，食欲增进，舌边仍紫暗，脉沉有力。仍遵原法。处方：

当归 12 克　川芎 6 克　白芍 10 克　柴胡 6 克　石决明 15 克　蒺藜 12 克　桃仁 6 克　红花 5 克　远志 6 克　炒枣仁 15 克　生地 15 克　甘草 5 克　水煎服。

两月后随访：

上方又服 6 剂后，头痛、头晕、震颤、睡眠等均好，已上班，恢复工作。

按：本案头痛、手颤亦为脑震荡后遗症。头之两侧，少阳所属，痛处不移，形若锥刺，舌边紫暗，当为瘀血阻滞少阳络脉之证。瘀血阻滞，经络不畅，筋脉失养，则动风震颤。故用桃红四物汤活血化瘀。柴胡引药入少阳之络，使其更好发挥药力。石决明、白蒺藜、天麻、钩藤平肝息风，既能止痛，又可镇痉。远志、炒枣仁、菖蒲养心安神，既能安眠，又善除烦。甘草调和诸药。共奏活血化瘀，疏解少阳，熄风安神之功，终使顽固而剧烈的头痛得以缓解。于斯，更觉中医辨证论治之重要。

原方原量　散偏汤散少阳风

“偏头痛”是一种常见而难愈的顽固疾病，张老治疗本

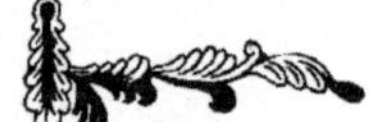

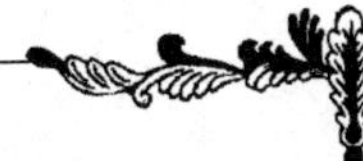

症，多用“散偏汤”，常收良效。本方出自陈士铎《辨证录》卷二。其方如下：

川芎一两　白芍药五钱　白芥子三钱　香附二钱　郁李仁一钱　柴胡一钱　甘草一钱　白芷五分　水煎，空心温服，早晚分服。

张老常说：中医不应泥古不化，一般常用方应灵活加减，但有些方药则必须原方照用，连药量亦不宜变更。“散偏汤”便是其中一例。

【医案】

郝某，男，36岁，平定县人。门诊号：72072。

1974年4月20日初诊：

偏左头痛已3年，伴有心烦，痛剧时失眠。近10余日来，头痛加剧，不能进食，二便如常。曾多方治疗不效，服止痛片等也已失效。脉弦，苔白。辨证为风邪上犯少阳之经，拟用散偏汤。处方：

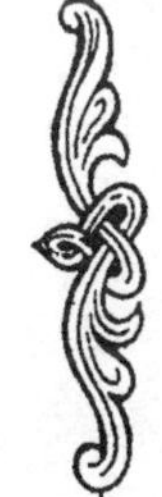

川芎24克　生白芍15克　白芥子3克　香附6克　郁李仁3克　柴胡3克　甘草3克　白芷6克　水煎服。

4月23日二诊：

服上方2剂后，偏头痛减轻，但发作次数多了一次，脉弦。效不更方，上方将川芎改为30克，继续水煎服。

4月25日三诊：

服上方2剂后，偏头痛完全停止，余症亦均好转，脉象较前缓和。原方继服2剂，以期巩固。

1978年3月随访：

患者服药后约1年多时间，再未发作。近来因劳累等原因，偶有发作，但很轻微，不影响工作。

按：张老用药，素称谨慎，本案初诊即用川芎24克，

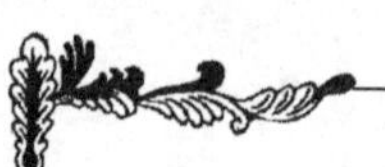

效而未愈，二诊改为30克，则立竿见影，多年痼疾，药到病除，可见本方确有独到之处。方以川芎为君，每剂一两，其性辛温燥烈，为血中气药，上至巅顶，下至血海，行气活血，善治风寒入络引起的血瘀头痛。白芷辛窜，善行头面，助川芎祛风止痛。白芥子豁痰利气散结；郁李仁行气化滞；香附理气解郁；芍药、甘草缓急止痛；柴胡引经上行。诸药合用，共奏行气化痰、散结止痛之功效。此外，方中辛温燥烈走窜之品偏多，也是选用白芍、郁李仁柔润收敛以佐制的原因。

癫　证

情志为患　治当从痰

癫证是典型的情志、精神失常的疾患。临床每见精神抑郁，沉默痴呆，语无伦次，忘前失后，喜怒失常，静多而动少等表现。《灵枢·癫狂》说："癫疾始生，先不乐，头重痛，视举，目赤，甚作极，已而烦心"。《医学入门》说："癫者异常也，平日能言，癫则沉默；平日不言，癫则呻吟，甚则僵卧直视，心常不乐。"虽然该病的临床表现多端，各家记述颇不一致，但张老认为此病的关键是一个"痰"字。七情所伤虽然是本病的重要诱发原因之一，但只有当长期忧思郁怒的不良刺激导致气滞痰生或气虚痰结，壅闭经络，蒙塞心窍时才表现为沉默痴呆，语无伦次，静而多喜的癫证特征。而癫证的久治不愈和进一步发展也与未能处理好痰气、痰瘀

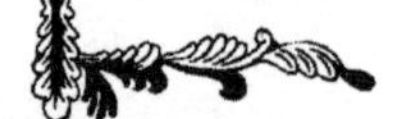

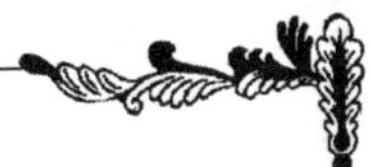

和痰火等的关系息息相关。总而言之在本病的发生、发展过程中，痰是一个重要的中间环节，它既是一个病理产物，又是本病进一步发展加重的致病原因。从痰入手兼及其它是治疗本病的正法，只有把握住这个病机关键，才有可能做到治病求本，逐步引领疾病向好的方向发展。如果见一症治一症，往往恰与基本病机相左，终难成事。

【医案】

高某，男，18岁，太原市学生。门诊号：70542。

1977年10月16日初诊：

夜间失眠，白天精神抑郁，语少，孤独，有时精神不正常，时而语无伦次，时而傻笑不止，时而手臂抖颤，痰多，嗳气，口干，欲冷饮，食欲衰减，大便隔日一次，偏干，小便如常。发病月余，原因未明。舌尖红赤，苔白，唇红，脉弦而稍沉数。此属七情郁结，痰热内生，时欲动风，干扰心神之证。治宜疏肝化痰，理气安神，辅以止痉。拟导痰汤合甘麦大枣汤加减化裁。处方：

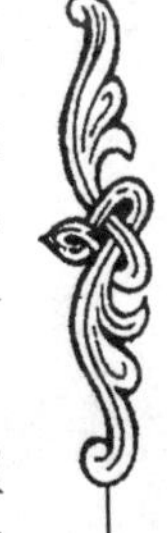

茯苓10克　半夏10克　橘红10克　炙甘草10克　胆南星6克　枳实6克　竹茹6克　川连5克　远志6克　菖蒲6克　朱砂2.5克　浮小麦18克　香附10克　苏梗10克　白芍10克　钩藤10克　僵蚕6克　大枣3枚　水煎服。

10月24日二诊：

服上方4剂后，食欲正常，咳痰减少，睡眠好转。它症基本同上，自觉稍轻，脉弦稍数。原方继服。

11月7日三诊：

又服上方加减4剂，食欲增加，二便正常，睡眠较好，精神沉默，寡言少语，神识清醒，有时手抖颤，但较前减轻，已不多笑，仍喜热怕冷，头晕减，舌润苔薄白，质稍

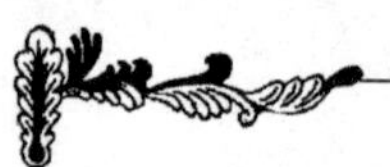

红，脉象左手缓和，右手弦硬。仍以原方化裁。

茯苓10克 半夏10克 橘红10克 枳壳10克 胆南星10克 远志6克 菖蒲6克 炒枣仁15克 浮小麦20克 炙甘草4.5克 白芍10克 钩藤10克 僵蚕6克 当归10克 瓜蒌15克 桂枝5克 大枣5枚 水煎服。

11月24日四诊：

服上方后，诸症渐安，语言沉静，基本恢复了原状，手抖颤不明显，晨起后有头晕。上方加生石决明15克，菊花10克，蒺藜12克。水煎服。

12月5日五诊：

服上方4剂后，食欲、二便及睡眠均好，语言正常，手不抖颤，有时仍出现不自主的笑，头晕已好，近日出现遗精，苔薄白，舌尖赤，脉弦。处方：

茯苓10克 半夏10克 橘红6克 竹茹10克 胆南星6克 黄连5克 枳壳6克 远志6克 菖蒲6克 炒枣仁12克 炙甘草10克 浮小麦24克 龙齿12克 牡蛎12克 山药15克 金樱子6克 莲须10克 炒芡实15克 沙苑子12克 大枣5枚 水煎服。

1978年1月7日六诊：

服上方10剂后，诸症渐安。近因6天前洗澡后，不慎外感风寒，发烧，服西药后，感冒愈，身凉，又出现不自主喜笑的症状，晨起又稍头晕，大便日二三次，不成形，小便如常。仍服上方，将大枣改为7枚，水煎服。十余剂后，诸症渐除。

按：癫，乃神志失常的疾病，多由七情所伤，不遂所欲，思虑太过，损伤心脾，痰气郁结上扰心神，不能自主而成。《医家四要》说："癫疾始发，志意不乐，甚则精神

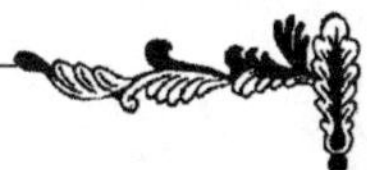

痴呆，言语无伦，而异于平时，乃邪并于阴也……多因谋虑不遂而得。”本案，精神抑郁，失眠，孤僻，语无伦次，或傻笑不止。《难经》曰：“重阴者癫”，“重阳者狂”。王太仆曰：“多喜为癫，多怒为狂”。此证为癫无疑也。张老用半夏、陈皮、胆星、茯苓利气化痰；竹茹、黄连清心解热；香附、苏梗疏肝解郁；远志、菖蒲、朱砂开窍安神；甘草、浮小麦、大枣养心脾，安心神；钩藤、僵蚕、白芍养血熄风。全方以理气、解郁、导痰、安神为主，切合病机，故病渐得愈。

口眼㖞斜

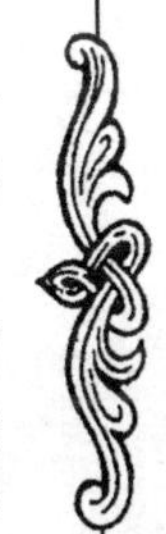

口眼㖞斜在《灵枢》中称“口㖞”“口僻”；在《金匮要略》中称“㖞僻”。其症状为：口眼歪斜而不能闭合，一侧鼻唇沟变浅，口角歪向另一侧。重则口角流涎，吐字不清，咀嚼时食物滞留在患侧齿颊之间。本病相当于西医所称的面神经麻痹，主要由面神经受到损害而产生的面部肌肉运动障碍造成，属周围性面瘫。中医认为本病主要是由风痰互阻于络道所引起，属中风之轻浅者，由于脉络不通，因而引起麻痹不仁，弛张不用，发为口眼㖞斜。

治风先治血　四物牵正散

【医案】

张某，男，34岁，五台县人。门诊号：88013。

1971年9月3日初诊：

10天前因左半侧头痛，左耳痛闷，自觉身热等，服用柴胡、黄芩、栀子、龙胆草、白芍、防风等清肝泻火药物，诸症虽见好转，但今日突然发现口眼向右歪斜，言语謇涩，视

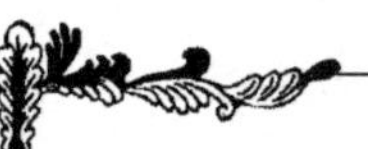

物模糊，脉弦，苔白腻。此为风痰阻塞经络。治以活血祛风化痰，拟四物汤合牵正散加减。处方：

当归10克　川芎6克　白芍10克　白附子6克　全蝎5克　僵蚕6克　天麻6克　蝉蜕6克　红花5克　菊花10克　2剂，水煎口服。

9月7日二诊：

药后症状无明显改善，脉弦较前和缓。上方加菖蒲5克，防风6克，白芷5克，继服2剂。

9月11日三诊：

服上方后，口眼㖞斜、言语謇涩显著好转，脉缓和。原方继服2剂。

9月14日四诊：

药后诸症均愈。继服：

归尾10克　川芎6克　白芍10克　菊花10克　红花5克　全蝎5克　蝉蜕5克　白附子6克　白芷5克　菖蒲6克　甘草5克　2剂，以巩固疗效。

按：周围性面神经麻痹者多发于着凉、感冒、扁桃体炎后，亦可继发于中耳炎、腮腺炎等疾病之后，一般在秋冬季多见。清·吴仪洛说："足阳明之脉，挟口环唇，足太阳之脉，起于目内眦，阳明内蓄痰热，太阳外中于风，故牵急而㖞斜也。"治疗大法，以祛风除痰，通利络道为主。但一般多以针灸或外敷药物等治疗。张老在古人的经验基础上，按照"治风先治血，血行风自灭"的经验，在用牵正散祛风除痰的同时，灵活运用了四物汤，显著地提高了疗效。本例患者，从其发病来看，有身热头痛等症，此系风热所致，故另用菊花、蝉蜕等辛凉之品宣散风热，使外风得散，内痰得除，经道脉络得通，故口眼㖞斜之疾，10天之内获得

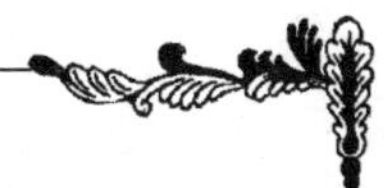

痊愈。

病久祛风痰　补气重黄芪

【医案】

赵某，女，51岁。门诊号：88080。

1974年1月14日初诊：

1年以来，全身浮肿，下肢凹陷性水肿明显，出虚汗，口干，喜冷饮。近来突然发生颜面神经麻痹，口向左侧歪斜，眼斜不得闭合，头痛，身痛，右上下肢麻木，苔白，脉细弱。此贼风乘虚侵入颜面，风痰互阻经络。治以补气活血，祛风除痰，辅以通络镇痛。处方：

黄芪15克　当归10克　川芎6克　白芍6克　白附子6克　钩藤10克　全蝎5克　僵蚕6克　白芷6克　菊花10克　桑枝15克　生龙牡各15克　水煎口服。

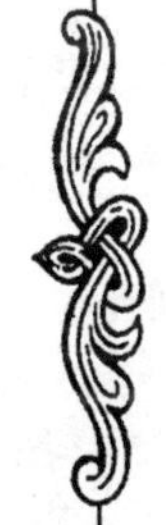

2月22日二诊：

服上药2剂后，口歪减轻，出汗停止，仍有手足抽痛，腿浮肿，胸闷不舒，头晕耳鸣，脉沉弱。上方改黄芪为24克，桑枝为21克，加秦艽10克，丝瓜络10克，防己10克，苏梗10克。水煎口服。

2月26日三诊：

上方3剂，并配合针灸治疗，口歪逐渐转正，浮肿减轻，手腕痛明显好转，右臂、右腿仍感发麻，喜热，不能受冷，脉细弱。继续补气活血，加强通络祛风。处方：

黄芪24克　当归10克　川芎6克　白芍10克　钩藤10克　白芷6克　桑枝24克　秦艽10克　桂枝6克　生龙牡各15克　丝瓜络12克　生姜3片　红枣3枚　水煎口服。

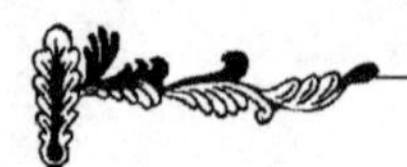

3月11日四诊：

上方加减服用4剂，口歪、浮肿等症均安，现主症为右手腕疼痛，右膝关节痛甚，脉沉。上方黄芪改为45克，加防己10克，牛膝10克，威灵仙10克。水煎口服。

4月1日五诊：

服上方后，口眼歪斜、浮肿、腿冷、腿疼等症都已痊愈，但有心慌，出汗多，恶心，脉沉弱等症状。用补气活血、安神健脾等药调理善后。

按：本案的特点在于黄芪的运用。患者1年多来，全身浮肿而虚汗频出，素体胖，其气虚可知。现在突然发生口眼㖞斜，右上下肢麻木，为贼风乘虚侵袭所致。经曰："邪之所凑，其气必虚。"此之谓也。本案重用黄芪一举三得：黄芪甘温，补气之功最优，为补药之长。重用黄芪补气，使气足而血行，配合当归、川芎、白芍加强活血通络之作用。张锡纯论黄芪说："《神农本草经》谓主大风者，以其与发表药同用，能祛外风；与养阴清热药同用，能熄内风也。"总之补正足以祛邪。其次，黄芪补气又能固表，配合龙骨、牡蛎，固表止汗之功更强。最后，黄芪有利尿之功，气虚而小便不利者，用之利尿作用确实。所以病人的新疾、旧病全部治愈。

张老常说：治病方法，千变万化，总之不离二法，一曰扶正，二曰祛邪。治疗口眼㖞斜时，有两种情况要用黄芪：一是口眼㖞斜迁延日久，久病为虚，应该加用黄芪。二是素体气虚，又染新病，亦可选用黄芪。但为防止其滞邪、中满等流弊，应谨慎从事，从中量开始，逐渐加大分量。此实为经验之谈。

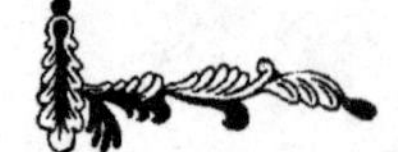

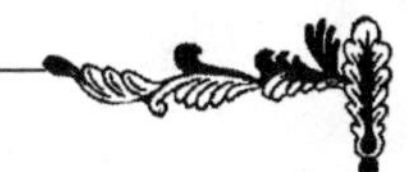

冠 心 病

辨病抓主症　胀痛在气　刺痛在血

辨证审兼夹　方随法立　药随证变

冠心病是指冠状动脉粥样硬化等导致心肌缺血、缺氧而引起的心脏病。本病常见的心绞痛和心肌梗塞型属于中医学的“厥心痛”、“真心痛”（《内经》）和“胸痹”（《金匮要略》）等病的范畴。本病的临床表现以膻中及左胸膺疼痛，突然发作或发作有时为特点。张老紧紧抓住其病的主症，以疼痛的性质来分析病位的在气、在血，病机的气滞、血瘀，做到辨病之一般；同时仔细辨别其人之兼表夹痰、阴虚阳虚诸证，做到辨证之特殊。力求认证准确，从而做到辨病与辨证相结合，病有主方，药无定式。方随法立，敢于守法，守病之定法；药随证变，善于守法，证变则药亦变矣。今试以张老验案二则说明病与证的辩证关系、守与变的辩证的关系。

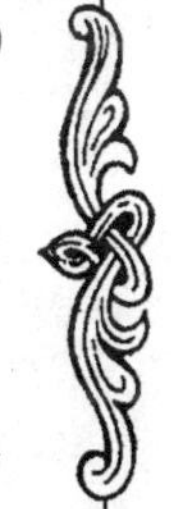

【医案 1】

张某，男，45 岁，太原铁路局职工。门诊号：21813。

1975 年 3 月 21 日初诊：

心慌气憋多年，近来左胸有针刺样疼痛，时发时止，右胁痛，后背困，有时头晕，口干欲饮，不饮水则胃脘痛，睡眠好，食纳及大便一般，尿黄。舌苔两边黄，中间光剥无苔，脉弦硬。西医诊断为冠状动脉硬化性心脏病，高血压病

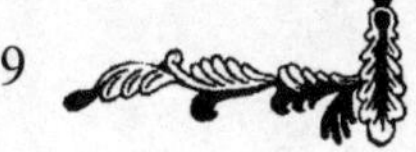

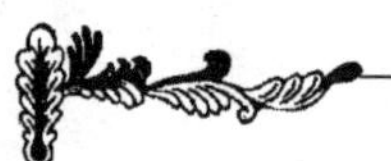

（血压150/110mmHg）。

本证颇为复杂，既有胸阳闭阻，气失宣通，经络瘀滞，血脉不畅之胸痹，又有肝阳上亢之头晕，胃阴不足之脘痛。好在患者食纳尚好，后天未绝，睡眠好，得以休息，故尚有转机。但须抓紧时机，精心治疗，应以宣通心阳，理气化瘀为主，辅以养阴安神。处方：

瓜蒌12克　薤白10克　生蒲黄6克　炒灵脂10克　远志6克　龙齿10克　苏梗10克　麦冬10克　花粉10克　辽沙参10克　白芍10克　柴胡5克　香附6克　丹皮10克　红花5克　桃仁5克　水煎口服。

3月31日二诊：

服上方6剂后，心慌，气憋，右上胸疼痛显著减轻，肝区不痛，头不晕，唯有口干，尿黄，脉弦而不硬。上方加减化裁，继服10剂。

4月9日三诊：

初服上方后，效果很好，诸症均安。但于昨天心慌、气憋又发作，口仍干渴，时有头晕，舌中间仍光剥少津。原方柴胡减为3克，丹参加至12克，加石斛12克。水煎口服。

5月1日四诊：

上方服10剂后，肝区痛已愈，心慌好，气还憋，劳累时背困，有时头晕，耳鸣，口干渴，近日又有梅核气发生，恶心，脉沉缓和。处方：

瓜蒌12克　薤白5克　生蒲黄5克　炒灵脂6克　远志6克　龙齿15克　辽沙参12克　麦冬12克　玉竹10克　花粉12克　石斛12克　炙甘草5克　苏梗10克　水煎口服。

5月14日五诊：

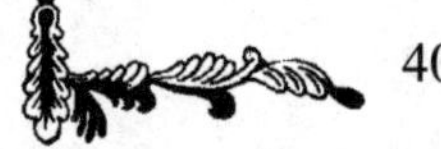

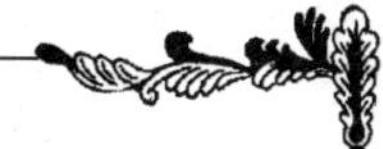

服上方 6 剂后，诸症均减。劳累后右季肋痛，口干渴，有时头晕，左耳鸣，脉不弦，苔仍中间光剥少津。效不更方，上方加香附 10 克，菊花 10 克，白芍 10 克继服。此后一直照上方服数十剂，诸症逐渐痊愈。

1976 年 3 月 21 日随访：

患者因他病复来就诊时，讲诉去年治疗心脏病，愈后至此半年多来，上述诸症再未发作。

按：本案病情复杂，治疗棘手。对冠心病的辨证论治，张老以胀与痛分气、血。凡胸部憋胀为主者，病在气分，多为胸阳痹阻；凡疼痛明显者，病在血分，多为血瘀刺痛。本例患者，既有胸憋，又有刺痛，为气血皆病。薤白行气、散结，善通胸中之阳；瓜蒌开肺、降火、化痰，善开胸结。二药合用，行气、开胸，为仲景治疗胸痹的主药。五灵脂化瘀、活血，蒲黄破血，合用为失笑散，乃活血行瘀，散结止痛，治疗心痛的名方。本例气血同病，故四药合用。但患者尤有头晕、耳鸣、胁痛、脉弦硬等肝气郁结、肝阳上亢的征象，故用柴胡、白芍、苏梗、香附疏肝理气，龙齿、远志镇肝安神，兼助薤白、瓜蒌理气开胸。患者口干欲饮，不饮则胃脘疼痛，又征之于舌，舌苔中间光剥无津，是胃阴大伤的明证，故加辽沙参、麦冬、花粉滋养胃阴，以护后天之本，兼制薤白温燥伤津。加丹参、桃仁、红花以助失笑散活血化瘀，治疗心痛。如此复杂的病情，绝非专药速愈之证，故必须做到用温燥之药，而不伤津液；用滋补之品，而防滞腻之弊；用开泄药，防伤元气，才能保证患者长期服药，坚持治疗，使药性并行而不悖，缓缓收功。如果稍有偏激则恐病未去而正已伤矣。故“用药如用兵”，必须熟悉药性，仔细衡量，才能收到预期效果。

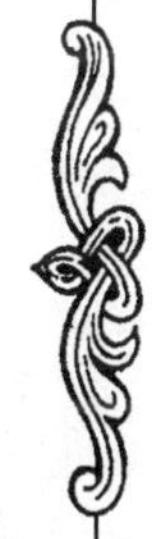

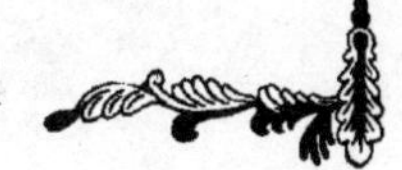

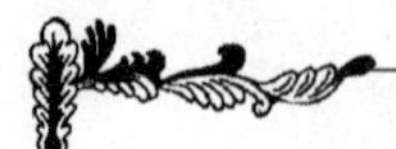

【医案2】

方某，男，62岁，干部。门诊号：72382。

病史概要：

1972年体检中发现有慢性气管炎，轻度肺气肿，升主动脉增宽，左心室增大。1973年12月3日，由于用脑过度，饭食过量，吸烟太频，突然头晕心烦，恶心呕吐，心前区剧烈疼痛，暴发心肌梗塞，血压急剧下降（50/30mmHg），脉搏36次/分。病势危急，经某医院抢救，始转危为安。1974年春节前，转青海省某医院，以西药为主，配合服中药（冠心二号为主方）。到1974年8月中旬，虽然血压基本正常，但仍不稳定，依然胸闷，气短，心绞痛每日发作两三次，每次几秒至几分钟，于是转到北京治疗。先住某医院，后转某医院，皆以中西医结合办法医治年余，血压渐趋稳定和正常，但心绞痛每天仍有发作，一日2~3次，每次3~5秒至1~2分钟，偶而可达十几分钟，时伴见头晕。以后又经杭州、上海、太原等地治疗，心绞痛一直未控制。

1977年3月11日初诊：

患者被人搀扶而来，摇头，歪嘴，口角流涎，言语不清。左胸部疼痛、憋胀，近日稍好，气短，时有心慌，睡眠尚好，多梦，口干咽燥，左手冷，右手热，左膝痛，食欲一般，大便如常，小便频急、色黄，有尿不尽的感觉，尿时灼痛。脉弦急，左脉较右虚弱。舌苔薄白，舌质稍赤，舌中间有一道光剥无苔。诊为胸阳不振，络脉瘀滞为主，兼有肾气不固。治以振胸阳、化瘀滞，辅以固肾安神。处方：

瓜蒌12克　薤白10克　生蒲黄6克　炒灵脂10克　丹参12克　桃仁6克　当归10克　远志6克　炒枣仁12克　麦冬10克　菟丝子15克　甘草梢5克　竹叶10

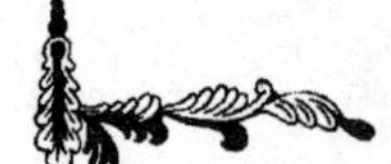

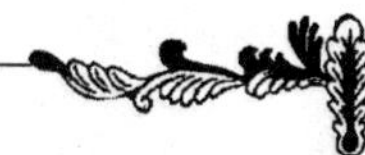

克　覆盆子 10 克　枸杞子 10 克　川牛膝 10 克　水煎口服。

4 月 20 日二诊：

上方经 11 次增损，服二十余剂，左胸部疼痛无明显减轻，睡眠较好，咳嗽有痰，舌苔薄稍黄，脉沉而不弦。仍遵原法，上方加红花 6 克，元胡 10 克，茯苓 10 克，七爪红 6 克，胆星 6 克，半夏 10 克，去麦冬、竹叶、覆盆子、枸杞子、川牛膝，水煎口服。

5 月 25 日三诊：

上方 7 次加减化裁，左胸部疼痛，疗效仍不明显，23 日心绞痛又剧烈发作一次，猛烈窜痛，持续三四分钟，有时疼如针刺或刀割，睡眠尚可，咳吐白黏痰，苔腻，脉稍数，沉而弦。仍遵原法，加重理气之品。处方：

瓜蒌 15 克　薤白 12 克　生蒲黄 10 克　炒灵脂 10 克　丹参 15 克　白檀香 6 克　砂仁 3 克　桃仁 10 克　红花 6 克　炙甘草 5 克　远志 5 克　菖蒲 5 克　炒枣仁 15 克　当归 10 克　川芎 6 克　菟丝子 15 克　枸杞子 10 克　覆盆子 10 克　云茯苓 10 克　半夏 10 克　橘红 6 克　水煎口服。

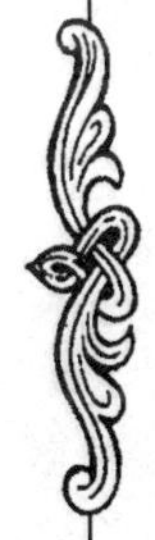

6 月 20 日四诊：

服 5 月 25 日方 4 剂后，左胸部疼痛减轻，继续服用 8 剂，左胸疼痛逐渐减轻，由刺痛变为隐痛，近来一直未发作剧烈绞痛，每次发作时间亦见缩短，食欲、大便、睡眠较好，小便同前，苔薄白，脉沉弱。上方加丹参至 21 克，红花至 10 克，加山药 10 克。继服。

7 月 26 日五诊：

上方加减服 16 剂，左胸疼痛以隐痛为主，虽时轻时重，但病情较前明显好转，一直稳定，食欲、大便好，小便有时仍频数，苔淡白，舌中无苔处较前缩小，脉沉稍弦。仍遵原

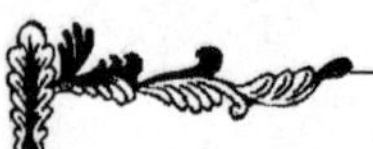

法加减。处方：

瓜蒌15克　薤白12克　生蒲黄10克　炒灵脂10克　白檀香5克　丹参21克　桃仁10克　红花10克　炙甘草6克　远志6克　当归10克　川芎6克　菟丝子18克　枸杞子10克　覆盆子10克　五味子6克　茯苓10克　橘红6克　半夏6克　砂仁3克　炒枣仁15克　水煎口服。

9月9日六诊：

服上方17剂，诸症渐安，但因昨日气候突然变化，发作一次心绞痛，较剧，今日又转轻，脉沉，右脉原弦大，现已转缓，余症同前。仍遵前法。处方：

瓜蒌15克　薤白12克　生蒲黄10克　炒灵脂10克　丹参21克　檀香5克　砂仁5克　桃仁10克　红花10克　川芎6克　菟丝子15克　五味子10克　枸杞子10克　覆盆子10克　炙草6克　远志6克　半夏10克　橘红6克　当归10克　炒枣仁15克　水煎口服。

10月5日七诊：

上方又经2次调整，病情平稳，其间因患感冒，停服上药，心绞痛未剧烈发作。现在感冒已愈，食欲、大便好，小便频数减轻，仍咽痒，有白沫痰，劳累时心绞痛隐隐发作，瞬时即止，舌质稍红，苔淡，舌中光剥区缩小，脉沉弱。原方加前胡6克继服。

10月30日八诊：

上方加减服二十余剂，病情平稳。近来又感冒，鼻痛，身乏力，头闷，咽痒，咳嗽，白沫黏痰，胸隐痛，尿频，小便困难，舌淡，苔黄，脉弦数。治以辛凉解表，理气止嗽为主。处方：

桑叶10克　菊花10克　甘草5克　前胡10克　七

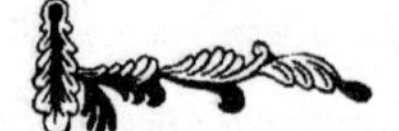

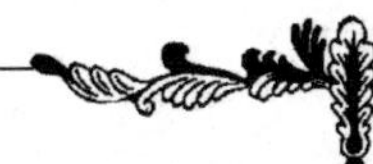

爪红10克　紫菀10克　芦根15克　杏仁6克　芥穗6克　连翘12克　瓜蒌12克　菟丝子18克　五味子6克　覆盆子10克

1978年3月3日九诊：

上方加减服4剂后，感冒基本治愈，又改用以前治冠心病方，诸症均好转。左胸只有偶然的隐隐作痛，尿频减轻（夜尿由五六次减为二三次），舌苔薄白，舌中心剥苔已不明显，脉沉弦。处方：

瓜蒌15克　薤白10克　当归10克　川芎6克　赤芍10克　辽沙参12克　麦冬10克　五味子6克　砂仁5克　沉香6克　前胡10克　紫菀10克　橘红6克　炙甘草5克　百部6克　菟丝子15克　覆盆子10克　枸杞子10克　冬虫夏草6克　丹参15克　竹叶6克　山萸肉10克　水煎口服。

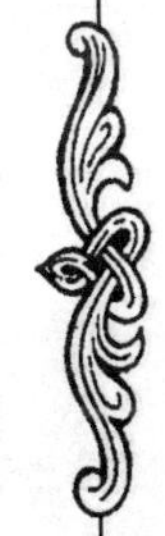

3月28日十诊：

上方加减调整6次，病情平稳，偶有胸部隐痛，食纳好，小便频数，量少，疼痛，经西医检查前列腺肥大。舌苔干白，边尖红，脉沉稍弦。治以补肾通淋。处方：

当归10克　赤芍10克　炒栀子6克　甘草梢5克　赤茯苓10克　滑石10克　泽泻10克　竹叶6克　生地12克　木通6克　菟丝子10克　覆盆子10克　枸杞子6克　山药15克　白茅根15克　麦冬10克　元参10克　水煎口服。

4月25日十一诊：

上方加减服用1个月余，小便频，尿道痛较前明显好转，咽痒，吐白痰，口干，心绞痛一直平稳，没有剧烈发作，一星期内偶有一二次隐隐作痛。最近在我所（山西省中

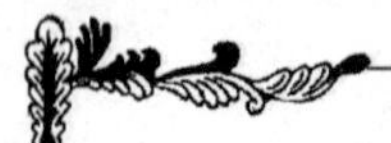

医研究所）做心电图复查，与1977年3月中旬所做心电图相比有明显好转，心肌缺血情况已不明显。病情逐渐稳定。拟心肾兼顾，缓缓调理以期巩固。处方：

熟地12克　山萸肉10克　山药10克　云茯苓6克　泽泻6克　丹皮6克　覆盆子10克　枸杞子10克　橘红6克　前胡10克　白术10克　甘草梢5克　竹叶6克　白茅根10克　瓜蒌15克　薤白10克　生蒲黄6克　炒灵脂6克　丹参12克　水煎口服。

1月后复查，病情稳定。患者精神很好，已于5月下旬返回青海，恢复工作。

按：本案是1例病情严重而危险的冠心病患者，经多方抢救，脱离险境，但心绞痛发作，一直未能控制。经张老耐心、认真医治，坚持1年有余，诊治60多次，服药350余剂，终于使每日发作3~5次的心绞痛得到控制，几经合并重感冒及前列腺肥大等疾病的影响与折磨，都未使心绞痛剧烈发作，可见效果是肯定和稳固的。在本例的治疗过程中，有以下两点值得重视：

一、治慢性病，善于守法是治愈的关键。本例既气滞憋胀，又血瘀刺痛，故以理气化瘀为大法，开始治疗3个月，病情并未明显改善，而持之以恒，定法不易，于6月份初见功效。坚持年余，终于收功。

二、理气化瘀的大法虽属正确，选药、用量、配伍是否切合病机，仍然不可忽视。如本案从三诊时加大理气药比例，加用白檀香、砂仁后开始见效。李时珍云："白檀香辛温，气分之药也，故能理卫气而调脾肺，利胸膈。"砂仁"理元气、通气滞。"配合失笑散、桃仁、红花、丹参、川芎之类，通滞气行瘀血，气血流畅，瘀滞何有？故全方力量倍

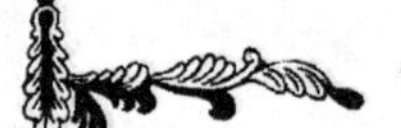

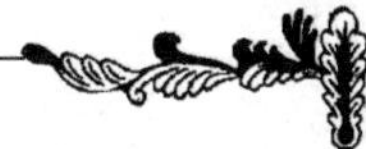

增，才使如此顽固之心绞痛逐渐减轻，心肌缺血得以改善。

胁　痛

胁，指胸之两侧，由腋下至季胁之胁肋区。胁痛，即偏左、偏右，或左右两侧之胁肋部疼痛。

胁痛与肝胆疾患关系密切。《内经》有“邪在肝，则两胁中痛”和“足厥阴肝经之络，令人胁痛”等论述。《类证治裁》也说：“肝脉布胁，胆脉循胁，故胁痛皆肝胆为病。”引起胁痛的原因很多，如《证治汇补》所说：“因暴怒伤触，悲哀气结，饮食过度，风寒外侵，跌仆伤形，叫唤伤气，或痰积流注，或瘀血相搏，皆能为胁痛。”

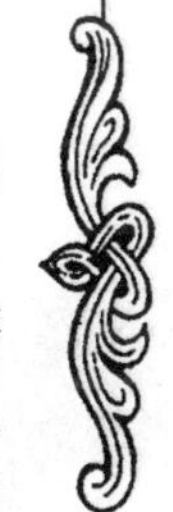

临床上，一般把由肝病引致之胁痛，分为肝气郁结、瘀血停着和肝阴不足三种类型。但辨证当以气血为主。凡症见胀痛，多属气郁；刺痛，多属血瘀；隐痛，多属血虚。痛与不痛，是鉴别气分或血分的主要标志。治疗，属于气分的，以疏肝理气为主；属于血分的，以活血化瘀为主；证属阴虚的，以养阴柔肝为主。除此，尚应辨别寒热，随证施治。

疏肝理气治胀痛

肝气郁结之胁痛，症见胁肋胀痛，胀甚于痛，痛胀多因情志变动而增减，胸闷不舒，时有太息，食欲衰退，苔薄白，脉象弦。治法当疏肝理气，张老常以柴胡疏肝散加味治之。方用：醋柴胡 6 克，川芎 6 克，白芍 9 克，枳壳 6 克，香附 6 克，炙甘草 4.5 克，郁金 6 克，青皮 6 克，陈皮 6 克，

苏梗9克。

如胁肋掣痛，烦热口干，大小便不畅通，舌红苔黄，脉象弦数者，证属气郁化火，宜用清肝汤（白芍、当归、川芎、丹皮、栀子、柴胡）治之。（按：清肝汤见《类证治裁》卷六）

如因悲哀恼怒，郁伤肝气，引起胁肋疼痛，筋脉拘急，腰脚重滞者，宜用枳壳煮散。方为：枳壳120克（先煮过），细辛、桔梗、防风、川芎各60克，葛根45克，甘草30克。研粗末，每取12克，水1杯，加生姜2片，红枣2枚同煎，水剩七分时，去滓，食前温服。

枳壳煮散出自《普济本事方》卷七。主治悲哀烦恼，肝气致郁之两胁拘急疼痛，腰脚重滞，四肢不举，渐至脊膂挛急等症。方中枳壳能通三焦之气，故为君药。细辛、桔梗、川芎之辛能散肝郁。悲则气敛，防风、葛根等风药乃用以疏散也。

【医案】

王某，男，20岁。五台县农民。门诊号：88363。

1972年2月22日初诊：

左胁疼痛不舒已半月余，神情抑郁，面色黧黑，饮食减少，恶心，呕逆，胃脘嘈杂，咽部自觉有粘痰，并障碍不适，头前额胀痛，全身疲软无力，大便干而不畅，小便如常，舌苔白腻，脉象沉弦。此乃肝气不舒，横逆犯胃之证。治宜疏肝理气，消导和胃，方用逍遥散加减。处方：

当归10克　柴胡5克　白芍10克　香附10克　茯苓10克　半夏10克　陈皮10克　炙甘草5克　苏梗6克　厚朴6克　鸡内金6克　麦芽6克　神曲6克　水煎服。

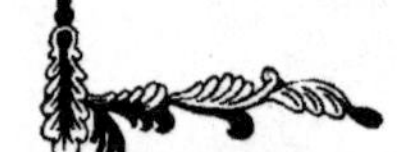

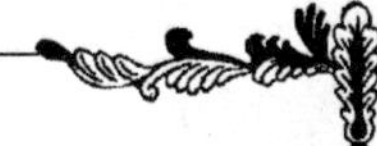

3月1日二诊：

服上方4剂后，左胁痛明显减轻，饮食增加，但尚未复原，大便通调，每日早晨仍觉前额痛，余无不适，脉象缓和。仍遵原意，处方：

当归10克　白芍10克　茯苓10克　半夏10克　陈皮10克　炙甘草5克　厚朴6克　鸡内金6克　神曲6克　谷芽6克　佩兰叶6克　炒莱菔子5克　苏梗10克　怀山药10克　莲子10克　水煎服。

3月5日三诊：

服上方2剂后，胁痛愈，其余诸症亦安，只觉进食不多，脉沉弱。以健脾理气，消导开胃善后。处方：

怀山药12克　莲子10克　茯苓10克　白术10克　炙甘草5克　陈皮6克　鸡内金10克　神曲10克　谷芽10克　炒扁豆10克　炒苡仁12克　厚朴6克　槟榔6克　水煎服。

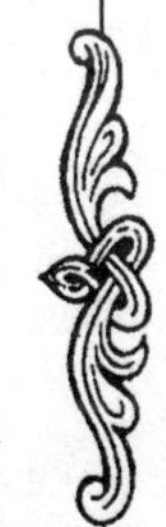

按：《灵枢·五邪》曰："邪在肝，则两胁中痛"。肝脉布于胁肋，肝为将军之官，喜条达而恶抑郁。如果七情郁结，肝失条达，肝气入络，痹阻不通，则成胁痛。本案患者，神情抑郁，左胁疼痛，亦因于此。肝气横逆，最易犯土，脾胃受损，故饮食减少，恶心、呕逆等症作矣。药用当归、白芍养血柔肝，柴胡、香附、苏梗疏肝理气，茯苓、半夏、陈皮、厚朴、神曲、鸡内金等健脾理气，消导开胃，共奏疏肝理气之功。肝气条达，则胁痛缓解，胃气调和，则诸症自平。

活血化瘀消刺痛

瘀血停着之胁痛，症见胁痛定处不移，痛若针刺，入夜加剧，胁肋间或有硬块触痛，舌质紫暗，脉沉涩。治法当散

瘀活络，养血疏气。方用东垣复元活血汤加味：柴胡 15 克，瓜蒌根 9 克，当归 9 克，红花 6 克，甘草 6 克，炮甲珠 6 克，酒军 4.5 克，桃仁（去皮尖）50 粒。共研成粗末，每次取 15 克，水、酒各半煎服。方中大黄、桃仁、红花、甲珠破瘀行血，当归活血祛瘀，瓜蒌根润燥消瘀，甘草和中，使破瘀药不伤好血，柴胡引诸药直达胁下，酒能活血通经。

若系努伤而致之气血两损，肝络瘀痹胁痛，宜辛温通络，用旋覆花汤（旋覆花、新绛、青葱管）加归须、小茴、元胡等治之。

若系单纯胁痛，别无它症，其痛在左者，为肝经受邪，宜用川芎、枳壳、甘草治之；其痛在右者，乃肝移病于肺，宜用片姜黄、枳壳、桂心、甘草治之。此二方俱出《严氏济生续集》，为临床之效方。治胁痛，其痛不分左右者，可用大瓜蒌 1 枚，连皮捣烂，加粉草 6 克，红花 1.5 克，水煎服，疗效甚速。此方，瓜蒌滑而润下，能治胁之痛；甘草缓中润燥；红花流通血脉。全方主柔肝润肺，尤宜于肝邪移于肺之右胁疼痛。

【医案】

李某，女，44 岁，太原市某厂干部。门诊号：11027。

1977 年 6 月 6 日初诊：

右胁部疼痛已 3 年多，近来疼痛增重，拒按。食欲减，消化迟钝，进脂肪性食物则恶心呕吐，胁痛剧烈，辗转不安。平时口苦口干，肩背困，大便干，小便如常。西医检查，肝功能正常，诊为慢性胆囊炎。但经长期治疗，效果不明显。某医院建议手术切除胆囊，患者不愿手术，决定用中医中药治疗，前来就诊。诊其舌苔黄，脉沉弦。此为肝胆气滞血瘀兼肝胃不和，治宜疏肝和胃，活血行气。处方：

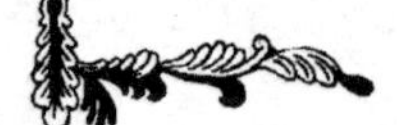

当归 10 克　白芍 12 克　柴胡 6 克　郁金 10 克　丹参 12 克　香附 10 克　川楝子 10 克　羌活 6 克　川断 12 克　桑寄生 15 克　陈皮 6 克　茯苓 10 克　半夏 10 克　炙甘草 5 克　神曲 6 克　水煎服。

7 月 10 日二诊：

上方服 10 剂，食欲好转，不恶心，右胁疼痛未大发作，肩背困减轻，余无不适，脉沉。效不更方，原方继服。

8 月 11 日三诊：

上方又服 10 剂，右胁部不痛，肩背部不困，诸症悉平，脉沉弦，嘱其原方再服 5 剂，间日服一剂，以善其后。并告以今后要少食油腻厚味，多吃清淡蔬菜，心情舒畅，则可保无虞。

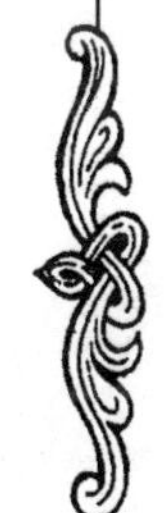

按：本例胁痛，西医诊断为慢性胆囊炎，该病症状不典型，易于误诊，即使诊断明确，也不易彻底治愈。张老认为，按其脉症，一般可分为肝胃不和、气滞血瘀、肝胆实热等类，予以辨证施治。本案胁痛 3 年，拒按，此乃肝气郁结，久而气滞血凝，瘀血人络所致。古人说：暴痛在经，久痛在络。食欲衰减，呕吐恶心，乃肝气犯胃之故。方用当归、白芍、郁金、丹参活血化瘀以通络；柴胡、香附、川楝子疏肝理气以止痛；陈皮、半夏、茯苓、甘草健脾理气以和胃；羌活入太阳膀胱经，伍川断、寄生善治肩背困痛，乃张老的习惯用法。诸药合用共奏活血化瘀，理气和胃之功，收效较为满意。

养阴柔肝止隐痛

血不养肝，即肝阴不足之胁痛，症见胁肋隐隐作痛，其痛悠悠不休，得食稍缓，心烦，口干，时觉烦热，头晕目

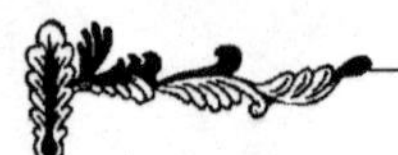

眩，舌赤少苔，脉虚弱或细数。治当养阴柔肝，方用一贯煎加味：辽沙参9克，麦门冬9克，当归9克，生地15~30克，枸杞子9~15克，川楝子5克，柴胡4.5克（鳖血炒），制香附6克。本方能使肾水濡润肝木，肝气得疏，肝火渐熄，而痛自平。

此外陆以湉治胁痛，脉虚而得食稍缓者，用北沙参、石斛、归须、白芍、木瓜、甘草、茯苓、鳖血炒柴胡、橘红治之，2剂即痛止。以后用逍遥散加人参、石斛、木瓜调理，以善其后；赵养葵《医贯》治木郁之法，先用逍遥散，继用六味地黄汤加柴胡、芍药以滋肾水，俾水能生木，木得濡润而愈矣。张老认为临证治疗肝病后期，肝阴不足，肝区隐痛，头晕体衰，精神不振的患者，遵上法处置，效果非常显著。

胃 脘 痛

胃脘痛，简称“胃痛”，或称“肝胃气痛”。大多由于情志不遂或饮食不节而致脾胃阳虚，运化失常所发；或因肝气郁滞，气机不畅，横逆犯胃而致；或素体阳盛，肝胃久郁，蒸热成火，火灼胃络而致；或素体阴虚，过用温燥，灼迫胃阴所致。气滞血瘀，病久入络，胃络受阻，也是引致胃脘痛的重要原因，根据临床不同表现，张老将其分虚寒、气滞、火郁、阴虚、血瘀等型治疗。

气滞柴胡疏肝汤

胃脘疼痛，胀满不舒，顶冲胁痛，食欲不振，嗳气，善

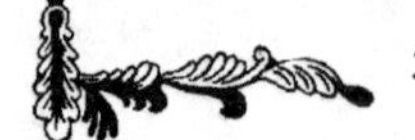

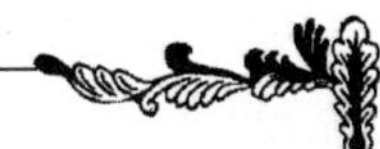

太息，消化呆滞，诸症每因烦恼郁怒而加重，苔白，脉沉弦，为气滞型胃脘痛。法当疏肝和胃，方用柴胡疏肝汤合二陈汤加减：白芍 12 克，柴胡 4.5 克，香附 6 克，枳壳 6 克，陈皮 6 克，炙甘草 4.5 克，半夏 9 克，茯苓 9 克，苏梗 9 克。若寒甚者，加良姜、肉桂；疼痛剧烈者，加川楝子、元胡；食滞者加鸡内金、麦芽、谷芽；泛酸嘈杂者，合左金丸（左金丸：姜汁炒黄连 90 克，盐水泡吴茱萸 30 克，共研细面，水泛为丸。每服 2～3 克）；大便秘结者，加当归、火麻仁等。

张老在 1963 年第 3 期《中医研究通讯》上发表了治胃脘痛一方，临床上较常使用，现录之如下：

胃脘疼痛而兼泛酸、嗳腐、消化不好、饭后胀闷不舒等症者，用下方疏肝和胃，制酸温寒，取效甚速。

炒白芍 12 克　炙甘草 6 克　川楝子 9 克　元胡 4.5 克　砂仁 4.5 克　陈皮 6 克　吴萸 3 克　川黄连 1.5 克　香附 6 克　良姜 6 克　半夏 6 克　茯苓 9 克　麦芽 9 克　水煎，空心温服。

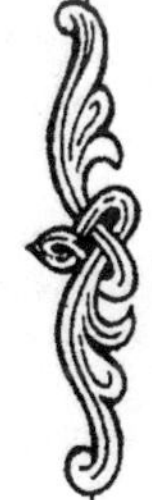

【医案】

李某，男，63 岁，太原人，职员。门诊号：87728。

1976 年 11 月 28 日初诊：

食欲不振，精神衰退，肢体无力，胃院胀痛，不拒按，嗳气频繁，平素喜热畏冷，大便常干，排便不畅，小便如常。发病 3 月余，经许多医院治疗，一直未见明显效果，疼痛难忍，不能工作，休息治病已 2 月多。舌淡红，苔薄白，脉沉弱。诊为脾胃虚寒，而兼气滞，治以散寒止痛，理气健脾为主。处方：

茯苓 10 克　半夏 10 克　陈皮 6 克　炙甘草 5 克　吴茱

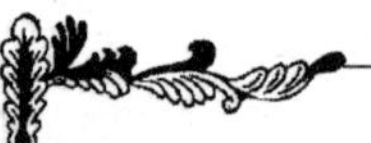

萸6克 良姜10克 香附10克 川楝子10克 元胡10克 当归10克 火麻仁15克 炒白芍12克 神曲10克 水煎服。

12月1日二诊：

服上方2剂，胃脘疼痛减轻，大便已不干，仍食欲不振，喜暖畏冷，见冷则胃痛，脉沉，右关较有力。处方：

茯苓12克 半夏12克 陈皮10克 炙甘草5克 良姜10克 香附10克 元胡10克 川楝子10克 炒白芍12克 神曲12克 官桂6克 水煎服。

12月8日三诊：

服上方4剂，食欲好转，大便正常，胃脘仍有隐痛。舌苔白腻，脉沉。效不更方，原方去官桂。又服6剂后，诸症悉除。停药，调理饮食，5天后即上班，恢复工作。

1978年4月随访，再未复发。

按：本案胃痛，虚实夹杂，而兼气滞，非细心调理难以痊愈，故治疗3月而未效。患者精神衰退，四肢无力，喜热畏寒，脉沉，脾胃虚寒也；又食欲不振，胃脘胀痛，嗳气频繁，气滞不畅也；便干而不畅，并非胃家食积，而是老年气血不足所致。故用吴茱萸、高良姜温胃祛寒，下气止痛，甚则加官桂；川楝子、香附、元胡疏肝理气而止痛；茯苓、半夏、陈皮、炙草、神曲健脾顺气而开胃；芍药、甘草养阴缓急而止痛；当归、火麻仁养血滋润而通便。全方温而不燥，理气而不伤真元，滋润养阴而兼开胃。匠心经营，药证相合，方才取效。

火郁清中金铃子

胃脘疼痛发病急暴，心烦而怒，嘈杂泛酸，口渴口臭，

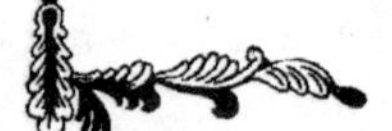

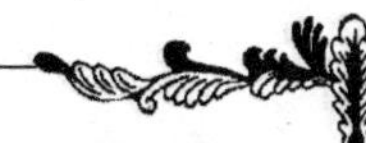

面赤身热，便秘溲黄，其痛或作或止，舌红苔黄，脉弦数而实，为火郁型胃脘痛。法当疏肝泄热，清胃止痛，方用金铃子散合清中汤：川楝子6克，元胡6克，黄连（姜汁制）3克，栀子（姜汁制）3克，茯苓6克，陈皮6克，半夏6克，炙甘草4.5克，草蔻3克，生姜3片。如呕酸嘈杂加吴茱萸6克；食滞者加神曲、山楂、鸡内金；若疼痛缓解，可继服加味逍遥散调和肝脾。

阴虚胃痛仔细辨

阴虚胃痛临床并不少见，但临证辨别并非易事。胃脘隐痛，纳食不香，倦怠乏力，每易与气虚相混，需注意有局部灼热感，并常兼见心烦或手足心热。

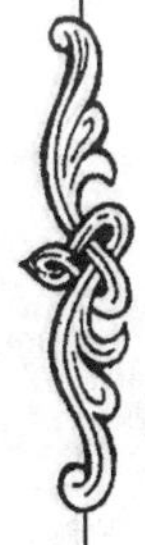

胃脘隐隐灼痛，烦渴思饮，口燥咽干，纳少，便干，舌红少苔，脉弦细数，为阴虚胃痛的典型症状。本证以养阴益胃之法治之并不困难，益胃汤、甘露饮、竹叶石膏汤、芍药甘草汤、一贯煎随证选用即可。但临床每见本证误投疏肝理气辛温香燥之品，非但纳少、胃痛不减，反而引火妄行，变证蜂起，疗治颇难，试以一医案论说之。

【医案】

石某，男，50岁，干部，太原人。门诊号：73265。

1977年3月21日初诊：

患者素体虚弱多病，半月前注射一针胎盘球蛋白，遂出现饭后恶心，纳食不香，前后心灼热隐痛，心烦，足心发热，口干目糊，自觉耳鼻冒火，头晕头闷，睡眠不佳，大便干结，数日一解，小便黄而频数。住某医院，以疏肝理气之药治之，愈觉加重，以致行走不便，体弱难支，于是登门就医。患者苔白舌燥，脉象沉弱。显为胃阴受伤之证，拟养阴

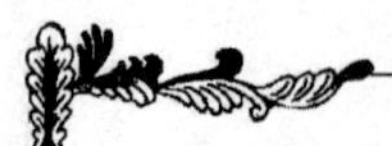

清热为治。处方：

山药 12 克　莲子 10 克　茯苓 10 克　麦冬 10 克　当归 10 克　火麻仁 15 克　甘草 5 克　瓜蒌 12 克　元参 10 克　丹皮 6 克　地骨皮 12 克　竹叶 10 克　菊花 10 克　陈皮 6 克　水煎服。

3 月 25 日二诊：

服上方后，食纳较好，大便稍干，小便频数减，头晕、头闷、口干、眼糊等症均减轻，仍心下、胃脘发热，手心烧，耳鼻冒火，眠差，脉虚细，舌干少津无苔。仍以原方加减。处方：

辽沙参 10 克　麦冬 10 克　五味子 5 克　山药 12 克　莲子 10 克　茯苓 10 克　当归 10 克　瓜蒌 12 克　甘草 5 克　石斛 12 克　地骨皮 12 克　丹皮 6 克　菊花 10 克　桑叶 10 克　陈皮 6 克　远志 5 克　炒枣仁 12 克　水煎服。

4 月 26 日三诊：

上方加减化裁服用 6 剂，诸症渐安，唯有大便还不畅快，小便稍频，饭后恶心，食不甘味，脘腹有时顶冲，脉沉。仍遵原法。处方：

茯苓 10 克　陈皮 6 克　半夏 10 克　炙甘草 5 克　藿香 6 克　竹茹 6 克　麦冬 10 克　当归 10 克　瓜蒌 15 克　火麻仁 15 克　川楝子 10 克　牛膝 10 克　荔枝核 10 克　石斛 10 克　神曲 6 克　谷芽 6 克　水煎服。

5 月 6 日四诊：

服上方后，大便已通畅，小便不频，饮食增加，恶心消失，有时积气顶冲，睡眠差，脉虽沉弱而缓和。再守原意，处方：

茯苓 15 克　山药 15 克　莲子 10 克　陈皮 6 克 生白

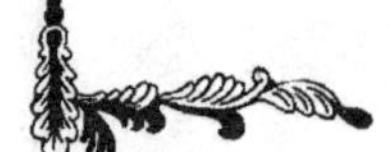

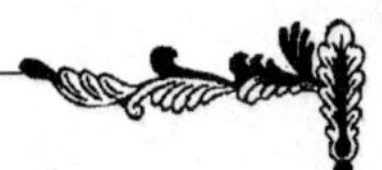

术10克 远志6克 炒枣仁15克 牛膝10克 川楝子6克 荔枝核6克 炙甘草5克 菟丝子12克 水煎服。

5月19日五诊：

上方加减服4剂，诸症渐安，只有偶觉积气上冲，脉沉有力。上方去远志、枣仁、菟丝子，加神曲10克，谷芽10克，沉香6克，水煎服。

上方2剂后，诸症均安。

按：胃阴虚证，以不饥不纳，胃热如烙，口干咽燥，大便干结，舌苔干燥或斑剥等为主症。虽然古人早有论治，医书亦有记载，但临床上常被误治。本案素体虚弱多病，又加热药伤阴，出现恶心、纳减、心烦、前后心灼热、七窍干燥等一派阴伤燥热之象，医者求因不审证，而凭臆测，误用疏肝理气之品，无非辛香燥烈之药，更伤津液，于是病情愈重，几至不起。张老遵叶桂之论“九窍不和都属胃病”，选用甘平或甘凉濡润之品，如山药、莲子、沙参、麦冬、石斛等药，以养胃阴；再配火麻仁、瓜蒌、当归润肠通便；菊花、桑叶、竹叶清上窍；元参、丹皮、地骨皮清虚热，除虚烦。全方共收益阴清热之功，使胃之津液得复，则通降下行，诸症消除。中医求因，必须审证，即所谓“审证求因”也。

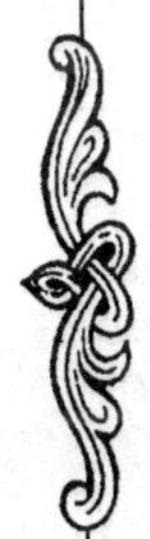

对于本证的论述，首推叶天士，择其数语，以供参考：“纳食主胃，运化主脾，脾宜升则健，胃宜降则和”，“太阴湿土，得阳始运，阳明阳土，得阴自安，以脾喜刚燥，胃喜柔润也。仲景急下存津，其治在胃，东垣大升阳气，其治在脾”，“九窍不和都属胃病也。以……甘平或甘凉濡润，以养胃阴，则津液来复，使之通降而已矣。”

血瘀失笑丹参饮

胃脘疼痛，痛有定处，其痛如刺，不可按，或见吐血、便黑，往来寒热，甚则舌质带紫，脉涩，为血瘀型胃脘痛。治法当通络活血，理气散郁。药用失笑散合丹参饮加味：当归12克，川芎6克，丹参15克，檀香4.5克，砂仁4.5克，五灵脂6克，生蒲黄6克，香附6克，乌药6克。若痛剧者，加乳香、没药；便血不止者，加白芍药、仙鹤草、三七等化瘀止血。

【医案】

康某，男，50岁，五台县人。门诊号：87629。

1971年12月5日初诊：

两月前出现胃脘部疼痛，曾多方治疗，愈治愈重。痛有定处而拒按，痛甚时全身颤抖，食欲尚可，口干，大便干，小便一般，脉沉弦有力，苔白厚。此为气滞血瘀，治宜理气活血。处方：

白芍15克　炙甘草5克　川楝子10克　元胡10克　生蒲黄10克　炒灵脂10克　丹参15克　檀香6克　草蔻5克　酒大黄5克　当归10克　麦冬10克　枳实6克　水煎服。

12月8日二诊：

服上方2剂后，胃脘痛减轻，口干，大便干均见好，颤抖再未发作，胃脘部拒按，脉象弦急。上方加减再服。处方：

白芍12克　炙甘草6克　川楝子10克　元胡10克　生蒲黄10克　炒灵脂10克　丹参15克　檀香6克　草蔻5克　酒当归10克　火麻仁10克　茯苓10

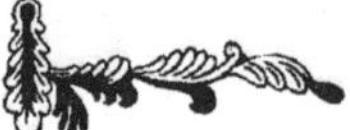

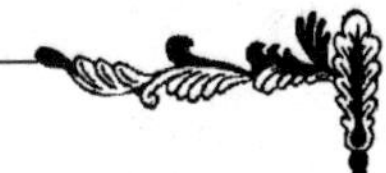

克 陈皮 6 克 半夏 10 克 水煎服。

12 月 10 日三诊：

服上方 2 剂后，胃脘痛显著减轻，余症均愈，脉沉弦转向缓和，苔薄白。病已基本痊愈，上方继服 2 剂，诸症均安。

按：本案胃痛之因乃由忧思恼怒，肝气郁积，横逆犯胃，郁而化火，病久火积伤络形成瘀血。血瘀有形，故痛有定处而拒按，其脉沉弦可证。前医多方治疗，愈治愈重者，多因误认“不通则痛”，泛用温通之法。而本证郁已化火，所以愈温愈痛，疼痛剧烈则全身颤抖。本案的治法系多方合用，相得益彰，可谓活用古方之典范。失笑散，活血止痛，推陈出新；丹参饮，化瘀理气而止痛；金铃子散，理气止痛而不涉辛温；芍药甘草汤，缓急止痛而善益阴。全方活血化瘀，理气止痛而远辛温，不伤阴，药证相合，故见效神速。陈修园曰：“古人治痛俱用通法，然通之法各有不同，调气以和血，调血以和气，通也。上逆者使之下行，中结者使之旁达，亦通也。虚者助之使之通，寒者温之使之通，无非通之之法。若必以下泄为通，则妄矣。”

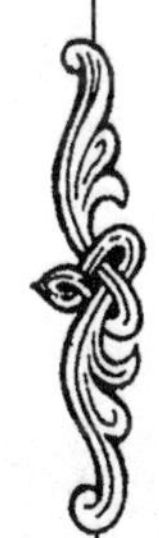

1963 年第 5 期《中医研究通讯》载有张老治血瘀型心胃疼痛的验方一首，精简轻灵，值得玩味，现录之如下：

治男妇心胸疼痛（一名胃气痛），并治气血结块及寒邪腹痛，均有良效。

延胡 9 克 五灵脂 18 克 片姜黄 15 克 蒲黄 6 克 乳香 6 克 没药 6 克 砂仁 3 克

共研细末，装入瓷瓶内，不可泄气，气痛时用 6 克，水煎片时，以纱布滤去药滓温服，或用盐水吞服药末 3 克亦可。

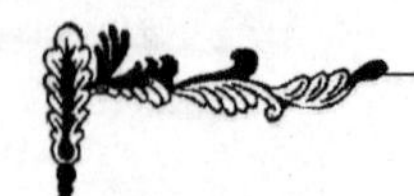

呕　吐

呕吐，为常见临床症状之一，中医仍将其归纳为虚实两类：实者，多由风、寒、暑、湿外邪所袭，秽浊之气侵犯胃腑，胃失和降，水谷上逆，发生呕吐；或因饮食所伤，胃气不得下行，而上逆为吐。虚者，则因脾胃虚弱，不主健运，运化失常，发生呕逆；或热病损伤胃阴，胃失濡养，不能润降，而致呕逆。除此之外，由情志失调，肝气横逆犯胃，胃气不降，反为上逆而致呕吐者临床亦多见。但，如胃中存积有害物质，如脓、血、毒物、腐败食物等引致的呕吐，则属正常的生理现象，不必遏制。如张仲景所说："夫呕家有痈脓，不可治呕，脓尽自愈"，"酒疸，心中热，欲吐者，吐之愈。"

气逆犯胃宜疏肝

呕吐吞酸，嗳气频繁，寒热往来，胸满胁痛，舌边赤红，苔白薄腻，脉弦。肝气不舒，横逆犯胃，胃失和降，故呕吐吞酸，嗳气频作，胸胁满痛；寒热往来，舌边赤红，脉弦亦为气滞肝旺之征。治法当疏肝和胃，降逆止呕。方用小柴胡汤合二陈汤：柴胡 12 克，人参 9 克，黄芩 6 克，茯苓 9 克，半夏9克，甘草4.5克，橘红6克，生姜3片，大枣3枚。如兼口苦，大便秘结者，加大黄、枳实以泄热降浊；如气滞化火者，用左金丸（黄连、吴茱萸）加柴胡、陈皮、郁金等味治之。

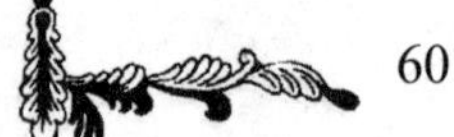

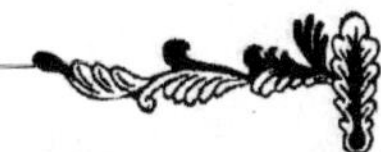

【医案】

原某，女，26岁，职工。门诊号：88068。

1975年12月19日初诊：

患者素有呕酸，胸腹憋闷，咳嗽，吐痰，痰中带血之病史。近来食欲不振，胃脘憋痛，饮食稍多则恶心呕吐，嗳气频频，兼咳吐粘痰，手足热，大便干，小便黄，尿道痛，脉沉。诊为阳明腑气不降，实热内结，治宜降气止呕，理气通便。处方：

茯苓10克　半夏曲10克　陈皮6克，竹茹6克　藿香10克　当归10克　瓜蒌15克　酒大黄2.4克　厚朴6克　苏梗6克　香附6克　地骨皮12克　水煎口服。

12月22日二诊：

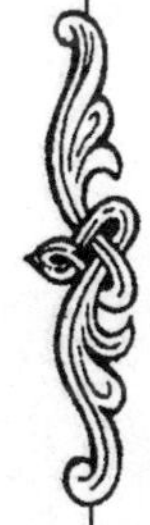

服上方2剂，食纳稍好，呕吐停止，仍恶心嗳气，脘痛连胁，憋胀压痛，粘痰转清，大便稍干，手足心烧憋，心烦背困，口干唇红，脉沉。处方：

茯苓10克　半夏曲6克　陈皮6克　竹茹10克　藿香5克　当归10克　瓜蒌12克　苏梗6克　丹皮6克　地骨皮15克　羌活6克　狗脊12克　桑寄生15克　炒栀子6克　甘草5克　麦冬10克　厚朴6克　水煎服。

12月30日三诊：

服上方时则食欲好转，停药则不欲进食，呕吐减少，仍嗳气，有痰，胃脘憋胀减轻，但拒按，左上腹疼痛明显，大便不干，夜间手足烧憋，背困，口干，唇红，脉沉。处方：

茯苓10克　半夏曲6克　陈皮6克　竹茹6克　当归10克　瓜蒌12克　丹皮6克　炒栀子6克　厚朴6克　地骨皮15克　麦冬10克　甘草5克　香附6克　桑寄生15克　水煎服。

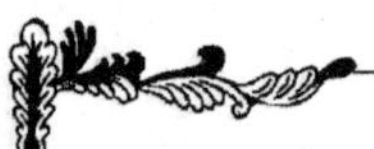

1976年1月6日四诊：

服上方3剂，食欲好，不呕吐。现诉左胁痛，有时右胁亦痛，嗳气，吐痰多，大便正常，脉沉。上方去竹茹、厚朴，加柴胡5克，苏梗6克，石斛12克，水煎服。

1月10日五诊：

服上方2剂后，食欲好，呕吐已愈，胁痛、手烧减轻，大便正常，口粘，鼻出血，口唾血（此系患者素有倒经病史，月经将至之兆），脉沉，左手稍兼弦。此为肝胆郁热，治以疏肝理气，清肝泻热，辅以引血下行。处方：

柴胡10克　香附10克　郁金6克　白芍10克　当归10克　丹皮6克　炒栀子6克　甘草5克　白茅根15克　生地12克　牛膝10克　麦冬10克　地骨皮16克　藕节10克　青皮6克　石斛10克　枳壳6克　水煎服。

1月19日六诊：

服上方后，诸症均减，月经已过，唯两胁仍有隐痛，其脉左弦右平。仍遵上法，原方去生地、牛膝、藕节、白茅根、石斛，水煎服。

3月2日七诊：

上方服4剂后即诸症向愈。食欲好，不恶心呕吐，近来胁痛偶有发作，口干，口苦，有臭味，手烧，背困，白带稍多。仍以上方加减化裁，服3剂而安。嘱其情志调畅，少食肥腻，多进素淡方宜。

按：呕吐是一个症状，是由于胃失和降，其气上逆所致。本案患者，素有呕酸，胸胁憋胀，咳吐痰血病史，知其肝阴久虚，少阳之气原本不疏，或因情志内伤，或因恣食肥甘，油腻，必致肝郁化火，肝气横逆，克犯胃土，胃气上逆，而致呕吐恶心，嗳气频频。少阳气逆，则口苦、咽干、

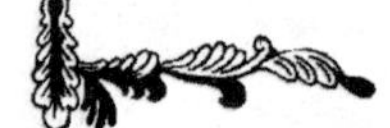

太息。疏泄失职，则便干溲黄，胁肋胀痛。初诊时，治以降气止呕，理气通便，虽见效而不得根治，药止则病发。所以见效者，以其有疏肝、理气、降逆之药也；不得根治者，以其病本未除也。四、五诊时病之本象渐显，胁痛、嗳气、脉弦，故以滋肝阴，疏肝气，清肝火之药为主，诸症迎刃而解。“审证求因”，“治病必求其本”，谈来容易，正确地应用于临床却非一日之功。

脾胃虚寒须温中

饮食稍过，遇冷则吐，时吐时止，身倦乏力，四肢不温，大便溏薄，口干不欲饮，面色㿠白，舌质淡，脉沉弱。脾胃虚寒，中阳不振，腐熟与运化无能，故饮食稍有不慎即易作呕，遇冷则吐；脾胃阳虚，气不外达，则面色㿠白，身倦乏力，四肢不温；脾虚失运则大便溏薄；中焦虚寒则口干不欲饮，舌淡，脉沉弱。治法当健脾益气，温中降逆。方用理中汤加味：人参9克，白术9克，干姜6克，炙甘草6克，半夏9克，陈皮6克，砂仁4.5克。方以参、术健脾和胃，干姜、炙草甘温和中，加入陈皮、砂仁等理气降逆。如呕吐清水不止，加吴茱萸、生姜，温中降逆止呕吐；如干呕或吐涎沫，用二陈汤合吴茱萸汤。

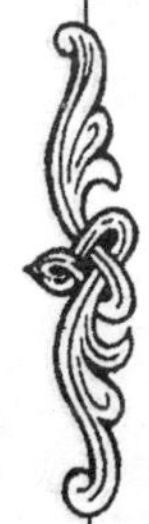

【医案】

高某，男，49岁，五台县人，农民。门诊号：80690。

1971年9月17日初诊：

患者面色㿠白，食欲不振，恶心，呕吐，脘腹疼痛，泛酸，日久不愈，素体虚弱，小腹抽痛，憋胀，肠鸣，自觉有气自脐下向上顶冲，出虚汗，倦怠乏力，大便偏溏，小便色黄，并偶有白浊。舌淡苔白，脉象沉弱。此为脾虚胃寒兼冲

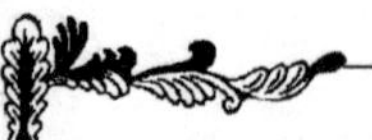

气上逆之证。治宜温中健脾，平冲止呕。方用理中汤合良附丸加味。处方：

党参10克　白术10克　炙甘草6克　茯苓10克　陈皮6克　半夏10克　吴茱萸6克　川楝子10克　荔枝核10克　元胡6克　香附6克　高良姜6克　乌药10克　生姜3片　大枣3枚　水煎服。

9月28日二诊：

上方服5剂，食欲好转，呕吐，泛酸，积气顶冲，出虚汗等症均显著好转，小腹仍憋胀跳动，舌淡，苔白，脉沉弱。仍遵原方，加茯苓为12克，广木香5克，怀牛膝10克，大腹皮6克，水煎空心服。

10月14日三诊：

上方连服9剂，食欲倍增，已经恢复至病前水平。呕吐，积气顶冲，小腹憋痛等症状已愈。近1个月来，只觉阴囊发冷，出汗，苔白，脉沉。处方：

党参10克　白术10克　炙甘草6克　茯苓12克　半夏10克　陈皮6克　吴茱萸6克　香附6克　良姜6克　炒小茴香10克　乌药6克　肉桂6克　草蔻6克　水煎口服。

水煎服4剂后，诸症遂安。

按：胃主纳谷，其气宜降，脾主健运，其气宜升。本案，脾虚胃寒，脾失健运，不能化精微为气血营养全身，故面色㿠白，倦怠无力，虚汗不止；水走肠间，则辘辘有声，肠鸣腹胀，大便溏薄；胃失和降，则呕吐清水，食欲不振；呕吐日久，下伤肝肾，则出现冲气上逆，小腹不适。病至此，中阳不振，脾胃虚寒，急当温中健脾，和胃降逆。方中党参、白术、茯苓补气健脾；良姜、甘草温胃和中；半夏、

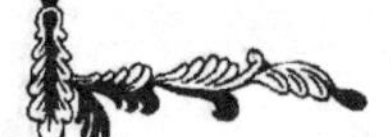

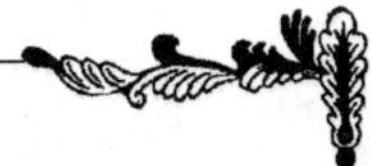

生姜、吴茱萸温中散寒，降逆止呕；川楝子、香附、荔枝核、乌药、牛膝等疏肝暖肾以平冲。全方共奏健脾和胃，温中降逆之功，故使呕吐、冲气相继而愈。

泄 泻

大便溏薄，出而势缓者为“泄”；大便清稀如水，出而倾注者为“泻”。临床上多合而称之“泄泻”。

泄泻的致病原因很多，但总不外感受湿邪或寒热所伤，或脏腑虚衰及功能失调等。主要分虚实两类：实者，有湿泻、湿热泻、寒湿泻等；虚者，有脾胃虚弱及命门火衰。凡泻而无腹痛者，湿也；腹痛而泻下白者，寒也；痛一阵，泻一阵，泻后痛减者，食也；痛一阵，泻一阵，泻后涩滞者，火也；腹中胀痛，泻后不减者，肝气也；腹中绞痛，暴泻烦渴者，霍乱也；大便溏稀，水谷不化者，脾胃虚弱也；畏寒腹痛，黎明泄泻者，命门火衰也。

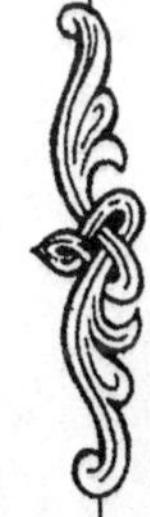

治疗，实证应以健脾、调胃、燥湿、温寒兼分利为主；虚证则分清脾胃及肾命而补之。临证时，应随其所因，增损加减，灵活掌握。

和胃燥湿治湿泻

张老认为泻物清稀，纳呆，脘腹胀闷，肠鸣，身重，腹不痛，小便欠利，苔白，脉濡缓者，证属脾土受湿，渗化无权，不能分别水谷，水湿并入大肠而泄泻。治当和胃燥湿，治以胃苓汤，随证加减运用，效果甚好。方用：苍术 9 克，

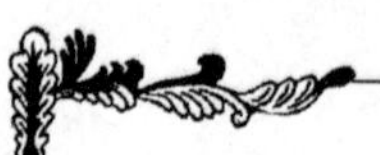

厚朴6克，陈皮6克，甘草4.5克，茯苓9克，泽泻9克，白术9克，桂枝6克，猪苓6克，炒扁豆9克，车前子9克。水煎空心温服。若五更泻，或是大泻不止，出虚汗，喘促，手足厥冷者，此方不适用。其加减法如下：如溺赤，口中热，下泻肠垢者，为湿热，上方去桂枝，加防风、黄连各3克；如溺清，口中和，下利清谷者，为湿寒，上方加干姜6克；如胸满痞闷，嗳腐吞酸，泻下臭秽者，为积食，上方加神曲、麦芽、山楂各6克；食少便频，面色皖白者，为脾虚，上方去厚朴，加人参、干姜各6克。

【医案】

谢某，男，52岁，五台县人，农民。门诊号：70255。

1972年7月26日初诊：

20天前，突然患泄泻，日十余行。前医曾用苦寒清热，后用肉豆蔻、五味子等涩肠止泻等法，泄泻次数稍减，每日三四次，但一直不愈。近日，仍食欲不佳，胃脘胀闷不舒，肠鸣腹痛，大便泄泻日复三四次，水样便，时有恶心，发热，口干，口苦，小便黄，舌苔白腻，舌尖红，脉沉滑。此乃湿盛伤脾，当淡渗透利湿，健脾止泻。处方：

茯苓12克　泽泻10克　猪苓6克　白术10克　厚朴10克　陈皮6克　甘草5克　炒扁豆10克　车前子10克　薏苡仁12克　黄连5克　竹茹6克　藿香6克　神曲2克　焦山楂10克　水煎服。

7月28日二诊：

服上方2剂后，饮食增加，脘痛胀闷已解，腹鸣减轻，泄泻亦止，便物仍溏薄不成形，身热退，仍有轻度恶心口干，苔淡白，舌尖红，脉沉滑。上方去薏苡仁，加麦冬10克，续服2剂，竟收全功。

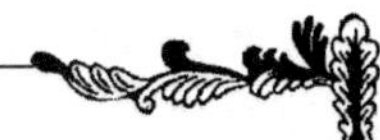

按：《素问·阴阳应象大论》说："湿胜则濡泄。"古人还说："治湿不利小便，非其治也。"本病患者，食欲不佳，胃脘胀闷，便如水泄，此湿胜伤脾之证。水走肠间，辘辘有声，故肠鸣腹痛。湿性腻滞，单用苦寒，不仅于事无补，还能损伤脾阳，使湿邪内闭，泄泻不止。又急用固涩，然则本病非虚，愈固愈甚。临证时不分寒热虚实误人多矣。张老重用茯苓、猪苓、泽泻、薏苡仁、车前等淡渗利水，使湿从小便而去，泄泻必止。本病虽已20余天，但身热、口干、舌尖红，仍为热、为实，非虚证、寒证，故用黄连清热燥湿，藿香芳香化湿，兼解表热，再加白术、扁豆、陈皮、厚朴等健脾理气，脾得健运，则水谷腐熟，化气化血，化为津液，何病不愈！2剂诸恙向安，4剂竟收全功。故临证时，虚实寒热不可不辨也。

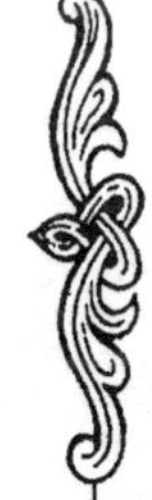

脾虚参苓补中求

大便稀溏，水谷不化，不思食饮，神疲倦怠，身困少力，饭后脘闷，面色萎黄，苔白舌淡，脉沉弱缓。此证是由于脾气虚弱，清阳不升，运化失常所致，故大便稀溏，水谷不化；脾虚运化无权，则不思食饮，饭后脘闷；久泻不已，化源不足，则神疲身困，面色萎黄；舌淡苔白，脉沉弱缓，皆脾胃虚弱之象。治当补脾渗湿，方用参苓白术散（人参9克，白术9克，茯苓9克，炙甘草6克，扁豆9克，山药15克，莲子9克，砂仁4.5克，薏苡仁15克，生姜3片，大枣3枚）；若久泻不止，气虚下陷，脱肛不收者，用升清益气之补中益气汤（炙黄芪15克，人参9克，炙甘草6克，白术9克，当归9克，陈皮6克，升麻1.5克，柴胡2.5克，五味子6克，诃子9克）治之。

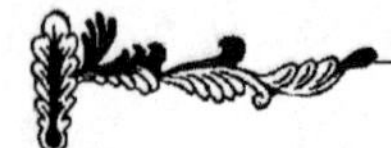

【医案】

马某，男，43岁，太原市人，干部。门诊号：74129。

1973年4月11日初诊：

患者2年前因胃穿孔手术，胃切除十分之七。现在食欲尚可，只是饭后即泄泻，大便不成形，每日四五次，小便好，面色萎黄，四肢无力。苔薄白，脉沉弱。此乃脾胃虚弱，治宜健脾补胃为主。方用参苓白术散加减。处方：

台党参12克　焦白术12克　云茯苓10克　炙甘草6克　怀山药15克　炒莲子10克　陈皮5克　砂仁5克　干姜3克　鸡内金6克　水煎服。

5月1日二诊：

上方4剂后，食欲好，大便溏泄，每日三四次，完谷不化，粪带白沫，轻度腹痛，脉细弱。上方加白豆蔻6克，炒扁豆6克，炒薏苡仁10克，东人参5克，煨肉蔻6克。水煎服。

5月4日三诊：

服上方3剂后，大便次数减少，日二三次，腹轻度阵痛，有下坠感，有时肝区不舒，脉象沉弱。上方东人参改为红参6克，加柴胡2克，香附3克。

5月11日四诊：

上方服5剂后，大便次数逐渐减少，成形，便前仍有轻度腹痛，稍有下坠感，脉较前有力。继服上方，但改干姜为10克，肉豆蔻为10克，红参为台党参12克，加吴萸6克。水煎服。

5月19日五诊：

继服上方8剂，大便每日一次，稍溏，腹痛、腹胀好转，有轻度腹鸣，脉较前有力。继服上方，加附子5克，水

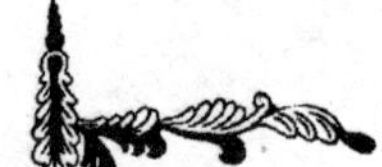

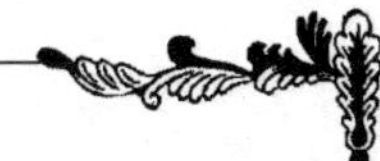

煎服。

5月25日六诊：

服上方4剂后，大便终于正常，腹胀痛与下坠等症都好转，唯脉象仍沉，因患者病已基本痊愈，要返工作岗位，带原方继服10剂以巩固。

半年后患者来信说：服上方10剂之后，病基本治愈，腹泻偶有发作，仍照原方服一二剂则可好转，缠绵之疾，坚持治疗，终得痊愈。

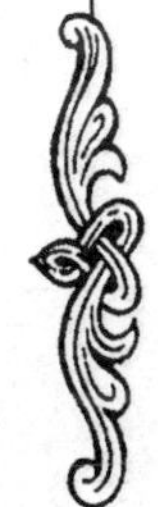

按：《景岳全书·泄泻》："泄泻之本，无不由于脾胃。盖胃为水谷之海，而脾主运化，使脾健胃和，则水谷熟腐而化气化血，以行营卫。"今患者素有胃溃疡，其脾胃虚弱可知，又加手术创伤，脾气不能升发，水谷不化，故大便溏薄，日四五行。久泻不已，脾胃愈弱，生化精微更受影响，气血来源不足，故面色萎黄。四肢无力，乃由脾主四肢之故也。治以参苓白术散补气健脾，和胃渗湿，虽然药证相合，但久泄为虚，施治较难。辨证准确，还需要善于守法守方。至第六诊时，诸症虽减，其脉仍沉，足见脾胃之阳，一旦受伤，则恢复不易也。张老在原方中加肉豆蔻，意在温补脾肾，涩肠止泻；加吴茱萸，则为温肝暖肾。李东垣曾说："浊阴不降……泻利，宜吴萸治之……用之如神，诸药不可代也。"吴茱萸，辛温，散寒，下气，祛湿，故止泻如神。加附子大辛大热，温补命门之火，以助脾胃腐熟水谷，运化精微，脾气健运，泄泻自止。

肾泄五更泄泻方

《杂病源流犀烛·泄泻源流》说："五更泄，一名晨泄，又名濡泻。"指五更或黎明时，脐下作痛，腹鸣则泻，泻后

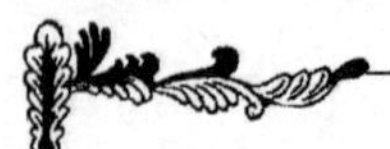

则安，腹畏寒，下肢冷，或经月不止，或暂愈复作，舌淡苔白，脉沉细迟。此乃年老体弱或久病之后，损伤肾阳，以至命火不足，不能温煦脾土，而黎明之前，阳气未振，阴寒较盛，故脐腹作痛，肠鸣即泻，泻后则安；畏寒肢冷，迁延反复，舌淡苔白，脉沉细迟，皆为脾肾阳气不足之象。治法当温补命门，兼益脾阳。方用四神丸：补骨脂9克，吴茱萸9克，五味子9克，煨肉蔻9克。方中补骨脂补命火，吴茱萸、肉豆蔻温暖脾胃，五味子收敛止泻。

张老说："如果白天亦泻者，宜上方合理中汤，再加粟壳，即四神丸加人参、白术各9克，干姜、炙甘草各6克，再加炙粟壳6克。临床多次使用，疗效甚佳。"此方即所谓"五更泄泻方"。

五更泄泻方是张老多年来治疗脾肾阳虚所致五更泻的经验方。其方组成为：补骨脂9克，吴茱萸9克，肉豆蔻9克，五味子6克，党参9克，炒白术9克，炮姜9克，熟附片9克（先煎），炙粟壳6克，炙甘草6克。加减法为：若年老体衰，久泻不止，中气下陷，加黄芪；四肢厥逆者，加桂枝、细辛；腰膝酸软甚者，加鹿角霜、狗脊；滑泻日无数次者，加重粟壳、五味子用量。

该方药仅10味，由四神丸（补骨脂、吴茱萸、肉豆蔻、五味子）合附子理中汤（附子、人参、干姜、甘草、白术），再加粟壳而成，从而兼具温补肾命真火、振奋脾胃中阳、兜涩大肠的功能。具体剖析之，方中补骨脂、附子温肾止泻，党参、白术、炙草益气健脾止泻，吴萸、肉豆蔻、炮姜温中散寒止泻，五味子、炙粟壳收敛固涩止泻，共奏温肾健脾，收涩止泻之功效。

张老在临床上常将此方用于脾肾阳虚所致的久泻不已，

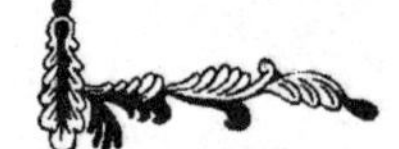

黎明之前脐周作痛，肠鸣即泻，泻后则安，完谷不化，形寒肢冷，腰膝酸软，或兼有食后即泻，舌淡苔白，脉沉细迟的五更泄泻证。五更泻又名晨泄、肾泄。夫鸡鸣至平旦，天之阴，阴中之阳也，若肾中真阳命火当至而不至，虚邪得以留而不去，故作泻于黎明。此类患者取效容易，根治颇难。但张老使用本方临床多次效验，疗效甚佳。试以一典型病例说明之。

【医案】

陈某，男，65岁，退休工人。门诊号：21817。

1974年12月9日初诊：

泄泻20余年，近5年加重。冬重夏轻，平时大便不成形，晨起或食后即泻，日行2~3次，每至寒冷季节即发五更泄泻，多年服用理中丸、四神丸治疗有效，但始终未能痊愈。今年入冬以来病情加重，早晨5时左右即发脐周作痛，肠鸣泄泻，完谷不化，日行十数次之多。形寒肢冷，精神疲惫，明显消瘦（体重只有45千克），比夏天下降9千克。某医院可疑“克隆氏病”、“非特异性结肠炎”，住院月余，未愈出院。曾用消炎药无效，服四神丸加硫黄等药只取效一时，泄泻难以控制，愁容满面，痛苦异常。舌质淡，苔白，脉沉细而迟。此为脾肾阳虚，命门火衰所致，拟温肾健脾，涩肠止泻为法，五更泄泻方治之。处方：

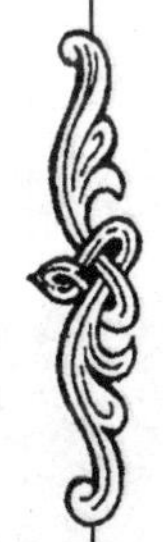

补骨脂9克　吴茱萸9克　肉豆蔻9克　五味子6克　党参9克　炒白术9克　炮姜9克　熟附片9克（先煎）　炙粟壳6克　炙甘草6克　5剂，每日1剂，水煎服，分2次凉服。

12月17日二诊：

服药甚效，大便已能成形，日行2~3次，畏寒肢冷明

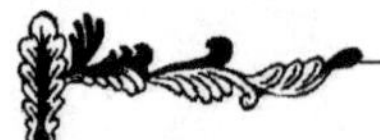

显好转，效不更方，照原方再进5剂。

12月25日三诊：

服药10剂，诸症悉退，五更泄泻已止，大便成形，日行1次，畏寒肢冷基本消除，精神、食欲明显增加，遂嘱原方隔日1剂，再服10剂。

1975年1月25日四诊：

大便已恢复正常，体重增加2.5千克，嘱以四神丸、香砂养胃丸巩固疗效。观察2年未复发。

1977年12月患者因感冒来就诊，正值隆冬季节，泄泻亦再未发作，体重增加至64千克，泄泻痊愈。

按：对于此病张老的经验有三：其一，用汤剂不用丸剂，汤者荡也，量大效宏力专，止泻作用迅速，重症患者一般3~5剂即能止泻。其二，应用反佐凉服之法，使久服不易引起虚火上炎的副作用。其三，治疗用药最好在冬季，遵《内经》用热远热之旨，脾肾阳虚，命门火衰之泄泻冬天为重，若寒冷季节治愈，其它季节就不易复发。一般20剂左右能获痊愈。也可根据病情连用2~3个冬天，最难治者亦可根治。

奔　豚

奔豚，又名贲豚、奔豚气。是病人自觉有气从少腹上冲胸膈的一种疾病。《灵枢·邪气脏腑病形》中说：“肾脉急甚为骨癫疾，微急为沉厥奔豚。”《难经·五十六难》曰：“肾之积名曰贲豚，发于少腹，上至心下，若豚状，或上或下无

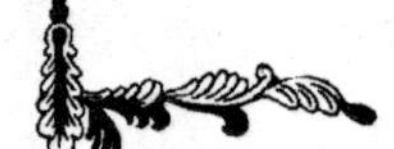

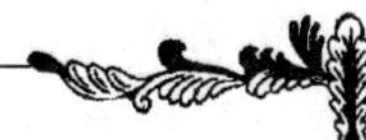

时。久不已，令人喘逆，骨痿少气。”《金匮要略·奔豚气病脉证治》描述本病为：“奔豚病，从少腹起，上冲咽喉，发作欲死，复还止，皆从惊恐得之。”本病西医检查多无形可诊，在临床上常可见到，且多久治不愈。

寒水是本，气逆为标

【医案】

崔某，男，40岁，五台县人。住院号：8792。

1971年4月20日初诊：

腹部脐周有一积块，顶冲跳痛，急性发作时，上吐下泻，出冷汗。本病从六七岁开始一直未愈。现在，食欲欠佳，腹痛畏冷，手足不温，二便一般。苔白，脉沉迟。此为沉寒痼冷，盘踞中焦之奔豚气。应先大补阳气，温中祛寒，拟理中丸合附子汤加减治之。处方：

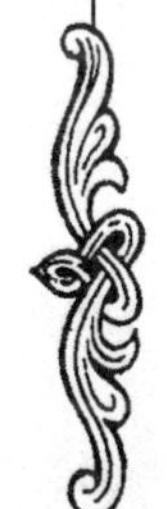

炒白芍10克　焦白术10克　干姜10克　炮附子10克　茯苓10克　东参9克　炙甘草5克　水煎口服。

4月29日二诊：

上方2剂后，食欲、二便均好，手足转温，不畏冷，但仍有脐腹疼痛，往上顶冲，不拒按，脉沉紧。宜继用暖肝降逆，温阳理气之法，拟《医学心悟》奔豚丸加减治之。处方：

茯苓10克　半夏10克　陈皮10克　炒白芍12克　炙甘草5克　川楝子10克　荔枝核10克　良姜6克　吴茱萸6克　小茴香10克　肉桂6克　牛膝10克　沉香5克　水煎口服。

5月1日三诊：

上方2剂后，脐腹痛，顶冲见好，腹内舒服，食欲增

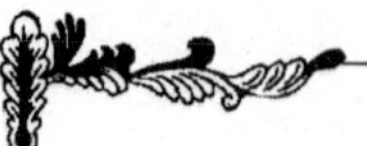

进，脉沉紧较缓。诸症向愈，继服原方 4 剂以巩固。

按：张老认为该病病机，其本为水寒内蓄，其标为肝肾气逆。临床上多用《伤寒论》茯苓桂枝甘草大枣汤合程钟龄奔豚丸（由川楝子、茯苓、橘核、肉桂、附子、吴茱萸、荔枝核、小茴香、木香 9 味药组成）加减。张老经验：若气逆太甚者，加牛膝、沉香；若大便干结者，加当归、火麻仁、枳实；疼痛剧烈者，加元胡、香附，重用白芍；若有沉寒痼冷，则非附子、肉桂不为功。准此化裁，收效甚捷。如王某发病 5 年，6 剂见功。张某 2 年频发，4 剂而愈。此外，本案初诊理中丸、附子汤的合用亦是张老临床用方的一大特点，即善于合方而用。其中白术、人参即是理中汤之半，又是附子汤之味，有协同增效之能，可谓方中有方之典范。

平补阴阳，以平为期

【医案】

徐某，男，47 岁，五台县人。门诊号：57442。

1970 年 11 月 7 日初诊：

食欲、二便一般，自觉有一股气由小腹向上顶冲，恶心呕吐，口干甚，阴茎及阴囊发冷。发病已 4 月，多方求治未见好转。其脉沉弱而迟。此肾阳虚惫，逆气上冲。拟温补肾阳，降逆平冲。处方：

熟地 18 克　怀山药 10 克　山萸肉 10 克　丹皮 6 克　茯苓 6 克　泽泻 6 克　肉桂 5 克　附子 5 克　川牛膝 10 克　砂仁 5 克　白芍 10 克　元参 10 克　水煎口服。

11 月 11 日二诊：

上方 4 剂后，诸症均安，只有头晕而闷，脉沉而不迟。上方加枸杞子 10 克，菊花 10 克，石决明 10 克，继服 4 剂。

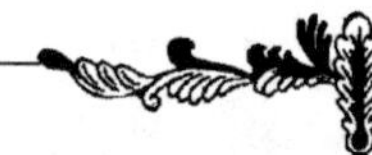

11 月 21 日三诊：

药后诸症均安，但又出现眼睛花，视力不足，轻度头晕，鼻干，胃脘憋胀，脉沉弱。治以补肝肾，清头目，理中焦。处方：

白芍 10 克　菊花 10 克　石决明 15 克　白蒺藜 12 克　元参 10 克　山萸肉 10 克　茯苓 10 克　陈皮 6 克　半夏 6 克　厚朴 6 克　砂仁壳 6 克　枸杞子 10 克　菟丝子 10 克　水煎口服。

11 月 29 日四诊：

上药服 3 剂，头晕、眼糊、鼻干、脘胀等症皆有所好转，但今日又觉有气由小腹向上顶冲较甚，并且疼痛，脉沉弱。再以奔豚丸加减治之。处方：

川楝子 10 克　荔枝核 10 克　茯苓 10 克　半夏 10 克　炙甘草 10 克　沉香 6 克　吴茱萸 6 克　肉桂 10 克　干姜 10 克　炮附子 10 克　炒白芍 12 克　怀牛膝 10 克　水煎口服。

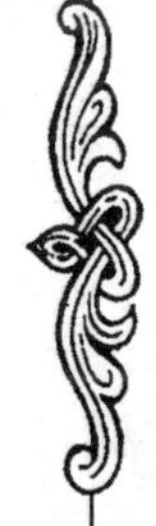

另服黑锡丹一袋。

11 月 30 日五诊：

上方服 1 剂，奔豚即消失，稍觉眼干，消化差，脉沉，但较前有力。继以养阴平肝、理气开胃之品调理，杞菊地黄丸与丁蔻理中丸交替服用，诸症遂安。

按：本案之奔豚病较为复杂，是肝、脾、肾三经同病，阴阳皆虚。因此补阳平冲，则阴虚、眼干、头晕症现，滋阴平肝，则冷逆之气上冲再作，治疗颇为棘手。张老选用崔氏八味丸加减，可谓得法。喻嘉言曾说："《金匮》用八味丸，治脚气上冲，少腹不仁者，脚气即阴气，少腹不仁，即攻心之渐，故用之以驱逐阴邪也。"本方中，六味皆濡润之品，

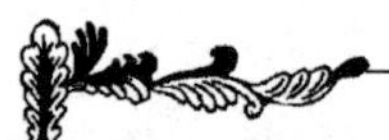

所以能壮水之主；桂、附辛润之物，能于水中补火，所以能益火之源。加砂仁，是为制熟地，免腻膈也；加牛膝，引血下行，亦即引气下行，“血为气配”之故也。随阴阳盛衰，灵活加减使用，以平为期，终使复杂缠绵之病，逐渐向愈。最后以杞菊地黄丸、丁蔻理中丸交替服用，肝、脾、肾三经并调，才使阴平阳秘，病不复发。

以上医案提示我们要想做到临证不乱，随证治之，就必须有扎实的基本功，而扎实的基本功要求我们不断学习，不断总结。张子琳老先生是活到老学到老的杰出典范，这从他晚年的方子依然是那样灵动活泼、独具特色中可见一斑。

痢　疾

中医治急性痢疾见效快

痢疾，古名“滞下”，又称“肠澼”，系指下痢脓血，便物秽浊胶粘，便时小腹隐痛，欲便不便，里急后重的一种时令疾病。

本病多由感受湿热、疫毒，或内伤饮食、生冷，伤及脾胃所形成。因历代医家对本病的分类不一，名目甚多。现临床上一般归纳为湿热痢、寒湿痢、虚寒痢、疫毒痢、噤口痢、休息痢六类。其中噤口痢，系湿热或疫毒两痢病程中的一个阶段，因此病凶险，又噤口不食，故专列为一类。

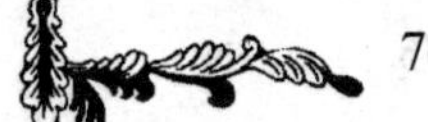

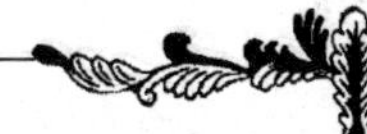

湿热偏重者，治宜清热解毒祛湿，调气行血；因疫毒致痢者，应泻热解毒；其寒湿痢，温寒利湿，可用平胃散加味；虚寒痢，温固下元，可用真人养脏汤加减；久痢缠绵，时发时止之休息痢，则以调和气血，培补脾肾为主，可用八珍汤、四神丸加减治之；遇呕恶而噤口不食者，则急宜降浊开噤，可用《医学心悟》开噤散等，始保无虞。此乃痢疾分型证治之大要。在张老的医案中我们可以看到他娴熟地运用相应方药，使此急症得到迅速缓解、康复的例子。

腹痛，里急后重，欲便不便，脓血混杂，或赤或白，或赤白相杂。苔白黄相间，脉弦数。此乃湿热积滞，蕴结肠中，气血阻滞，传导失司为患，因火热之性急迫，故为腹痛里急，里急则欲便。气滞湿阻，痢下不畅，而见后重，后重而便难。湿热熏蒸，气血瘀滞，化为脓血赤白。苔白黄，脉弦数，亦为湿热熏蒸之象。治法当清热解毒，调气行血。方用《素问病机气宜保命集》白芍药汤：白芍12克，当归9克，川黄连6克，黄芩6克，大黄3～4.5克，炒槟榔9克，广木香4.5克，厚朴6克，枳壳6克，青皮4.5克，甘草4.5克。

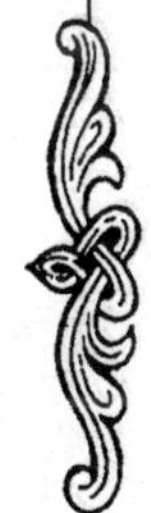

此方一般用于下痢初起。如有小便不利者，加滑石、泽泻；大便难出，腹痛甚或剧者，加重白芍，倍用大黄；单纯赤痢，加川芎、桃仁；消化不好，加焦山楂；身体虚弱者慎用大黄。

【医案】

王某，女，26岁，五台县人，干部。门诊号：86122。

1974年8月14日初诊：

腹痛下痢，便中带血，每日五六次，里急后重，食欲

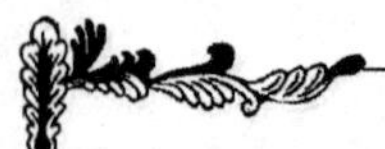

不佳，口干，恶心，已十余日。曾以合霉素等西药治疗，愈而复发。小便短赤，苔腻薄黄，脉象沉数。此乃湿热积滞肠中，治以清热解毒，调气行血。白芍药汤加减主之。处方：

当归10克　白芍12克　川芎6克　焦山楂12克　焦槟榔10克　川黄连5克　陈皮6克　竹茹6克　黄芩6克　甘草5克　厚朴6克　麦冬10克　广木香5克　水煎服。

8月17日二诊：

服上方2剂后，已能进食，下痢停止，便中不带血，不时欲吐唾液，唾液干粘，腹鸣嗳腐。患者尚哺乳80天之婴儿，乳量不足。脉沉弱。治以补气活血，理气通乳。处方：

当归10克　川芎6克　黄芪15克　王不留行12克　炮甲珠6克　白芷6克　路路通15克　漏芦10克　通草6克　黑芝麻15克　陈皮6克　焦山楂10克　水煎服。

8月24日三诊：

服上方2剂后，食纳好，下利止，腹鸣减，唾液较前少，唯乳汁尚不多。脉象沉。原方王不留行改为15克，黄芪改为18克，继服2剂，体渐复元，乳量亦足。

按：本例原无特殊处，芍药汤治疾病初起是一般常法。方中当归、芍药调血，则便脓自愈；木香、槟榔调气，则里急后重自除；黄芩、黄连燥湿而清热。其他药随症加减，复发之痢疾，二剂即愈。可见，只要辨证准确，中药对常见病、急性病的治疗，效果也较好。本案中尚需留意的还有二诊、三诊中治妇人乳少的方子，张老治妇人产后乳汁少，因气血不足，不能中焦化生取汁者，恒用该方。

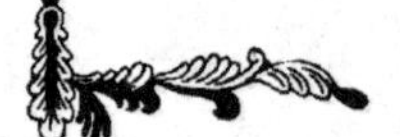

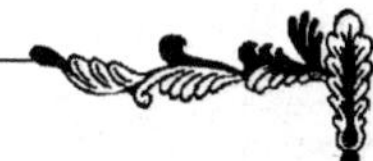

水　肿

五皮五苓小方主　贵在加减善权衡

【医案1】

李某，女，43岁，太原市人，干部。门诊号：52069。

患慢性肾炎1年多，曾住某医院治疗，至今未愈。食欲尚可，但消化不好，喜嗳气，头晕，腰困，颜面及四肢浮肿，按之凹陷不塌，口干，吐痰，月经迟延，手足烧，大便干而不秘，隔二三天一次，小便一般，脉沉而细弱。此脾肾双虚，水湿泛滥之证。治以健脾益肾，补气利水。处方：

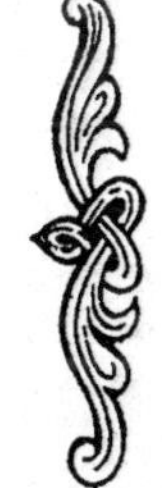

陈皮6克　茯苓10克　茯苓皮12克　桑皮10克　怀山药12克　莲子10克　神曲6克　桑寄生15克　杜仲12克　菟丝子10克　狗脊10克　防己6克　生黄芪15克　白术10克　麦冬10克　菊花10克　紫苏6克　当归10克　水煎口服。

3月7日二诊：

服上方12剂后，浮肿渐消，以下肢为显著，头重闷减轻，稍晕，轻度耳鸣，消化不好，胸部不舒，尚嗳气，腰困，双手关节痛，大便不干，隔一二天一次。脉沉弱较前有力。仍遵前法，以五皮饮合防己黄芪汤加减。处方：

桑皮10克　陈皮10克　冬瓜皮12克　茯苓皮15克　大腹皮10克　薏苡仁15克　黄芪24克　桑寄生15克　杜

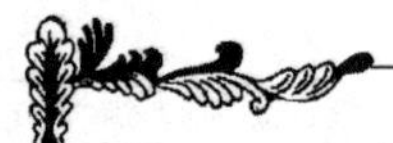

仲12克　狗脊12克　白术10克　防已10克　茯苓10克　桑枝15克　丝瓜络12克　桂枝6克　菊花10克　生姜3片　大枣3枚　水煎口服。

3月13日三诊：

服上方后，腰困及手关节疼痛等症减轻，头不重闷，仍稍晕，耳鸣，浮肿，胸闷，咽干红肿疼痛，大便干，脉细弱。上方去桂枝，加麦冬、花粉各10克。

5月14日四诊：

上方加减连续服用，浮肿逐渐减轻，日常生活可以自理，腰腿困重，头晕，口干等症均减，仍耳鸣，四肢痛，足跟痛，脉细弱。处方：

桑白皮10克　茯苓皮15克　冬瓜皮12克　生黄芪15克　生苡仁15克　防已10克　白术10克　当归10克　川芎6克　白芍10克　桑枝21克　木瓜10克　丝瓜络12克　秦艽10克　牛膝10克　菊花10克　水煎口服。

1977年1月3日五诊：

上方加减服用数剂后，诸症均安，恢复半日工作达半年有余。元旦前不慎着凉感冒，发冷，头痛，鼻塞。现症：已不发冷，头痛止而闷重，鼻干不通，鼻涕黏稠，咽喉赤痛，咳嗽吐白痰，耳鸣，食欲、二便尚可，浮肿、胸闷等症未见反复，脉沉。急则治标，理肺止咳解表为主，辅以消肿，以防复发。处方：

桔梗6克　七爪红6克　紫菀10克　甘草5克　炒牛蒡子10克　元参10克　贝母10克　麦冬10克　菊花10克　连翘10克　银花10克　薄荷6克　桑白皮10克　冬瓜皮12克　茯苓皮12克　川断10克　桑寄生15克　黄芪10克　水煎口服。

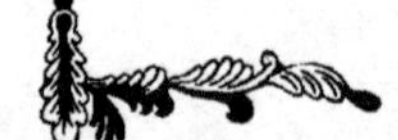

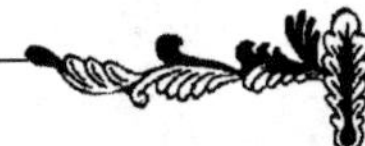

1977年1月21日六诊：

上方加减服4剂后，感冒已愈，而旧病复发。耳鸣，鼻干，消化不好，腰困，手憋胀，浮肿，下肢压下凹陷，腹部憋胀，舌质红，苔白，脉沉弱。处方：

桑白皮10克　茯苓皮15克　陈皮10克　冬瓜皮12克　大腹皮10克　黄芪15克　防己6克　白术10克　桂枝6克　薏苡仁15克　川断10克　狗脊12克　神曲6克　水煎口服。

4月20日七诊：

上方加减化裁，断断续续服药，2月初浮肿即基本消失，3月中旬一次感冒，引起轻度浮肿，服4剂药后，即又上班工作。近来浮肿已消失，劳累过度时，还有轻度肿胀，前额头痛，腰困，腿冷，手烧，鼻干，耳鸣，睡眠不实，脉沉较有力。以补肾利水为主，以治其本。处方：

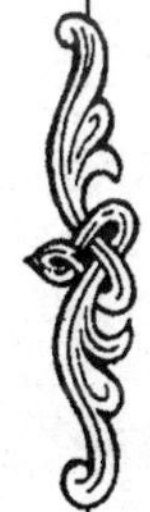

桑白皮10克　茯苓皮15克　冬瓜皮12克　陈皮6克　川断12克　桑寄生15克　狗脊12克　川牛膝10克　生黄芪12克　白芷10克　川芎10克　地骨皮12克　元参10克　远志6克　炒枣仁15克　水煎口服。

5月16日八诊：

上方加减服用十余剂后，浮肿，腿肿，手足烧均愈，仍头重而耳鸣，腰痛较剧，睡卧不能转侧，脉沉。此为脾气渐振，肾虚未复，继以补肾利水为主，冀收全功。处方：

熟地15克　川断12克　狗脊12克　桑寄生15克　当归12克　白芍10克　桑皮10克　陈皮10克　冬瓜皮10克　茯苓10克　川芎6克　菊花10克　甘草5克　水煎口服。

在此方基础上加减化裁，坚持治疗，诸症向愈。1977

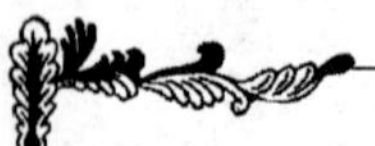

年后半年，虽经几次重感冒，引起再度浮肿出现，但均较轻微，服药三四剂，则恢复正常。

1978 年 4 月随访：

患者自 1977 年 4 月份上班，直到现在，身体基本恢复正常。嘱其仍可间断服前方，以资巩固。

按：慢性肾炎，亦称慢性肾小球肾炎，往往病情缠绵，经久不愈，中医多归于“水肿”范畴。肺、脾、肾三脏统司全身水液运行，肺为水之上源，能通调水道，下输膀胱；脾主运化水湿；肾主水，为胃之关，肾阳充盛，膀胱气化正常，水中之浊者才能排出体外。故肺、脾、肾三脏功能障碍与水肿形成实有重大关系。

历代医家治疗水肿之法很多，但总不外“开鬼门，洁净府”。张仲景说：“诸有水者，腰以下肿，当利小便；腰以上肿，当发汗乃愈。”后世诸贤增加健脾、补肾、温阳以及攻补兼施等法。张老治本病，集各家之长，治疗多采用补脾益肾，固本为主，标本同治之法。多用五皮饮，消肿行水；用五苓散温阳利水；用黄芪、防己、白术益气行水；用桑寄生、川断、杜仲、狗脊温肾阳、强腰膝、化气行水。有时亦用真武汤，但必须有脉沉迟、四肢厥冷、出冷汗等肾阳虚的指征。张老强调既用附子，则须足量，以其为下焦之药，若用量太小，则易在中上焦起火。量大力专，才能直达下焦，温阳祛寒，发挥其药效。

本案病经多年，肺、脾、肾三脏皆病，而各个阶段偏重不同。张老主要抓住浮肿这一主要症状，而兼顾有无表证或有无肾虚腰痛等而灵活增损，故使患者逐渐好转。在后期采用补肾利水法，以其本在肾。命门火旺，则能温煦脾土，脾气健运，水湿自然化精、化血，营养全身，则不致泛滥为害矣。

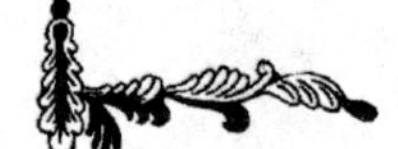

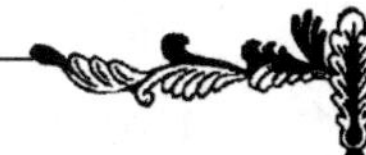

【医案2】

尹某，男，39岁，工人，太原市人。门诊号：49101。

1974年1月14日初诊：

2月前患者感冒，身热，咽痛。经厂医疗所治疗，身热退，咽痛愈。2周后，浮肿，尿短赤，经西医检查，诊断为肾炎，经治疗后症状稍有减轻。近日来，腰憋困，小腹胀，下肢浮肿，压下凹陷，口咽干燥，食欲差，不能多进食，手足时烧，身发冷，大便好，小便灼热，量少色黄，舌苔白腻，脉沉而不缓和。诊为脾阳不运，水湿浸渍。治以利水消肿。以五苓散、五皮饮合方加减：

茯苓10克　泽泻10克　猪苓10克　白术10克　桂枝6克　桑皮10克　冬瓜皮12克　茯苓皮15克　大腹皮10克　陈皮10克　车前子10克　生苡仁15克　甘草5克　竹叶6克　水煎口服。

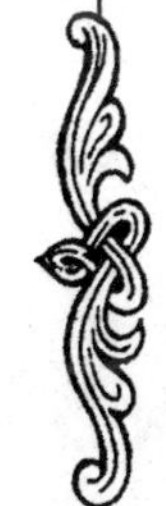

2月6日二诊：

上方加减服十余剂后，近日食欲好，手足不烧，身不发冷，小腹不憋，腰仍困，下肢肿，咽干，小便灼热、黄赤，脉沉缓和，苔黄腻。在上方基础上加滋肾清火之品。上方去桂枝、车前子、大腹皮、生苡仁，加白茅根15克，狗脊12克，川断10克，桑寄生15克，杜仲12克，知母6克，黄柏6克，水煎口服。

2月12日三诊：

上药服4剂后，下肢浮肿、小便灼热等症均安，腰仍憋困，小便有淋漓不断之征象，脉象沉弱无力。此肾气虚损之证，以加味六味丸主之。处方：

熟地15克　怀山药10克　女贞子10克　云茯苓6克　泽泻6克　丹皮6克　枸杞子10克　菟丝子15克　杜

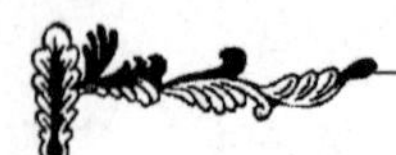

仲 12 克　狗脊 12 克　麦冬 10 克　五味子 6 克　水煎口服。

2 月 26 日四诊：

上方化裁服用 6 剂后，小便灼热和淋漓不断的症状消失，腰部憋困及口干减轻，病情基本稳定，只有行路多时腰腿发困，脉象仍沉。上方加党参 12 克，黄芪 15 克，水煎口服。

3 月 13 日五诊：

上方又服 6 剂后，诸症均安，精神振作，因昨天不慎着凉感冒，鼻塞不通，清涕频流，脉转数。上方加菊花 10 克，银花 10 克，水煎口服。

3 月 19 日六诊：

上方连服 4 剂，感冒已愈，但又出现腰腿憋困、酸软，轻度浮肿，手足发烧等症，脉弦。以滋肾养阴，清热利水法治之。处方：

生地 15 克　女贞子 10 克　桑寄生 15 克　怀牛膝 10 克　狗脊 12 克　怀山药 10 克　丹皮 6 克　茯苓 6 克　泽泻 6 克　菟丝子 15 克　辽沙参 10 克　麦冬 10 克　黄芪 12 克　茯苓皮 12 克　冬瓜皮 15 克　防己 6 克　知母 6 克　黄柏 6 克　陈皮 6 克　水煎口服。

此方服用 4 剂后，诸症向愈，以后让患者服济生肾气丸，以资巩固。

按：本案肾炎，虚实相兼，表里同病。患者时发冷，表未全解也。手脚时烧，小腹憋胀，里证已显。小便灼热，量少色黄，苔白厚腻，湿热为害也。口咽干燥者，肾虚不能化气，水气不能上蒸也。腰为肾之府，肾虚而水气内盛，故腰憋痛困重。肾司二阴，肾气不足，膀胱气化不利，则小便淋漓。总之本病虽然复杂，而病本在肾。所以初以五苓散合五皮饮，治疗见效，但主症未得解除，而后加滋肾清火之品，

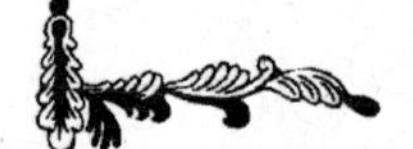

诸症才迎刃而解。又调治20余日，病情基本稳定。由此可见“治病求本”的重要性。张老认为：治疗慢性肾炎，非调补肾中水火，达到阴阳平秘不能巩固。此为经验之谈，足为我们临证借鉴。

癃 闭

急则治其标，清利重剂以启闭

癃闭，是指排尿困难，少腹胀满，甚则小便闭塞，点滴不通的一种疾病。“癃”者，指小便不畅，点滴而出，少腹胀满；“闭”者，乃小便不通，点滴不出，病势较急。因有始则涓滴而量少，继则闭而不通者，临床习惯将二者合称为“癃闭”。仲景书中没有癃闭的名称，只有淋病和小便不利的记载。

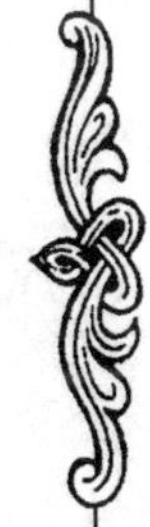

古人亦有“暴病为闭”“久病为癃”的说法。其致病原因，一般认为是气化不利，因尿液源于津液，是气化过程中由津液所分出，所以《素问·灵兰秘典论》说：“膀胱者，州都之官，津液藏焉，气化则能出矣”。也有“膀胱不利为癃”（《素问·宣明五气》）的说法。但膀胱为藏溺之所，其气之出有赖于三焦，尤以下焦最为重要。若三焦气化不及州都，水道不得通利，则可出现癃闭。当然，除气化不利之外，尚有因尿道阻塞而引起癃闭者，临证时应详加审辨。

对癃闭的治疗，《类证治裁》有这样一段记载：“闭，则点滴难通，全资气化，或疏通利窍，可用丹溪吐法，以升其气；癃为滴沥不爽，惟滋养真阴，清热化气。”李东垣说：

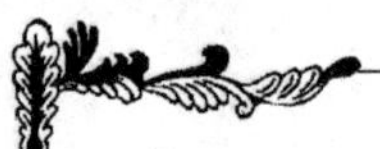

小便不通，皆邪热为病，治有在气在血之别，以渴与不渴辨之。渴而不利，或黄涩，热在上焦气分也，宜清肺气，以资水源；闭而不渴，热在下焦血分也，宜润肾燥，以导其源。综上所述，治疗癃闭不外滋阴润燥，清热化瘀和通调水道。

张老于临床多见的膀胱湿热气化不利之癃闭治疗颇有心得，此类癃闭症见：小便短，热赤或闭，少腹胀满甚剧，口渴不欲饮，或大便不畅，苔黄，舌质红，脉象数。湿热壅积于膀胱，故小便短而热赤，甚则闭而不通；湿热互结，膀胱气化不利，则小腹胀满甚剧；湿热内盛，津液不布，故口渴而不欲饮。舌红、苔黄、脉数乃下焦湿热所致。治法当清利湿热，启闭通淋，方用八正散：瞿麦 9 克，栀子 6 克，萹蓄 9 克，滑石 9 克，大黄 4.5 克，木通 6 克，甘草梢 4.5 克，车前子 9 克，灯心一撮。八正散适用于膀胱湿热较盛，或体实患者。如患者大便通畅，去大黄。

若久病体弱，湿热较轻，阴虚症状明显者，宜用五淋散（当归 9 克，白芍药 9 克，赤茯苓 9 克，栀子 9 克，甘草梢 4.5 克，竹叶 6 克，灯心一撮）治之。如小腹胀满者，加乌药、香附；腰困，选加川断、杜仲、枸杞、狗脊、菟丝子等；尿道灼热而小便色赤者，加滑石、白茅根。

导赤散（生地、甘草梢、木通、竹叶）治阴虚血热者，疗效亦好。

【医案】

朱某，男，84 岁，干部，太原人。门诊号：73501。

1974 年 3 月 14 日初诊：

患者素体尚健，上周因偶风寒，咳嗽，痰中带血，大便不畅，小便癃闭，小腹急满，难受不堪，发病 2 日，医治无效。苔黄厚，脉洪数。此膀胱积热所致，治以清热利湿，八

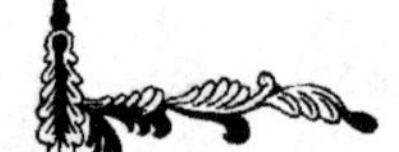

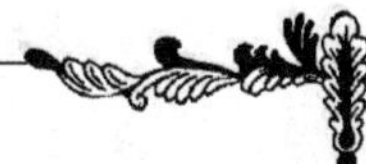

正散合五淋散加减主之。处方：

当归10克　白芍10克　炒栀子10克　甘草梢6克　赤茯苓10克　竹叶10克　瞿麦10克　萹蓄10克　白茅根15克　川大黄3克　贝母10克　滑石10克　木通6克　车前子10克　灯心一撮

上方水煎，服2剂后，小便通利，诸症均安。

1977年1月，患者87岁高龄时又一次发生癃闭。上方去贝母、白芍，2剂而愈。

按：患者之婿，颇识医道，见岳丈高龄突患急病，中西药治疗无效，在束手无策之际，就医于张老。患者素体壮实，患病后，咳嗽痰红，小便癃闭，此为三焦水道不通，膀胱气化不行，湿热下注之证。必须用八正散清热利湿，五淋散通利三焦。急则治标，尽快启闭通淋。方中木通、灯心、竹叶、茯苓、贝母清肺热，利肺气，降心火，此“导水必自高源”之法。甘草梢既能直达茎中，又善调和中焦。瞿麦、萹蓄、车前子降火通淋，兼能凉血。滑石利窍散结，善通癃闭。栀子、大黄苦寒下行，用小量泻热而兼利小便。加当归、白芍者，一则活血养血，治痰中带血，再则血行则水亦行，三焦通利，小便自通，小便一通则诸症皆愈。通过本例治验，我们深感治急症必须胆大心细。若以高龄多虚，因循拖延，必致病情变化，耽误病人。

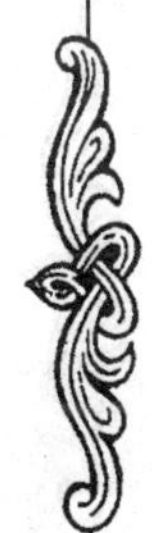

五　淋

凡小便频数、涩痛，欲通不通，欲止不止，滴沥不

断，小腹拘急，痛引脐中，尿道不利者为淋证。淋证有五：石淋（砂淋）、气淋、血淋、膏淋、劳淋是也。膀胱蓄热，溺则茎中急痛，频下砂石者为石淋；气化不及州都（膀胱），小腹气满胀痛，溺有余沥者，为气淋；热甚血失常道，与溲俱下者为血淋；肾虚不能制约脂液，小便有脂腻如膏而下流者为膏淋；思虑烦忧，负重远行，劳伤于脾，或因强力入房，劳伤于肾，致身体虚损而遇劳即发者为劳淋；起病多急，或伴发热，小便赤热，尿时灼痛者为热淋。

诸淋皆因肾虚而膀胱热也，膀胱与肾相表里，为津液之府，肾虚则小便数，膀胱热则水下涩痛，数而涩则淋沥不畅，成为淋证。治法，实热初起，宜宣通清利。若因虚或虚中有热，虚中夹实者，应随证变化施治。

调气化利水道，消石治石淋

石淋，尿中夹有砂石，随溺而出，小便难，色黄赤而混浊，有时砂石留碍水道，小便不能卒出，即小便刺痛，痛引小腹，窘迫难忍，甚或尿中带血。舌色无异常，脉象数疾。治法当消化结石，疏利水道。张老常用方剂有：

1. 五淋散加味

当归 9 克　赤苓 9 克　白芍 9 克　栀子 9 克　甘草梢 6 克　金钱草 30 ~ 60 克　灯心一撮

2. 石韦散加味

石韦 9 克　冬葵子 9 克　瞿麦 9 克　滑石 9 克　车前子 9 克　海金沙 6 克　金钱草 30 ~ 60 克

3. 二神散

海金沙 25 克　滑石 15 克　共为细末，每服 6 克，入蜜

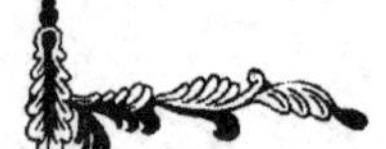

少许，以木通、麦冬、车前子煎汤下。此方适用于轻型的砂淋证。

调气化理气机，疏气治气淋

气淋，小腹满急，小便涩滞，余沥不断，苔薄白，脉沉弦。治当疏气利尿。常用方剂有：

1. 加味五淋散

当归 9 克　白芍 9 克　栀子 6 克　赤茯苓 9 克　甘草梢 4.5 克　灯心一撮　荆芥 6 克　香附 6 克　生麦芽 6 克

2. 沉香散

沉香 9 克　石韦 9 克　滑石 9 克　王不留行 9 克　当归 9 克　冬葵子 25 克　白芍 25 克　橘皮 7.5 克　甘草 7.5 克　共杵为散，每服 6 克，以大麦煎汤送服。

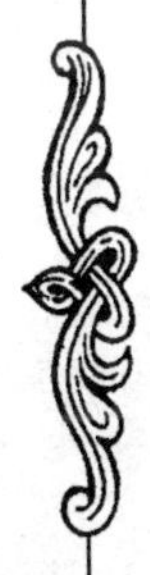

按：气淋多因下焦郁结，气不宣行，壅滞闭塞，故见小腹胀满，便溺不通。以上法治疗，恰好对证。如久病气虚，用前方不效，反见少腹胀坠者，审是气虚，用八珍汤倍茯苓，加杜仲、牛膝；气虚下陷，尿有余沥者，宜服补中益气汤。

调气化利小便，凉血治血淋

血淋，茎中热痛，溺血紫红，或如丝如缕，便时热涩，痛如刀割，苔薄白，脉数有力。治法当清热通淋，凉血止血。常用方剂有：

1. 五淋散加味

当归 9 克　赤芍 9 克　赤茯苓 9 克　甘草梢 4.5 克　炒栀子 6 克　灯心一撮　牛膝 6 克　郁金 6 克　桃仁 4.5 克　麝香少许（冲）

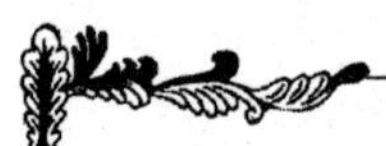

2. 小蓟饮子

小蓟 9 克　生地 15 克　滑石 9 克　木通 6 克　炒蒲黄 3 克　藕节 6 克　竹叶一撮　炒山栀 6 克　生甘草 4.5 克

按：以上二方均有清热、凉血、化瘀、止血之效，临床应用，效果显著。

【医案】

徐某，女，20 岁，农民，五台县人。门诊号：55041。

1972 年 2 月 19 日初诊：

患者已妊娠 6 个月，两月以来小便时抽引小腹疼痛，尿黄赤，尿中带血，脉沉涩。此属湿热下注，迫血妄行之血淋，治宜清热利尿，凉血通淋，五淋散加味主之。处方：

当归 10 克　白芍 10 克　茯苓 10 克　甘草梢 6 克　炒栀子 6 克　生地 12 克　竹叶 6 克　白茅根 15 克　车前子 10 克　小蓟 6 克　木通 5 克　仙鹤草 10 克

2 月 12 日二诊：

服上药 2 剂，血淋已止，小腹抽痛亦愈，惟尿色仍黄，脉转弦数。上方生地改为 15 克，茅根改为 18 克，又服 2 剂后，诸症皆愈。

按：血淋应与尿血鉴别。古人一般以“痛者为淋，不痛者为尿血。”实属经验之谈。临床上如属无痛性血尿，则多属泌尿道癌肿、结核病等疑难大症，治疗颇为棘手。而血淋多疼痛难忍，但如果治疗得法，效如桴鼓，关键在于清热凉血、利尿通淋。张老治疗本病，习用五淋散加牛膝、桃仁、红花、生地、小蓟、仙鹤草等。本案因已妊娠 6 个月，避免破血太过，以伤胞胎，故去桃仁、牛膝之类。又如治杨某，女，49 岁，小便淋涩，尿中有血块、血片，尿时抽痛，痛如刀割，难以忍受，则用五淋散加牛膝、桃仁、红花、生地、

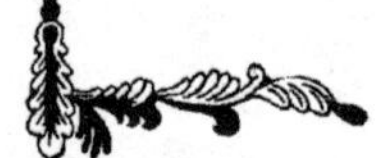

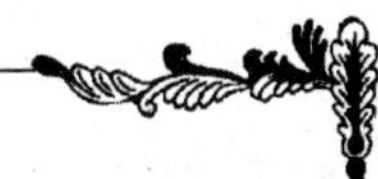

小蓟、香附、乌药，2剂而愈。治胡某，男，24岁，小便淋沥，尿中有血块，疼痛难忍，亦以本法化裁4剂而愈。纵观张老所治血淋案，多灵活运用本法，鲜有不效者。

调气化理膀胱，清化治膏淋

膏淋，小便混浊，脂腻如膏，溺时尿道热涩疼痛，苔腻质红，脉细数。治法当清热化湿，疏理膀胱。方用萆薢分清饮合五淋散：萆薢12克，益智仁4.5克，乌药4.5克，菖蒲3克，赤茯苓9克，白芍6克，山栀6克，当归6克，甘草梢4.5克，灯心一撮，食盐一捻。

若膏淋日久不愈，或因劳所伤，淋出如脂，溺出不痛者，为肾虚不能制约脂液下流，治宜补肾固摄，用加减六味地黄丸：熟地、茯苓、丹皮、山茱萸、山药、莲须、芡实、菟丝子各60克，龙骨、牡蛎、泽泻各30克，五味子15克，炼蜜为丸。

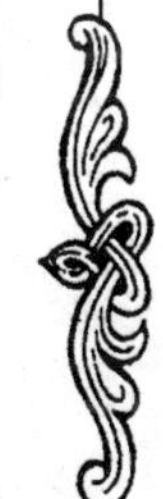

【医案】

刘某，男，43岁，干部。门诊号：86644。

病史摘要：

患者于1969年7月发现尿道口红肿，排尿时有烧灼感，疼痛，大便用力即有白色糊状物由尿道口滴出。后经太原市各大医院检查，确诊为前列腺炎。曾用多种抗菌药物、高锰酸钾溶液坐浴及局部敷药等，坚持治疗3个月无效。而后，有的医院建议手术摘除前列腺，患者因惧怕手术，遂改用中药治疗，服张老五淋散合五皮饮加减25剂左右，诸症减轻，但以后因故中止治疗，于是病情又有反复。

1971年12月12日初诊：

小便时灼热疼痛，阴茎根内疼痛不能坐，小便后有白色

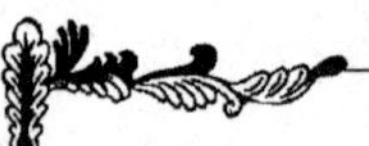

糊状物滴出，面部及四肢浮肿，腰困，失眠，全身无力，不思饮食，苔白，脉弦。此为肾气不足，三焦失职，水道不利之膏淋。治宜清利三焦，补肾利水。处方：

当归 10 克　白芍 10 克　云茯苓 10 克　甘草梢 5 克　炒栀子 5 克　菟丝子 12 克　枸杞子 10 克　麦冬 10 克　鸡内金 6 克　桑白皮 10 克　冬瓜皮 12 克　陈皮 6 克　炒枣仁 15 克　益智仁 3 克　乌药 5 克　菖蒲 5 克　萆薢 6 克　水煎服。

1972 年 5 月 16 日二诊：

上药加减化裁服 20 余剂，能寐，腰困减轻，只是早晚有轻度浮肿。大便干时因用力尿道口滴出乳白色分泌物，排尿时尿道口仍灼痛，小便黄，口干，不欲食，大便先干后溏。脉弦。处方：上方去冬瓜皮、桑白皮、炒枣仁，加竹叶 6 克，水煎服。

1972 年 7 月 3 日三诊：

服上方 30 余剂，食欲、睡眠、精神均好转，口鼻干较好，尿道口仍有疼痛，大便先干后溏，早晚浮肿，仍腰困，脉细弱。处方：

当归 10 克　白芍 10 克　茯苓 10 克　炒栀子 6 克　甘草梢 6 克　菟丝子 15 克　枸杞子 10 克　竹叶 15 克　菖蒲 5 克　萆薢 6 克　陈皮 6 克　麦冬 10 克　川断 10 克　桑寄生 15 克　怀山药 10 克　茯苓皮 12 克　冬瓜皮 12 克　水煎服。

1972 年 8 月 23 日四诊：

患者以信函联系说：服上方 10 余剂，小便清长而不痛，感觉很好，但服至 15 剂时，又有浮肿发生，停药则好。另外，食欲差，日进二三两粮。上方去枸杞子、桑寄生，加鸡内金 6 克，茯苓皮改为 18 克，冬瓜皮加至 18 克。水煎服。

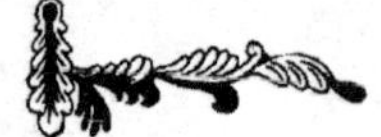

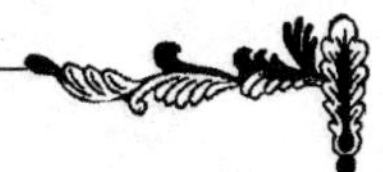

1972年10月24日五诊：

患者函述：服上药20余剂，能食，能睡，精神好，但出现阳痿，睾丸坠胀，坐下或托起睾丸则舒，有时出现浮肿。处方：

1. 当归10克　白芍10克　云苓10克　炒栀子6克　甘草梢6克　菟丝子15克　竹叶6克　黄芪12克　白术15克　升麻1.5克　柴胡2.1克　陈皮6克　冬瓜皮12克　菖蒲5克　枸杞子10克　水煎服。

2. 威灵仙60克煎水，温度适当时淋洗阴茎，日数次。

1972年12月29日六诊：

患者函述：服上方20剂，并用威灵仙水洗，诸症基本痊愈。几天前，不慎感冒，又食欲减，出汗多，稍活动汗出更多，尿道口又出现疼痛，小便时有欲便不便，便时有尿意不尽的感觉。处方：

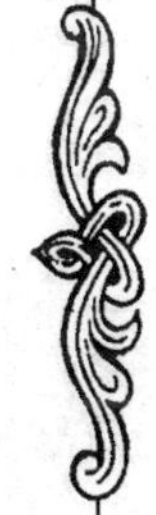

当归10克　白芍10克　茯苓10克　炒栀子6克　党参10克　黄芪15克　白术10克　生龙牡各15克　浮小麦24克　菟丝子15克　枸杞子10克　陈皮6克　鸡内金6克　甘草梢6克　竹叶6克　水煎服。

1978年5月30日随访：

1972年12月29日之方连服20剂后，尿道口疼痛消失，无白浊滴出，腰不困，浮肿消失，诸症均好。时至今日，前列腺炎诸症，再未复发。

按：慢性前列腺炎，多由急性期迁延而致，或因过劳、损伤等而诱发。长期不愈者，可引发性神经衰弱、阳痿、遗精等证。按其脉症，一般属中医的“淋浊”类之“膏淋”病。一般认为本病是脾肾两虚，三焦不利，湿热下注而成。《诸病源候论》说：“诸淋者，由肾虚而膀胱热故也……肾虚

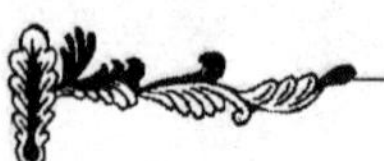

则小便数，膀胱热则水下涩，数而且涩则淋沥不宣。”淋证治法，各有所长，张老善用五淋散已如前述。本案患病日久，腰为肾之府，肾虚则腰困而痛，湿热下注，蕴结膀胱，气化不行，不能制约脂液而下流，故小便后有白浊滴出，热甚则小便时灼痛，甚时阴茎亦痛，迁延日久，更耗肾气，故出现阳痿、睾丸坠痛等证。方中菟丝子、枸杞子、川断、桑寄生补肾强腰，五淋散清利三焦，怀山药、冬瓜皮、桑白皮健脾利水，萆薢、菖蒲、乌药、益智仁分清浊，固小便。如此随证加减，坚持治疗，终获全功。

补肾气健脾运，调补治劳淋

劳淋，遇劳即发，小便淋沥作痛，时作时止，但不甚赤涩，缠绵难愈，小腹痛引茎中，苔淡白，脉虚弱。治法补脾益肾。因本证有脾虚与肾虚之别，脾虚以补中益气汤为主；肾虚以菟丝子丸、金匮肾气丸、鹿茸丸等为主。具体运用如下：

1. 补中益气汤

用于面色䏲白，少气懒言，小腹重坠，迫注肛门，里急后重，大便时小便点滴而出，脉虚无力之脾阳不升，气虚下陷情况。药用：炙黄芪 9 克，人参 6 克，炙甘草 6 克，白术 6 克，陈皮 3 克，当归 6 克，升麻 1.5 克，柴胡 1.5 克，生姜 3 片，大枣 3 枚。水煎服。

2. 菟丝子丸

用于面色潮红，五心烦热，腰膝酸痛，舌质红，脉细数之肾阴不足情况。治当补肾滋阴。药用：菟丝子、人参、黄芪、芍药、滑石、木通、车前子各 30 克，黄芪 10 克，冬葵子 30 克（炒）。共研为末，制成蜜丸如桐子大，每服 20 丸，

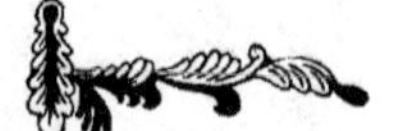

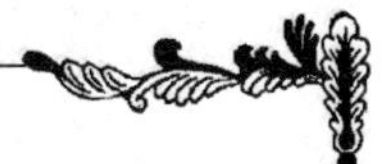

于食前用温酒或盐汤送下。（按：本方出自《金匮翼》）

3. 金匮肾气丸

用于面色苍白，四肢不温，精神不振，腰膝无力，苔白润，脉细弱之肾阳虚衰情况。治宜补肾温阳。药用：熟地24克，山茱萸12克，山药12克，茯苓9克，泽泻9克，丹皮6克，肉桂6克。

4. 鹿茸丸

用于虚甚者，治当温补精血。药用：川牛膝、鹿茸、五味子、石斛、菟丝子、附子、川楝子、沉香、磁石、官桂、泽泻。

调气化清湿热，通利治热淋

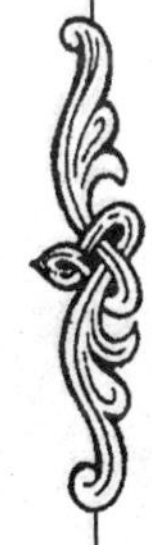

热淋，小便频数，点滴而下，尿色黄赤，灼热刺痛，小腹拘急胀痛，痛引脐中，咽干口渴，大便秘结。苔黄腻，脉濡数。治当养阴清热，利湿通淋。方用自拟清热通淋汤：当归9克，白芍9克，栀子9克，赤茯苓9克，甘草梢5克，生地12克，木通9克，竹叶9克，滑石12克，萹蓄9克，瞿麦9克。

【医案】

刘某，女，26岁，农民，五台县人。门诊号：85954。

1973年3月31日初诊：

小便淋涩，自幼即发，近来症状加重。尿频，小便黄赤，尿时少腹抽痛，口干，手足烦热，舌尖红，苔黄厚腻，脉细数。此为心经火盛，热积膀胱所致之热淋。治以清热利湿，佐以理气，方用清热通淋汤加减。处方：

当归10克　白芍10克　炒栀子6克　甘草梢6克　云苓10克　生地12克　滑石10克　瞿麦10克　萹蓄6克

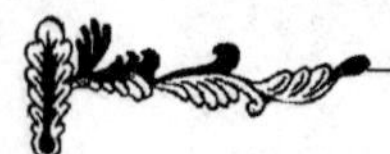

竹叶 6 克　香附 5 克　乌药 5 克　水煎服。

4 月 3 日二诊：

服上方 2 剂，小便淋涩已减轻，小腹抽痛亦缓，手足时烧时冷，口干，尿淡黄，恶心欲呕，脉沉弱。效不更方，上方加半夏 6 克，陈皮 6 克，水煎服。

4 月 10 日三诊：

上方服 4 剂，淋涩已愈，有时少腹仍痛，口干，恶心，手烧，苔厚腻，脉沉弱而数。仍遵上法，加育阴清热之品。处方：

白芍 12 克　当归 10 克　炒栀子 6 克　甘草 5 克　生地 15 克　竹茹 6 克　云苓 10 克　半夏 10 克　陈皮 6 克　麦冬 10 克　香附 6 克　乌药 5 克　地骨皮 12 克　水煎服。

4 月 17 日四诊：

服上方 4 剂，淋证痊愈，少腹痛止，除有轻度呕恶之感外，余无不适，苔薄稍腻，脉沉弱。嘱其："病已治愈，可停服药，注意调理饮食，讲究卫生。以后如再发生不适，随时来诊。"之后，患者之淋证再未反复。呕恶也于三五天后自然消除。

按：热淋，大致相当于现代医学之泌尿道感染。张老治疗本病，乃遵陈修园之法，善用五淋散。陈氏认为："淋证……皆为热积膀胱所致，而治者却不重在膀胱，而重在三焦。"《内经》云："三焦者，决渎之官，水道出焉。"三焦司职则水道通调。所以他说："三焦与膀胱之正法则用五淋散。"五淋散是通利三焦之气的专方。其中用栀、苓治心肺以通上焦之气；归、芍滋肝肾，以安下焦之气，而五脏阴复；甘草调中焦之气，而阴阳分清，则太阳之气自化，而膀胱之水洁矣。本案之淋证，从幼即发，病久多

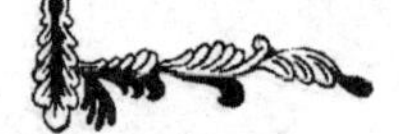

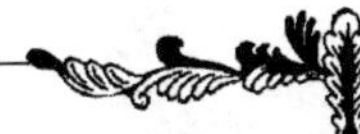

虚，又口干，手足发烧，舌尖发红，为阴分已伤，心经火盛之征。故合用导赤散加麦冬滋肾以清心；加滑石、瞿麦、萹蓄，加强清热利湿之力；加香附、乌药，以理肝肾之气，缓少腹之拘急抽痛也。药证相合，从小宿恙，得以治愈。

本案中方药由五淋散、导赤散、八正散数方加减化裁而来，是张老经过数十年反复验证，方药组成才逐渐固定，几乎是药无虚投，用辄有效的方剂，在他87岁寿辰之时，将此方正式定名为“清热通淋汤”公诸同道。此方用之得法，收效甚速。如治张某急性泌尿道感染，尿急，尿频，尿黄，尿痛，身发冷，不欲食，脉沉弱，用：当归、白芍、赤茯苓、甘草梢、栀子、萹蓄、瞿麦、滑石、陈皮，4剂而愈。智某，女，52岁，泌尿道感染十余年不愈，用清热通淋汤加减化裁，仅8剂即愈。

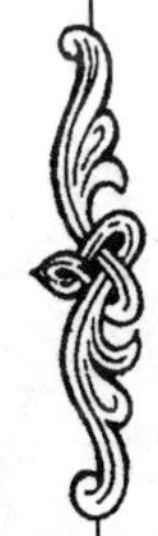

五淋散治五般淋

从上述医论、医案中可以看出，张老治疗淋证是极其推崇五淋散的。五淋散出自《太平惠民和剂局方》。由当归、白芍、赤茯苓、栀子、甘草五味药物组成，是通利三焦之气的主方。为什么张老主张淋证治从三焦，并且能够取得满意的疗效，当从诸淋的共性和三焦的功能谈起。

一、淋证的共性是气水失调

张老十分强调看病时发现共性，掌握规律，从而达到治病求本和执简驭繁的目的。五淋之间有着内在的联系，不仅表现为症状的相似（均有小便频数、涩痛，欲通不通，欲止不止，滴沥不断，小腹拘急，痛引脐中，尿道不利等）及五

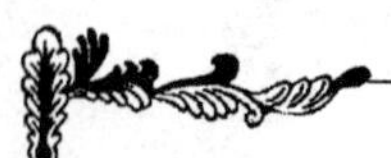

淋之间的相兼并见和互相转化（如热淋甚则尿血是兼血淋；实证的热淋、血淋、气淋可转化为虚证的劳淋等）上，而且五淋之间有病机上的一致性，诸淋皆因肾虚而膀胱有热，膀胱与肾相表里，为津液之府，肾虚则小便数，膀胱热则水下涩，数而涩则淋沥不宣。张老认为肾虚而膀胱有热导致了气化失司、水道不利而致淋证。换言之，淋证的共性是气水失调。

二、三焦的功能是主气主水

《内经》曰："三焦者，决渎之官，水道出焉"；《难经》曰："三焦者，水谷之道路，气之所终始也"，"腑有六者，谓三焦也，有原气之别焉，主持诸气"。由此观之，三焦具有散布阳气和流通水液的功能。这种功能也被历代的临床医家所证实，比如陈延之《小品方》卷一调三焦诸方有治胸痹诸方、治胸胁痰（淡）冷气满诸方、治心腹胀满冷痛诸方、治下利诸方、治咳嗽上气诸方、治（说）上气如奔豚状并诸汤方、治虚满水肿诸方。虽然表面上看起来调三焦诸方有七篇之多，显得杂乱无章，但细一分析可知所谓调三焦诸方不过"气"、"水"两端，上、中、下三部。一言以蔽之，三焦的功能是主气主水。

三、淋证治疗首重调理三焦

既然淋证的病机不离气化失司，水道不利，三焦的功能不外宣布阳气，流通水道，此则淋证治从三焦又何疑焉？！事实上，早在唐朝的孙思邈就已经试图寻找淋证治疗过程中规律性的东西了。《千金要方》即有"凡气淋之为病，溺难涩，常有余沥；石淋之为病，茎中痛，溺不得卒

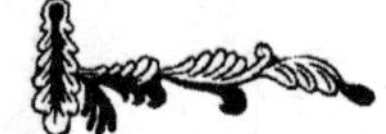

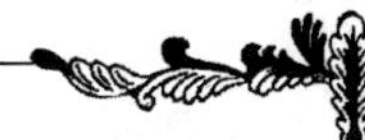

出，治之如气淋也；膏淋之为病，尿似膏自出，治之如气淋也；劳淋之为病，劳倦即发，痛引气冲下，治与气淋同；热淋之为病，热即发，甚则尿血，余如气淋方”的论述。所谓“治与气淋同”也是强调调理气化机制在本病中的重要性。

四、五淋散治五般淋

由宋及今，八九百年过去了，肾气不足，膀胱有热，水道不通，淋沥不宣，脐腹急痛，蓄作有时，劳倦即发，或尿如豆汁，或如砂石，或冷淋如膏，或热淋便血，并皆治之的五淋散一直被视为通利三焦之气的主方，是因为它来自临床，有着可靠的临床疗效。

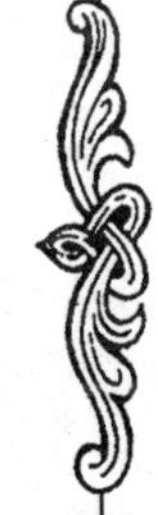

张子琳先生在遵循前贤的基础上又有所创新，有所发展，能够熟练地应用五淋散加减化裁治疗诸般淋证，并且在此基础上成功地创制了疗效更加明显、作用更加广泛的清热通淋汤，是值得效仿和学习的。张老在其《常惭愧斋抄本·第十九号》中写道：“五淋散通治五淋癃闭”。约略言之，张老治石淋用五淋散加金钱草 30 ~ 60 克，或以此汤送发灰、滑石、石首鱼头内石（研末）；治气淋用五淋散加荆芥、香附、炒麦芽等，不愈再加升麻；治血淋用五淋散加牛膝、桃仁、红花、生地、小蓟、仙鹤草、郁金等，不愈再加麝香少许；治膏淋合萆薢分清饮；治劳淋合补中益气汤；治热淋合导赤散等。至于清热通淋汤，在上文“调气化清湿热，通利治热淋”中已有介绍，此不重复。

总而言之，张子琳先生“五淋散治五般淋”的临证心得不但有着科学的理论基础，而且有着可靠的临床效果。

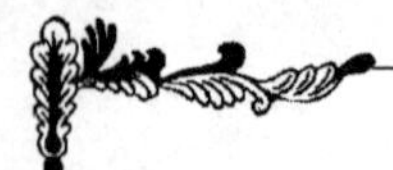

衄血

衄血系指鼻、齿龈、耳、舌、皮肤等不因外伤而引起的出血性疾患。但不论哪一种出血，总不出外有所感和内有所伤，血不循经，或溢于口鼻诸窍，或渗于肌肤。据其出血部位不同，临床上遂有鼻衄、齿衄、耳衄、舌衄和肌衄等名称。其中临床多见者为鼻、齿二衄，也是本节重点叙述的内容。

鼻衄治从肺胃肝

鼻为肺窍，肺本属金，不自生火，然外邪侵袭，心火克犯，肝火上炎，胃火熏蒸，均能致肺郁生热。肺气壅塞，气机不畅，逼热于鼻即形成鼻衄。正如《医学入门·血类·衄血》所说："衄血热溢肺与胃"；《血证论·鼻衄》曰："衄血宜治肝肺……肝主血，肺主气，治血者必调气，舍肝肺而何所从事哉？"以下，按引发鼻衄的主要原因，分肺热、胃热及肝火三型，分别叙述。

一、肺热鼻衄分虚实

鼻燥，衄血，身热，头痛，口咽干燥，咳呛吐痰不爽，舌质红，脉滑大而实者为肺热鼻衄。治当清泄肺火，此通法也。方用人参泻肺汤加味：人参6克，黄芩6克，栀子6克，枳壳4.5克，甘草4.5克，连翘9克，杏仁9克，桔梗6克，桑白皮9克，薄荷6克，酒大黄4.5克，芥穗4.5克，茅根

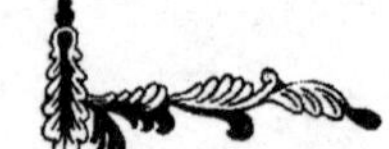

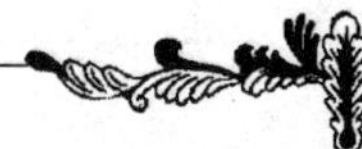

15克，黑蒲黄6克，粉葛根6克，生地15克，童便为引。该方以桑白皮清肃肺火，桔梗、杏仁开利肺气，栀子、连翘泻心火，黄芩、酒大黄泻胃火，人参、甘草培土生金。全方补泻兼顾，凡血滞、痰凝或因火所致之上焦病证，均可用此方随证加减化裁。若患者体壮不虚者，去人参；体虚而大便不实者，去大黄。但此处虚实很重要，分不清虚实则往往难以收功，请阅病例。

【医案】

李某，男，23岁，农民，五台县人。门诊号：86495。

1971年6月21日初诊：

鼻衄已10余年，每至夏天即衄。经西医反复检查，血象基本正常，未发现血液病的征象。但用止血药，只能暂时收效，所用中药多为凉血止血、清热泻火之品。今年病情有增重趋势，1月份大衄一次，一般止血药均效果欠佳。近来头热而懲痛，精神不振，体倦无力，出血频频，面色皖白，唇甲无华，食欲尚好，二便如常。舌淡苔白，脉沉而弱。此出血时久，不仅亡血，而且元气亦伤。故治宜补气养血，凉血止血。处方：

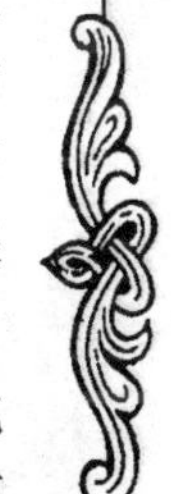

生地24克　生白芍10克　炒栀子10克　白茅根30克　仙鹤草15克　藕节15克　丹皮10克　黑柏叶10克　白糖参5克　牛膝10克　阿胶10克（冲服）水煎服。

6月30日二诊：

服上方2剂后，出血已止，精神稍振，患者远途就诊，要求巩固疗效。病人出血虽止，但气血尚未复元，面色淡黄，脉仍沉弱。上方去焦栀子、藕节，白糖参5克改为台参10克，加当归10克，补气益血，以资巩固。

1978年4月随访：

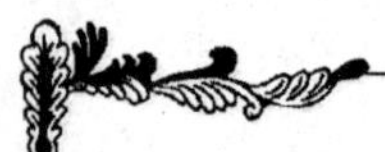

患者继服药4剂后，出血再未发作，体质渐强，已参加农业劳动。

按：鼻为肺窍，胃足阳明之脉上交鼻頞，故肺胃邪热循经上攻，迫血妄行，血溢肺窍而为鼻衄，此鼻衄之常也。本例患者，衄血多年，遍延当地中西医治疗，屡用清热凉血之品，而不能根治者，药未对证也。“血为气之配”、“气为血之帅”，失血之后正气必虚，其人精神不振，体倦乏力，面色㿠白，脉沉细弱，此亡血伤气之证，故用白糖参以补气摄血，阿胶、生地、白芍以补血，仙鹤草、藕节、丹皮、黑柏叶凉血而止血，栀子、茅根清热凉血，牛膝引血下行，即引血归经之意。全方合用，补气养血，凉血而止血，故见效颇捷。而后以气血双补之剂善后收功，获得满意疗效，可见治病求本之可贵。

二、肝火鼻衄养阴血

鼻衄时发时止，头痛眩晕，发热，口干，目赤，舌红，脉弦数为肝火鼻衄。乃由情志不舒或郁怒伤肝，以致肝气郁滞，或肝气横逆，气有余便是火，木火刑金，火热迫血妄行，出于清道而成。治当和肝清热，养阴润肺。成方选用《血证论》治血箭（症见毛窍出血，有如箭之射出）的生地黄散作汤剂服。药用：生地15克，川芎6克，黄芩6克，侧柏叶6克，桔梗6克，栀子9克，蒲黄6克，阿胶9克，丹皮6克，茅根15克，白芍9克，甘草4.5克，加童便、莱菔汁为引。此方以治肝为主，兼用心肺之药。因心主火，肺主气，治火必先治心，降气必先清肺，故为凉血、止血之有效方剂。张老在临床运用时常将此方化裁如下：生地15~24克，桔梗6克，炒栀子9克，蒲黄6克，黑侧柏6克，

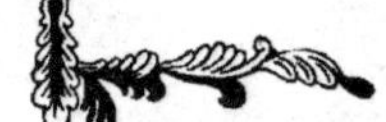

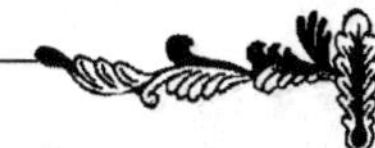

阿胶9克，丹皮9克，白芍9克，甘草4.5克，枳壳6克，白茅根15克，童便为引。

若久衄血虚，可用丹溪止衄散（生地、白芍、炙黄芪、赤苓、当归、阿胶）加茅根、黄芩、荆芥、杏仁。肝火鼻衄，久则伤血，故方中用归、芍、地、胶养血和血，使肝之体得柔得润，则肝火自潜自散，出血易止，不会复发。阴阳之道，体用之理，既有体会，也要在临床应用中掌握。

【医案】

王某，男，15岁，学生，五台县人。门诊号：87541。

1971年9月21日初诊：

鼻衄发病4天，出血成流，头晕头热，急躁，口干，全身发热，右胁痛，尿黄，舌红，脉弦数。此为肝气郁结，郁久化火，木火上扰，迫血妄行所致之鼻衄，治宜清肝养阴，凉血止血。处方：

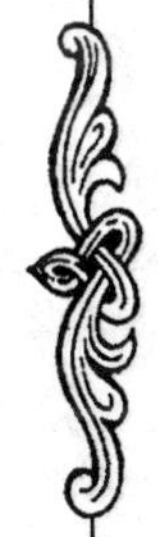

生白芍10克　生地18克　丹皮10克　栀子（炒）10克　白茅根15克　怀牛膝10克　香附6克　甘草10克　麦冬10克　青皮6克　郁金6克　藕节10克　仙鹤草12克　小蓟炭10克。水煎服。

9月26日二诊：

上方服2剂后，鼻衄已止，身热消退，胁痛减，唯头稍晕，口干，食欲差，脉弦数。上方去郁金、青皮，加焦三仙各6克，陈皮6克，茅根加至24克，水煎服2剂后，诸症悉平。

按：本案为肝郁化火，迫血妄行之鼻衄。肝气郁结，则胁痛，烦躁；郁久化火，风火上扰，迫血妄行，则鼻衄；头晕、发热、口干、尿黄、舌红、脉弦数，亦为肝胆火炽之证。故用青皮、香附、郁金疏肝开郁，栀子、丹皮清肝泻火，仙鹤草、藕节、小蓟炭理血止血，白芍、生地、麦冬育

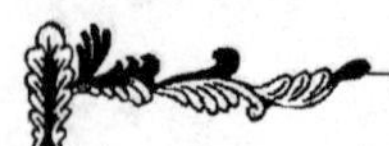

阴养血，凉血止血。张景岳说："衄血虽多由于火，而惟阴虚者为尤多。"故育阴养血，则肝阳得潜。牛膝善引血下行，亦即引血归经。数者并用，共奏养阴疏肝，凉血止血之功。药证相合，故见效颇捷。

齿衄胃肾虚实辨

齿统属足少阴肾经，肾主骨，齿为骨之余，故肾之标寄于齿；但满口之中，皆属于胃，足阳明之脉入上齿，手阳明之脉入下齿。牙龈尤为胃经脉络所绕，故齿衄之治当辨胃肾虚实。临床以胃火上炎及胃热阴虚更多见。

一、胃火上炎通脾泻胃汤

齿龈红肿疼痛，出血鲜红，头痛发热，便闭，舌赤，脉洪数为胃火上炎，血随火动之齿衄。治法当为清泻胃火，张老用通脾泄胃汤加减：黄柏6克，元参9克，防风6克，知母6克，大黄4.5克，炒栀子6克，石膏9克，茺蔚子9克，藕节9克，蒲黄6克。

按：通脾泻胃汤为《医宗金鉴·眼科心法要诀》卷七十七方。原方用黄芩不用黄柏，更无藕节、蒲黄，治黄风，症见初病雀目，日久瞳仁变黄色，甚则如金色。张老将该方巧妙地用于胃经实火齿衄，方中诸品清热泻火，加蒲黄、藕节能收统血止血之功。如大便不实，则不可泻下，只宜清凉解热之剂，用犀角地黄汤（犀角用水牛角代）加贯众、枳壳、莱菔汁治之。

二、胃热阴虚甘露饮中求

齿衄血色淡红，龈糜齿摇而微痛，口燥，口气，目赤肿

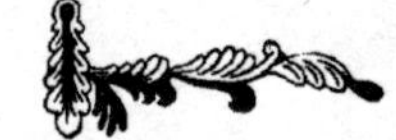

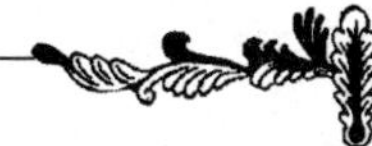

痛，口舌生疮，二便秘涩，或时身热，舌红，脉细数，证属胃中阴液不足，虚热上炎。治当滋阴清热。张老首选甘露饮加味，云“有奇效”。药用：天门冬9克，麦门冬9克，生地15克，熟地15克，黄芩6克，枳壳6克，枇杷叶6克，金石斛9克，茵陈9克，甘草4.5克，黑蒲黄6克，黑藕节9克，阿胶9克。水煎，空心温服。

若齿衄属于水亏火盛，即所谓少阴不足，阳明有余，则选用《景岳全书》玉女煎（熟地15克，石膏9克，知母9克，麦冬9克，牛膝9克）。方中石膏清胃火之有余；熟地滋肾水之不足；知母苦寒质润，既助石膏清胃热、止口燥，又协熟地滋肾水、伏虚火；麦冬滋胃阴，兼清心除烦；牛膝导热下行，引血归经。临证之时，更当权衡胃热与肾虚之轻重主次。若胃火甚者，宜重用石膏，并酌加栀子、地骨皮之属；若肾阴偏虚者，则当重用熟地；若见齿豁血渗，睡则流血，醒则血止者，则为肾阴虚，血不藏之故也，当以六味地黄汤加牛膝、二冬、骨碎补、蒲黄治之；若见上盛下虚，火不归原，尺脉微弱，寸脉浮大者加桂、附。

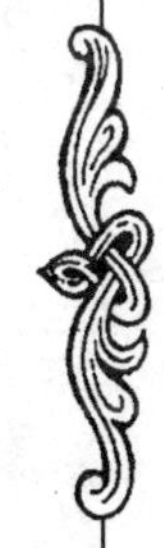

附：

有关耳、眼、舌、肌等衄，临床上甚为少见。耳衄，血出耳窍，属肝肾二经。如暴衄肿胀，脉弦数者，多系肝经风火沸腾，宜用柴胡疏肝散去柴胡加栀子治之。眼衄，血出目眦，属肝火迫络损系，若猝视无睹者，用滋阴地黄丸去柴胡（滋阴地黄丸见《审视瑶函》，由生地、熟地、当归、人参、天门冬、五味子、柴胡、黄芩、枳壳、地骨皮、甘草组成）。舌衄，血出舌上如线，或有血孔，多属心包火，先以蒲黄煎汤漱之，次以炒槐花研末掺之。肌衄，血出肌孔，属卫气不固，血乘阳分，脉洪数者，用当归六黄汤（当归、生

地、熟地、黄连、黄芩、黄柏、黄芪）；脉虚弱者，用保元汤。

咳　血

咳血，是指随咳嗽、唾痰而出血。血来自肺与气管，色泽鲜红，痰血相兼，或痰中带有血丝，故又名“痰血”。因随唾而出，俗称“唾血”。需要注意的是《金匮要略》把咳血包括于吐血之内，如《惊悸吐衄下血胸满瘀血病脉证治》说：“烦咳者，必吐血”，“夫酒客咳者，必致吐血”，此之“吐血”实指“咳血”。

咳血系脉络受损而引起的疾病。不论外感或内伤，总不外火郁乘肺，咳伤络脉而血渗也。因肺为娇脏，喜润恶燥，喜清恶浊，在肾水与津液的滋润下，发挥其清肃作用。若外感风邪燥热，客邪壅肺，肺窍闭塞，气不外达而咳嗽生，咳伤肺络，而血渗焉。由于情志内伤，亦能损伤肺络，致使血不循经，发生出血。凡咳血由外感引发者，多伴喉痒，咳嗽，口干鼻燥；属于内伤肝火犯肺者，多有胸胁牵痛；阴虚内热者，必伴骨蒸潮热。治疗，因肺阴素亏，复感风热燥邪，或木火刑金，肺失清肃所致之咳血，应以清热、养阴、润肺、平肝、宁络和凉血、止血为主；如肺脏火盛，损伤阴液，肺叶焦枯，制节失权而气逆为咳，咳久而引致出血者，治以润肺、涤痰，和气、止血。朱丹溪云：“壅于肺者易治，不过散之、清之而已，不比内伤损于肺者之难治矣。”

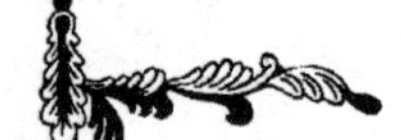

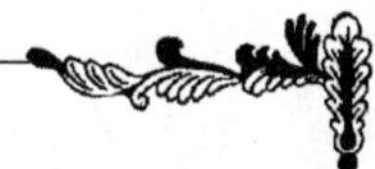

和表达里，调气理血治外感

风热伤肺，喉痒咳嗽，痰中带血，口鼻干燥，发冷发热，苔黄，脉浮数或弦数。治当和表达里。张老喜用止嗽散加味。

【医案】

田某，男，27岁，五台县人。门诊号：85964。

1976年6月10日初诊：

咳嗽，吐白粘痰。10天前，突然咳血，满口皆血，随后痰中带血点、血丝，有时痰血相混，口干，咽干，时有胸痛。舌质红，少苔，脉沉，至数正常。此属肺气失宣，咳伤肺络。治宜宣肺化痰，理血止血。处方：

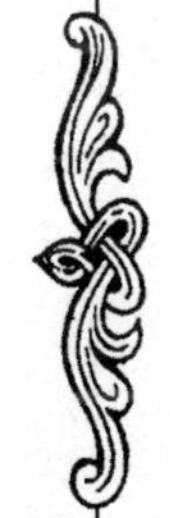

桔梗6克　贝母10克　紫菀10克　橘红6克　炙杷叶6克　瓜蒌10克　麦冬10克　百部10克　甘草5克　茜草6克　阿胶10克　藕节10克　仙鹤草12克　地骨皮12克　桑叶12克　竹叶6克　水煎服。

6月14日二诊：

上方服4剂，咳嗽，痰中已无血，晚间咽干，胸痛减轻，头晕愈，下午手烧，腰困，脉沉弱。仍遵上法，处方：

桔梗6克　贝母10克　杏仁10克　紫菀10克　橘红6克　炙杷叶6克　瓜蒌仁12克　麦冬10克　百部10克　苏子6克　甘草5克　茜草6克　地骨皮12克　沉香6克　桑叶10克　丹皮6克　水煎服。

6月18日三诊：

服上方4剂，再未咳血，胸痛好转，只有劳动时轻微疼痛，咳痰白粘，咽干，盗汗，小便频数，手烧，腰困，脉仍沉弱。治宜滋补肺肾，化痰止嗽，辅以敛汗。上方改橘红为

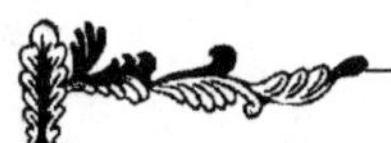

10克，瓜蒌仁10克，地骨皮12克，加辽沙参10克，五味子5克，菟丝子15克，杜仲12克，煅龙骨10克，煅牡蛎10克，浮小麦18克，枸杞子10克，去苏子、杏仁、紫菀、炙杷叶、茜草、沉香、桑叶，水煎服。

6月28日四诊：

上方加减服6剂，胸痛轻微，咳嗽，痰少而黏，盗汗止，小便次数减少，但尿时仍痛，手心还烧，腰困，脉沉弱。上方加知母10克，桑叶10克，地骨皮改为21克。继服6剂后，诸症渐安。

按：咳血，由肺而来。本案痰血相兼，或痰中带有血丝、血点，系咳血无疑。肺为娇脏，喜润恶燥。风热燥邪伤肺，咳痰胶粘不爽，震伤肺中络脉，而致咳血。血乃人身之宝，不可妄伤，宜急止之。故急用仙鹤草、茜草、藕节，凉血止血而兼以化瘀。阿胶育阴止血。桔梗、贝母、橘红、炙杷叶宣肺化痰以止嗽。嗽止则保肺络。麦冬、瓜蒌、紫菀、百部润肺化痰以止嗽，使肺清肃下行，咳嗽自减。桑叶，清泄肺卫风热，使邪有出路。全方有祛除外邪、止嗽止血、润肺化痰的作用，标本兼顾，使肺得清肃，诸症渐安。

润肺涤痰，和气止血治内伤

肺为娇脏，肝肾阴虚者，虚火上炎，煎熬津液，津枯液耗，则肺失清降之职，肺气上逆，以致咳吐痰血，甚则转为咳血痿燥之重证。症见咳嗽带血，痰黏不利，口干少津，骨蒸内热，有时胸痛，苔黄质红，脉沉弱而数。法当润肺涤痰，止血和气。张老常用的方剂有《十药神书》保和汤及清燥救肺汤。其中保和汤药用：阿胶9克，百合9克，甘草5克，川贝9克，知母9克，五味子9克，天门冬9克，麦门

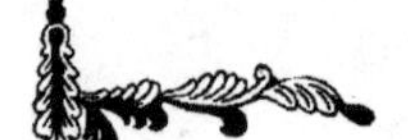

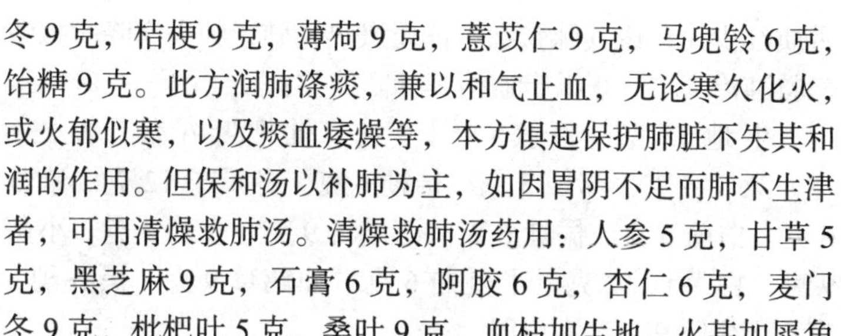

冬9克，桔梗9克，薄荷9克，薏苡仁9克，马兜铃6克，饴糖9克。此方润肺涤痰，兼以和气止血，无论寒久化火，或火郁似寒，以及痰血痿燥等，本方俱起保护肺脏不失其和润的作用。但保和汤以补肺为主，如因胃阴不足而肺不生津者，可用清燥救肺汤。清燥救肺汤药用：人参5克，甘草5克，黑芝麻9克，石膏6克，阿胶6克，杏仁6克，麦门冬9克，枇杷叶5克，桑叶9克。血枯加生地，火甚加犀角（犀角以水牛角代），痰多加贝母，带血加茜草、蒲黄。此方甘寒滋润，可益胃阴而生肺津。肺金清润，则火自降，痰自祛，气自调，咳自止，血自宁。

张老说："咳血患者，阴虚火旺者十居七八，但亦有一二属于肺经虚寒者。仲景用甘草干姜汤治之，而唐容川用六君子汤加当归、白芍、炮姜、五味子治之，亦很对证。"确为经验之谈。

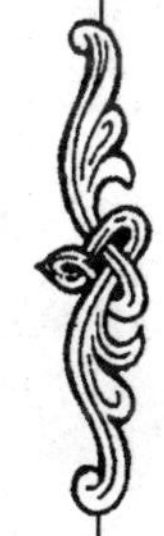

【医案】

阎某，男，69岁。门诊号：76886。

1978年12月14日初诊：

咳嗽1个月，大咳血6日。患者身体素健，1个月来因感冒治疗不彻底而引起咳嗽频作，咯痰不爽。于12月8日下午自觉咽部奇痒，呛咳不已，痰中带血，至晚间突然剧烈咳嗽，咯出暗红色血痰数口，稍时，咳嗽再作，咯血一碗多，遂送往某医院，经西医检查原因不明，见咳血盈碗倾盆，认为命在旦夕，经一般处理未效，后改服泻心汤加味3剂，咳血稍减。患者今日赴另一医院检查，诊为支气管扩张。现症：精神委顿，面色㿠白，眼眶凹陷，语音低微，大咳血已多次，每次约300毫升左右，血色由暗红转为鲜红，内有血块，伴胸憋不舒，口干思饮，大便干结，小便黄赤，

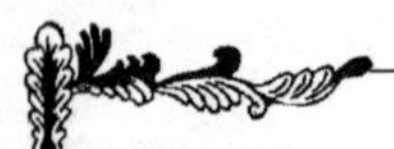

舌质红少津，诊其脉弦细。证属燥热伤肺，肺失润降。拟清燥救肺治其本，止嗽宁血治其标。处方：

生地15克　阿胶（烊）5克　枇杷叶6克　杏仁6克　桑叶6克　苏子5克　桔梗6克　冬瓜子12克　紫菀6克　白前6克　橘红6克　海浮石9克　大蓟9克　小蓟9克　白茅根12克　半夏曲6克　仙鹤草9克　黑芥穗5克　怀牛膝9克　水煎服。

12月18日二诊：

患者由家人扶持来就诊。自述，服上药4剂后，精神好转，大咳血已止，唯痰中略带血丝，咳轻，咯痰较利，胸憋及口干、咽痒等症减轻。此病有转机，仍守前方，以巩固疗效。

12月31日三诊：

上方连服8剂，精神大增，咳血痰等诸恙悉退。现以心慌、惊悸，气短为主症。诊其脉仍细弱无力，舌质红少津。乃咳血后阴血亏损，血虑而心失所养，拟益气滋阴，补血安神，以仲景炙甘草汤加减治之。调治半月而诸症遂愈。随访4年来患者未再咳血。

按：咳血由肺而来，肺为娇脏，喜润恶燥，从秋至冬，雨雪全无，以致秋燥先内侵于肺，至冬由于感冒而干咳不已，近及月余。经云："秋伤于燥，冬生咳嗽"即言此也。"燥胜则干"，故见口咽干燥，咳痰不爽；风热燥邪上犯肺系，清肃失司，阴络受伤，故见咳血、舌质红少津及脉弦细。前人有"治燥不同治火"的说法。治火可用苦寒，燥证则宜柔润；火邪可以发之，燥邪则宜濡之；治火可用直折，治燥只宜滋润。所以专取润燥养阴的清燥救肺汤之意加减治之。方中阿胶、生地养阴止血以治本，杷叶、杏仁、桔

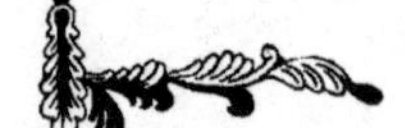

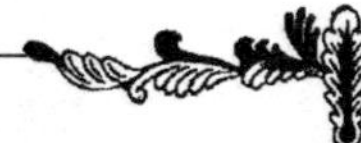

梗宣肺化痰以止咳，紫菀润肺化痰以止嗽，使肺得清润；苏子、白前肃降肺气，二蓟、茅根、仙鹤草、黑芥穗凉血止血以治标；怀牛膝引血下行。全方润肺化痰，止嗽宁血，标本兼顾，使肺得清肃，则诸症渐安。本案咳血十多日，倾盆盈碗，病势危笃，其状惧焉。但由于张老辨证准确，用药精当，仅就诊3次，即转危为安。

便　血

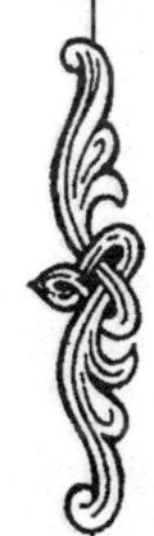

《素问·阴阳别论》曰："结阴者，便血一升，再结二升，三结三升"《灵枢·百病始生》说："阴络伤则血内溢，血内溢则后血。"所谓"结阴"、"后血"即今之便血。不论血出于大便前或后，或单纯以血下泄，凡血从肛门出者，统称为"便血"。《血证论》云：先便后血，谓其血在胃中，去肛门远，故便后始下，名曰"远血"，即古所谓"结阴"下血，今之所谓"便血"也。先血后便为"近血"，谓其血积聚于大肠，去肛门近。其一为脏毒下血，一为肠风下血。脏毒下血多浊，肠风下血多清。

盖本病多因脾气虚弱，不能统摄，或因湿热下注大肠，损伤阴络所致。临床所见，血色紫暗者多属气虚，或兼湿毒；血色鲜赤者，多属实热。治以补脾益气，清热化湿为原则。

劳倦内伤黄土汤

过度劳倦，脾气损伤，气失统摄，血无所归，而致便血

者，症见先便后血，血色紫暗，脘腹隐痛，大便偏溏，精神疲惫，懒言怠语，面色无华，舌淡，脉细弱。治法当温中健脾，益阴摄血。方用黄土汤：灶心土15克，焦白术9克，炙甘草4.5克，熟地12克，炒黄芩6克，阿胶9克，熟附子1.5～3克。如阳虚不显著，而阴虚内热较明显者，去附子、熟地，易生地。久病气虚者加人参，下血多者加仙鹤草、椿根皮、乌梅。

若肝经怒火，肺经抑郁，引起血不藏摄者，用归脾汤加炒栀子、麦门冬、五味子、阿胶等；若病久体虚过甚，下血太多，脾肾不固者，用人参养荣汤，或胶艾四物汤加巴戟天。

【医案】

王某，女，21岁，农民，五台县人。门诊号：67841。

1973年4月29日初诊：

大便下血已月余，先便后血，血色不鲜，全身无力，面色㿠白，食欲欠佳，大便偏溏，小便尚可，月经忽前忽后不调，舌淡苔白，脉象沉弱。此属中焦虚寒，脾不统血，所谓“远血”也。治以健脾温寒，养血止血。仿《金匮》黄土汤之意，处方：

当归15克　乌梅3枚　白术15克　生地18克　阿胶10克　黑地榆10克　椿根皮12克　甘草6克　炒黄芩6克　灶心土120克　水煎口服。

5月2日二诊：

上方2剂后，大便出血显著好转，偶然见血，量已很少，食欲、睡眠、精神均可，唯大便仍偏溏，脉沉弱。上方当归减为10克，继服2剂，诸症痊愈。

1978年4月随访：

治愈后，身体健康，再未便血。

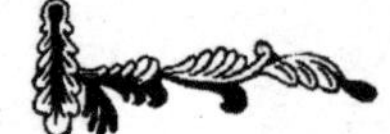

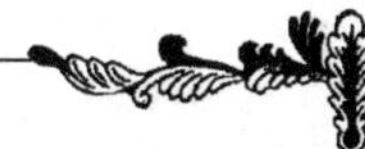

按：便血一证《内经》谓之“结阴”。《金匮要略》分为“远血”、“近血”。张景岳指出：“血在便后来者，其来远，远者或在小肠或在胃”，“血在便前来者，其来近，近者或在广肠，或在肛门。”《金匮要略》曰：“下血，先便后血，此远血也，黄土汤主之。”本案先便后血，又兼血色不鲜而黯，全身乏力，面色㿠白，便溏，舌淡，脉沉弱等，皆为中焦虚寒，脾不统血之象。但无畏寒、神疲、肢冷等阳虚征象，故原方去附子之大辛大热。用大量灶心土，性温入脾，善于止血祛寒，合白术、甘草健脾行气，脾行统摄之权，则血不离经妄行。当归、生地、阿胶养血止血，地榆、椿根皮、乌梅固涩止血。药证相合，故4剂而痊。

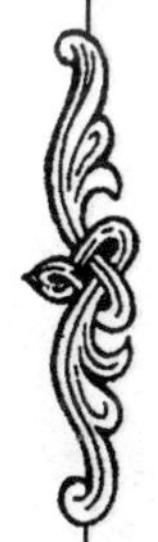

湿热赤豆约营煎

湿热蕴蒸，下注大肠，损伤阴络而便血者，症见下血鲜红，先血后便（谓之近血），大便不畅，口苦，苔黄腻，脉濡数。治法为清热化湿，和血止血。张老选用张仲景《金匮要略》赤豆当归散与张景岳《景岳全书》约营煎合方用之。药用：赤豆芽9克，当归9克，生地12克，赤芍9克，黄芩9克，地榆9克，续断9克，甘草6克，槐花9克，荆芥6克，乌梅2枚。前方赤豆散包括当归、赤豆芽两味，当归逐瘀血生新血，赤豆芽入血分疏利血中之结，使血解散，不再聚结于肛门；后方约营煎着重清热止血，方后原注：下焦火盛可加栀子、黄连、龙胆草之属，气虚者加人参、白术，气陷者加升麻、防风，可资参考。

附：

1. 脏毒下血

脏毒，肛门肿痛，下血多浊，大肿大痛，大便秘结者，

宜《血证论》解毒汤（大黄3克，黄连9克，黄芩9克，黄柏6克，炒栀子9克，赤芍9克，枳壳3克，连翘3克，防风9克，甘草6克）。如大便不结，肿痛不甚者，用四物汤加地榆、荆芥、槐角、丹皮、黄芩、地肤子、薏仁、槟榔之属治之；脏毒日久不愈，必治肝胃，治肝宜龙胆泻肝汤、加味逍遥散，治胃宜清胃散（生地、当归、丹皮、黄连、升麻、甘草）加银花、土茯苓、防己、黄柏、砂仁、车前子，以升清降浊，则脏毒可愈。

2. 肠风下血

肠风，肛门无肿痛，下血多清。治法以清火养血为主，火清血宁而风自息矣。用槐角丸（槐角9克，地榆9克，黄连3克，黄柏9克，黄芩9克，生地12克，当归9克，川芎3克，荆芥6克，防风6克，侧柏叶6克，枳壳6克，乌梅3枚，生姜汁3克）治之。如系外风协热下血者，用葛根芩连汤加荆芥、当归、柴胡、白芍、槐花、地榆、桔梗治之，使内陷之邪上升外达，不致下迫肛门而肠风下血自愈矣。

按：1963年第5期《中医研究通讯》发表有张老“大便血”一方，是其多年临证经验之结晶，很好地反映了张老的临床用药特点。原文录之如下，希望读者仔细体味。

肠风下血，日久滑脱，其下血益甚，用下方，收敛兜涩，且清血分之热。方用：

乌梅9克　当归9克　白术9克　椿根白皮15克　焦槐实9克　阿胶9克　诃子9克　枳壳6克　川军6克　僵蚕6克　黑地榆9克　黄芩6克　甘草3克

灶心土半斤，用冷水冲开澄清，用水煎药，空心温

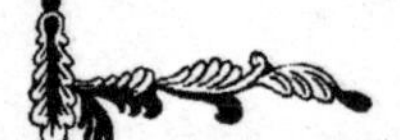

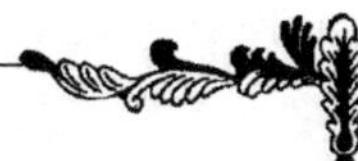

服。在临床经验，不分远血近血，以及痔漏出血，用之均能取效。

遗　精

遗精，又名“遗泄”，或称“失精”。主要由心肾不交、相火炽盛或肾气不固等所引起，也有因湿热蕴积而引发者。证分“梦遗”与“滑精”两类，前者为有梦而遗精，后者则无梦而精自滑出。大抵有梦而遗者，为相火炽也，病轻；无梦而遗者，为心肾虚也，病重。

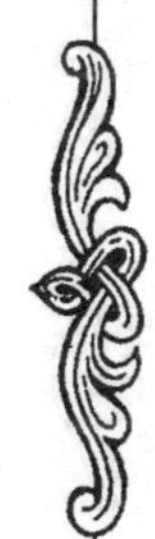

根据心藏神，肾藏精，心动于上则精泄于下的理论，古人有“梦遗为心病”和“滑精为肾病”之说。现认为，此不可作为临床辨证的主要依据。必须依据患者的临床表现、素体强弱、病程久暂、年龄长幼和有无兼证等具体情况，进行分析和裁处。一般认为：心肾不交者，症见梦中遗泄，头晕，心悸，神倦，小便短黄而有热感；相火炽盛者，阴茎易举，口干舌红，头晕目眩，耳鸣腰酸；肾气不固者，精易滑出，面色晄白，精神萎靡，头眩腰酸，脉象沉弱；如系湿热下注者，多有口苦、溺赤、苔黄腻等兼症。

治疗，应在明确辨证的基础上，分别以补肾滋阴、清热化湿、养心安神、温补固涩等法则进行施治。

清心摄肾通心肾

遗精多在梦中，遗精后头晕，心跳，精神萎靡，体疲乏力，小便短黄灼热，舌质赤，脉细数，证属心肾不交。治当

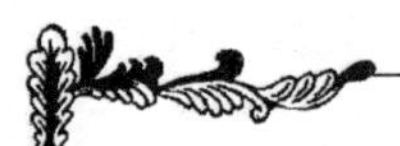

清心摄肾，方用《证治准绳》茯神汤，方为：茯神（去木）9克，远志6克，菖蒲6克，茯苓6克，炒枣仁9克，人参6克，当归6克，甘草3克，黄连5克，生地5克，莲子7枚。此方适用于欲火太盛，思想太远，君火妄动引起的遗泄。也可用三才封髓丹（天冬、熟地、人参、黄柏、砂仁、甘草）酌加黄连、竹叶之类，以清心泄火，常有良效。

本病如系肝火淫于内，魂不守舍，引起淫梦失精者，亦可暂用龙胆泻肝汤，以泻相火。方为：龙胆草9克，炒黄芩6克，栀子6克，泽泻6克，木通6克，车前子3克，当归1.5克，柴胡6克，甘草1.5克，生地6克。若心有妄想，所欲不遂，心神不安，君火偏亢，相火妄动，干扰精室，而精液遗泄者，宜清心安神，可用黄连清心饮（茯神、远志、人参、黄连、生地、甘草、当归、莲子、枣仁），或用妙香散（人参、益智仁、龙骨、茯苓、茯神、远志、朱砂、甘草）以安神闭精。

必须注意的是本证不能全靠药物，必须配合精神调养，清思寡欲，静养年余，方会有效。

要少食辛辣和刺激性食物，晚餐不宜太饱，睡眠不宜仰卧，以侧卧为佳。同时注意被褥不可太厚等。

滋阴补肾泄相火

遗精，头晕目眩，耳鸣，腰酸，阴茎易举，神疲乏力，形体消瘦，口干，手足烧，舌红少津，脉弦细数。证属相火亢盛，治当滋阴补肾，佐以固摄。方用六味地黄丸加味：熟地15克，山茱萸9克，山药9克，茯苓6克，泽泻6克，丹皮6克。可选加芡实、莲须、金樱子、五味子、莲子、菟丝子等固摄之品。

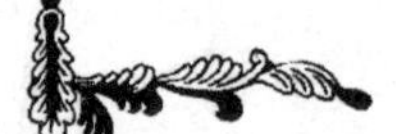

若遗精频作，日久不愈者，用金锁固精丸（沙苑蒺藜、芡实、莲须、龙骨、牡蛎）以固肾摄精。如精关久滑，不梦而泄者，用桑螵蛸散（人参、茯苓、远志、菖蒲、桑螵蛸、龙骨、龟板、当归）以固摄止脱。有壮年久旷，精满而自溢者，宜用生地、知母、黄柏、远志、菖蒲、茯神、莲子等清心安神。

补肾固精治滑泄

滑精频作，精神萎惫，四肢不温，腰酸腰困，舌质淡，苔白，脉沉弱无力，证属肾虚不固。治当温阳补肾，固摄精关。张老常用固精丸及内补鹿茸丸。固精丸由牡蛎、菟丝子、韭子、龙骨、五味子、桑螵蛸、白石脂、茯苓组成。内补鹿茸丸：鹿茸（炙酥）、菟丝子、沙苑蒺藜、白蒺藜、肉苁蓉、紫菀茸、蛇床子（酒浸蒸）、黄芪、附子、桑螵蛸、阳起石、肉桂各等份，研末，制成蜜丸，每服6～9克，酒下。其中固精丸着重固摄，内补鹿茸丸偏于温补，两方交替服用更为理想。

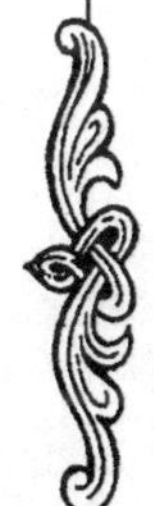

如精门不闭，遗精日久，如水之漏而不能约束者，用文蛤240克，白茯苓60克，白龙骨60克，共为细末，米糊为丸，如桐子大，每服70丸，空心，淡盐汤下。如加入莲须或莲肉60克，芡实60克，菟丝子120克，牡蛎30克，山药糊丸，其效更佳。

如因房劳过度，下元虚惫，寐则阳陷而精遗不禁者，用六味地黄丸加鹿茸、菟丝子、五味子、肉苁蓉、龙齿等。

【医案】

戴某，男，45岁，干部。门诊号：87307。

1976年3月15日初诊：

患者素来体弱多病，患慢性肾炎已15年。近来又增患

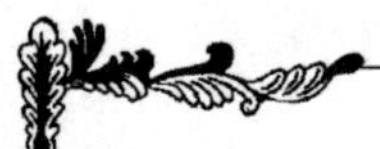

滑精，三五天一次，无梦而遗。腰腿酸困，疲软无力，头晕失眠，口唇干裂，五心烦热，全身怕冷，稍冷即病情加重，食纳少进，时有胃脘顶冲，嗳气泛酸，大便干，小便频，舌淡苔白，脉象沉弱。此为脾肾阳虚，治宜补肾壮阳，固涩精关。处方：

熟地 15 克　山茱萸 10 克　怀山药 10 克　茯苓 6 克　丹皮 6 克　泽泻 6 克　附子 3 克　肉桂 3 克　白芍 6 克　元参 10 克　龙骨 12 克　牡蛎 12 克　芡实 12 克　五味子 6 克　金樱子 6 克　莲须 6 克　川牛膝 10 克　枸杞子 10 克　杜仲 10 克　砂仁 5 克　水煎口服。

4 月 5 日二诊：

服上方 4 剂，食欲增加，胃脘仍觉憋胀，滑精次数减少，腰不困，下午腿仍困，其余诸症均有减轻，脉象仍沉。上方去枸杞子，加沙苑蒺藜 12 克，陈皮 6 克，水煎服。

4 月 22 日三诊：

服上方 4 剂，食欲好转，胃脘不憋不胀，滑精止，腰腿酸困减轻，鼻孔生小疮，焦燥疼痛，脉沉有力。此为肾气初复，上焦火生。拟清上补下。处方：

熟地 15 克　白芍 10 克　元参 10 克　菊花 10 克　山茱萸 10 克　山药 10 克　茯苓 6 克　泽泻 6 克　丹皮 6 克　桑叶 10 克　银花 10 克　龙骨 15 克　牡蛎 15 克　沙苑蒺藜 15 克　枸杞子 10 克　杜仲 10 克　芡实 12 克　五味子 5 克　莲须 5 克　金樱子 6 克

水煎服，2 剂后，滑精止，诸症渐安。

1977 年 1 月随访：

去年 4 月至今，虽经一次重感冒，复引肾炎有所反复，甚至出现轻度浮肿，而滑精之证，未见复发。

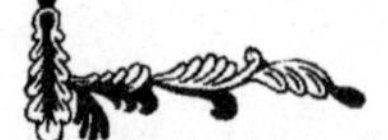

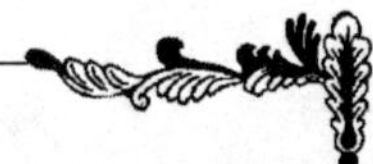

按：滑精、遗精，均属失精证。本案患者，肾炎浮肿，遗泄不固，又加之脾胃失职，后天化源不足，久病不愈，必然导致阴精内枯，阴损及阳，下元虚惫，肾气不固，致使小便频数，滑泄频作等一派虚象。张老用六味地黄壮水之主，肉桂、附子益火之源，水火得养，则肾气充足，恢复其主蛰封藏之本。仍恐久惫之肾气，一时难复，更加龙牡、芡实、金樱、莲须等固肾涩精之品，使精关得固，滑精停止。此亦标本兼顾之法，故见效迅速。肾气充足，脾阳得温，则脾气健运，胃气通降，故胃病亦能随之而愈。正是抓住主要矛盾之后，其余症状迎刃而解。

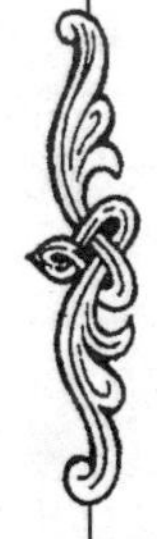

阳　痿

命门火衰是根本　温补有法渐次寻

阳痿又称阴痿，系指阳事不举或临房举而不坚的病证。诸家总结阳痿的成因多归于纵欲过度，命门火衰；思虑忧郁，损伤心脾；恐惧过度，损及肾气以及湿热下注所致。只要辨证准确，治疗相对容易。唯独命门火衰之阳痿，为数最多且易辨而难疗。

对于阳痿证属命门火衰者，张老临床常用的方剂为右归丸和赞育丹。张老认为赞育丹力量较右归丸大，效果亦好。在张老的医案中既可以看到将右归丸、赞育丹略作化裁制成丸剂服用的案例，又可以看到取其药作汤剂服用的案例。并且在多数情况下先让患者服用上述二方，在二方不效时，则

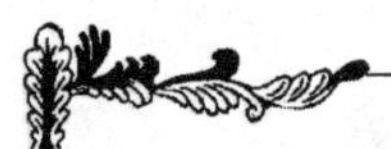

根据药后反应进一步审辨命门水火盈亏消长之关系，参合诸方加减化裁而治之，必使药证相合，然后长期守方守法，方能渐入佳境。

阳痿兼见面色㿠白，头晕、目眩，精神萎靡，腰足酸软，四肢不温，苔薄白，脉沉细，证属命门火衰。治当温补下元，张老常用的处方为右归丸和赞育丹。右归丸药用：熟地24克，山药12克，山茱萸9克，枸杞子12克，菟丝子12克，鹿角胶12克，焦杜仲12克，肉桂9克，当归9克，制附子9克。赞育丹药用：熟地24克，白术9克，当归9克，枸杞9克，焦杜仲9克，仙茅6克，巴戟天9克，山茱萸9克，淫羊藿6克，肉苁蓉9克，韭子6克，蛇床子6克，附子6克，肉桂6克。若虚甚者酌加人参、鹿茸。二方功用略同，临床经验，赞育丹力量较大，效果亦好。

此外，桂附八味丸（附子、肉桂、熟地、山茱萸、山药、茯苓、泽泻、丹皮）加人参、鹿茸、肉苁蓉、枸杞子的效果亦很显著。《傅氏男科》说：阳痿不举，乃平日过于琢削，日削其肾中之水，而肾中之火，亦因之而消亡。盖水去而火亦去，必然之理。方用：熟地30克，山茱萸12克，肉桂9克，茯神9克，远志3克，巴戟天3克，肉苁蓉3克，杜仲3克，人参9克，白术15克。

【医案1】

马某，男，37岁。门诊号：75123。

1975年11月19日初诊：

患者食欲尚可，有时恶心，泛酸，二便一般，起猛时头晕，从1965年（至今12年）因过度劳累，发生阳痿早泄，一直未愈。脉沉，舌边赤苔白。处方：

熟地18克　当归9克　白术9克　枸杞子9克　仙茅

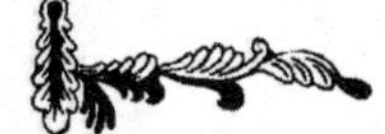

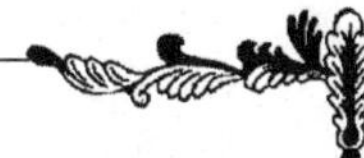

6克　山萸肉9克　巴戟天9克　淫羊藿9克　肉苁蓉12克　东人参9克　韭子6克　蛇床子4.5克　五味子6克　砂仁4.5克　杜仲9克　肉桂3克

以上4倍分量，研细末，炼蜜为丸，每丸3克，每早晚各服1~3丸，空心温开水送服。

嘱长期服用，后果愈。

【医案2】

王某，男，49岁，五台县人。门诊号：59624。

1973年5月10日初诊：

阳痿，早泄，已有3年之久。近来精神萎靡，食欲减退，脘腹有时隐隐作痛，嗳气，腰困，下肢酸软发冷，时有阳缩，睾丸抽痛，失眠心慌，面色皖白，小便频数，大便尚可。苔薄白，脉沉迟弱。此乃元阳虚惫之证，治以壮阳益精，温补脾肾。处方：

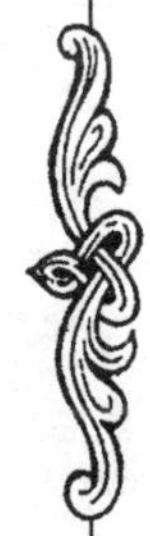

熟地15克　山茱萸15克　怀山药10克　枸杞子10克　菟丝子15克　五味子10克　覆盆子10克　巴戟天10克　破故纸10克　白术10克　肉桂6克　川牛膝10克　陈皮10克　砂仁5克　远志6克　炒枣仁15克　水煎服。

5月16日二诊：

服上方两剂后，诸症均见好转，又服两剂后，食欲增加，睡眠好转。但从昨天起，小便频数再作，阳痿，睾丸冷困，腰困，足冷而憋胀，下肢无力等症同前。脉仍沉弱。仍遵上法，菟丝子改为18克，肉桂改为8克，加桑螵蛸12克，台党参15克，麦冬10克，去牛膝，水煎服。

5月26日三诊：

上方服3剂后，阳痿开始好转，又服3剂，已能举阳，小便频数好转，腰酸困减轻，腿足冷转暖，仍感下肢无力，

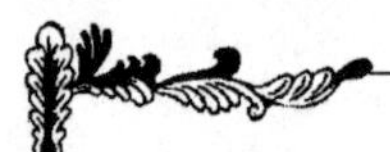

足部憋胀，脉仍沉弱。上方加川牛膝10克，水煎服。

6月7日四诊：

上方服4剂后，诸症大有好转，已能举阳，脉象亦较前有力。患者自以为病愈而停药。从昨天开始，又有小便频数，足发憋，阴茎有内缩的情形，虽然能举阳，而时间不长。告以5月26日方再煎服。

7月10日五诊：

上方加减化裁连服十余剂，小便频数、抽缩都转好，阳痿恢复较满意，现在仍有腰酸腿困，口干苦，手足心烧，脉沉，较有力。

原方加大熟地、枸杞药量，减肉桂为3克，加石斛12克，水煎服。以后渐渐康复。叮嘱患者，病虽愈而仍须清心寡欲，调饮食，注重摄生才能永保强健。

按：阳痿之为病，大抵有四：一为命门火衰；一为思虑伤心脾；一为恐惧伤肾；一为湿热下注。本例命门火衰，不能生土，以致脾胃虚寒，则食欲减退，脘腹隐痛，嗳气不除。命门火衰，故阳痿早泄，腰膝酸软，小便频数。张老用八味丸之半，五子衍宗丸去车前子，合党参、白术等品，全方乃阴阳平补，脾肾同温。以肉桂、巴戟天、补骨脂于水中补火，此师王冰“益火之源，以消阴翳”之法。辨证准确，治法恰当，故使多年沉疴，几经波折，终归痊愈。

寒湿痹证

痹证是因感受风寒湿之邪引起的以肢体、关节疼痛、

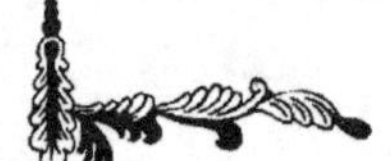

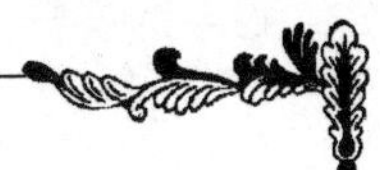

酸楚、麻木、重着以及活动障碍为主要症状的病证。《素问·痹论》指出："所谓痹者，各以其时重感于风寒湿者也。""风寒湿三气杂至，合而为痹，其风气胜者为行痹，寒气胜者为痛痹，湿气胜者为著痹也。"寒湿痹证基本属于痛痹。张老对此病颇多治验，试例举一二以详其治疗特点。

黄芪桂枝五物主

【医案】

李某，女，58岁，太原市某校教师。门诊号：78253。

1977年5月18日初诊：

从1975年9月开始，两下肢疼痛，酸困无力，得热痛减，遇冷痛增，小腿发冷，局部皮色不变，触之不热，无间歇跛行，手心烧，食纳如常，二便一般。苔白质淡，脉沉紧。趺阳脉搏动尚正常。此为素体阳虚，腠理不密，寒湿下侵，流走经络，气血痹阻之痛痹。治宜温经散寒为主，佐以祛风除湿。拟黄芪桂枝五物汤合桂枝附子汤加味治之。处方：

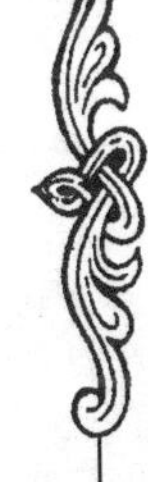

黄芪15克　桂枝5克　炒白芍10克　当归10克　川芎6克　秦艽10克　独活10克　木瓜10克　附子10克　牛膝10克　苍术10克　苡仁15克　生姜3片　大枣3枚　水煎口服。

6月15日二诊：

上方服6剂，两下肢疼痛及酸困均减轻，较前有力，小腹仍觉发冷，脉沉弱。再以原方加减。处方：

黄芪24克　桂枝10克　炒白芍12克　当归10克　川芎6克　秦艽10克　独活10克　木瓜10克　牛膝10

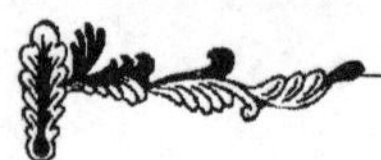

克　白术10克　附子10克　苡仁15克　生姜3片　大枣3枚　水煎口服。

6月23日三诊：

上方服4剂，患肢冷痛基本消失，但苔白薄腻，脉仍沉迟无力。上方黄芪改为30克，继服2剂，之后痹证基本治愈。嘱其仍当避寒保暖，以防复发。

按：本案患者，下肢冷，疼痛不移，得热痛减，遇冷痛增，乃寒气过盛所致。其舌质淡，苔白，脉沉紧等，亦为寒邪致病之象，故诊为痛痹。对于寒湿痹证张老常用的坐底方为《金匮要略》黄芪桂枝五物汤加减。该案所用方中附子大辛大热，走而不守，为退阴寒、益阳火、除寒湿之要药，与桂枝配伍更善散寒温经，为方中君药。秦艽、独活、木瓜祛风湿，兼可散寒。苍术、苡仁健脾利湿。又病久多虚，故用黄芪、当归、川芎、芍药益气养血，牛膝引药下行。正气充足，邪不可干，气血运行正常，痹阻自通，通则不痛，故痹证得愈。

笔者在整理张老资料中偶然发现一张1979年5月1日张老开的处方（田某，女，成年），其药物为：当归12克，川芎6克，白芍12克，秦艽9克，桑枝15克，忍冬藤12克，红花5克，川断6克，狗脊12克，桑寄生15克，川牛膝9克，木瓜9克，丝瓜络12克，炙草6克，远志6克，夜交藤15克，黄芪15克，桂枝5克，生姜3片，大枣3枚。从用药上来分析，方中既有温化寒湿、活血通络之品，又有强壮腰膝、补心安神之味，可知该病人病程较长；从方中使用忍冬藤一味来看，患者似乎有寒将化热的趋势。该方也体现着张老的治痹之经验，因此顺便提及。

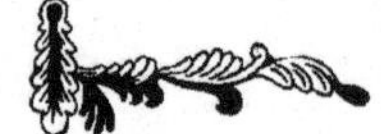

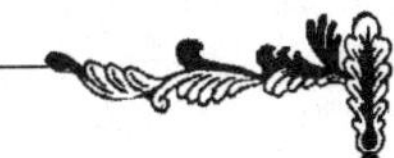

辨病辨证相结合

【医案】

康某，女，47 岁，工人。门诊号：85038。

1977 年 1 月 16 日初诊：

右腿疼痛憋困，已 1 月余，西医诊断为腰椎骨质增生，治疗未见明显效果。近日，因遇冷病情增重，右腿疼痛如锥刺，日夜难忍。食欲尚可，二便如常，舌苔薄白，脉象沉紧。此为风寒侵袭经络，以寒邪为主之痛痹，治宜散寒祛风，温通经络。处方：

当归 12 克　川芎 10 克　白芍 10 克　川牛膝 10 克　独活 10 克　桑枝 21 克　桂枝 10 克　苍术 10 克　木瓜 10 克　鸡血藤 10 克　秦艽 10 克　黄芪 15 克　威灵仙 10 克　生姜 3 片　大枣 3 枚　水煎口服。

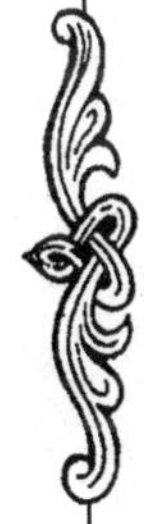

1 月 18 日二诊：

服上方 2 剂，右腿疼痛、憋困显著减轻，已能安睡，但自觉气紧，苔薄白，脉象沉而迟缓。上方加枳壳 6 克，苏梗 10 克，陈皮 6 克。水煎口服。

1 月 24 日三诊：

服上方 2 剂，右腿疼痛完全消除，气紧减轻，但右腿仍有发冷、发麻等不适之感，苔薄白，脉沉缓。上方加黄芪为 18 克，继服 2 剂，诸症均安。而后服“骨质增生丸”巩固疗效。

按：腰椎骨质增生，常引起腰痛、腿痛、腿麻等神经压迫症状。按照中医辨证论治，症状常能缓解。在症状缓解后，可继服“骨质增生丸”多能收到控制继续增生的效果，亦有个别病例使已经增生的骨质消化于无形者，故每能收到

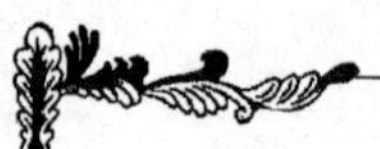

巩固疗效的作用。但如果一味按骨质增生论治，效果很慢。如果只是辨证治疗症状缓解后不再继续根治，效果多不巩固，往往因体位或动作稍不合适，引起反复。由此，我们深感辨证与辨病结合之必要性。

久病入络治非难

【医案】

高某，男，17 岁。

1974 年 1 月 7 日初诊：

患者初系左腿疼痛，经打针、吃药等，由左腿转向右膝及右小腿疼痛，晚间疼痛增剧，寸步难行。本病时日已久，经中、西医及针灸治疗无效，有的医生怀疑为肿瘤，找张老试治。症见患肢不红不肿，肤色稍暗，自觉发冷，食欲欠振，舌苔薄白，脉象沉紧。此为风、寒、湿三邪，合而为痹。治以散寒祛风，燥湿通络。处方：

当归 10 克　川芎 10 克　白芍 12 克　桑枝 24 克　木瓜 10 克　独活 10 克　桂枝 10 克　红花 5 克　秦艽 10 克　苍术 10 克　黄柏 5 克　牛膝 10 克　生姜 3 片　大枣 3 枚　水煎口服。

1 月 9 日二诊：

服上方 2 剂，右膝及右下肢疼痛均明显减轻，仍不欲食，身发冷，脉沉紧。上方桂枝加为 12 克，生姜加为 5 片，另加细辛 2.1 克，去黄柏，水煎口服。

1 月 11 日三诊：

上方 2 剂后，两腿疼痛完全消除，且不发冷，食欲仍差，咽喉疼痛，脉沉。处方：

桔梗 6 克　甘草 5 克　元参 12 克　炒牛蒡子 5 克　当

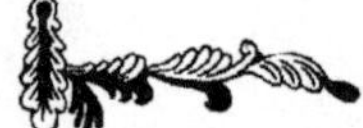

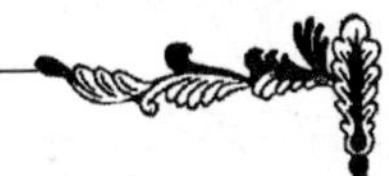

归10克　川芎6克　白芍10克　桑枝15克　川牛膝10克　秦艽10克　忍冬藤15克　陈皮6克　焦三仙各6克　2剂，水煎口服。

1月13日四诊：

药后，两腿疼痛已痊愈，食欲增多，咽喉疼痛减轻。近日咳嗽，口干，咳痰不爽，脉浮。于是又以润肺化痰，宣肺止嗽之品，数剂而愈。

1978年4月随访：

经上述治疗后，患者腿病未曾反复，早已参加农业劳动，体质很好。

按：中医治病的原则是“辨证施治”，但临证时，能认真辨证，准确用药，也颇为不易。本案风寒湿痹，患肢色黯，不红不肿，自觉发冷，疼痛，其脉沉紧，此为寒湿偏重，久病入络之可靠征象。辨证准确，方能正确用药。张老用辛温散寒，苦以燥湿之药为主，辅以活血通络之品，2剂显效，6剂痊愈，收效似很轻易，而此前诸医治疗不愈，反疑为癌肿，徒增患家疑惧，可见效与不效，关键在审证用药之的当与否，辨证施治之原则，可不精求乎？

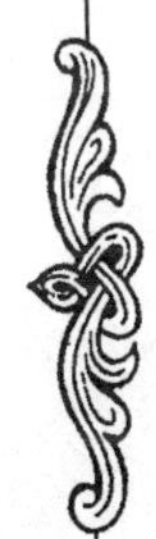

血栓性浅静脉炎

解毒活血兼利湿　巧用痹药除顽疾

血栓性浅静脉炎，类似中医的“恶脉”，又作“膈病”。

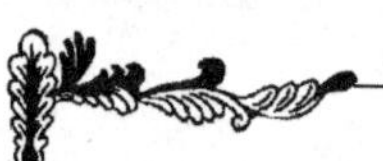

《肘后备急方》卷五中说："皮肉卒肿起，狭长赤痛名牑"；《备急千金要方》说："凡牑病，喜发四肢，其状赤脉起如编绳，急痛壮热"。

本病多发生在大隐静脉或小隐静脉的分支，特别是曲张的浅静脉内，发生在上肢的较少，也可发生在胸壁静脉，在某些疾病如血栓闭塞性脉管炎中，有时也有游走性浅静脉炎发生。病变的静脉处疼痛，局部皮肤呈条索状红肿，有压痛，以后红肿消退，留下硬索，并有色素沉着，局部常有牵掣、隐痛、坠胀感。急性期可有发热，全身不适，舌苔黄腻，脉濡数等。

张老对于本病的治疗不拘于成方古法，而是根据实际情况摸索拟定了专方专法。他认为本病的病机特点是湿热下注，经脉瘀阻，治当清热解毒，活血利湿。随着实践经验的积累针对该病的常用药物也经过不断筛选而趋于稳定。比如清热燥湿多用苍术、黄柏、牛膝；利水消肿可选木瓜、防己、薏苡仁；活血化瘀酌取丹参、地龙、桃仁、红花、当归、赤芍、乳香、没药等。其独特之处是往往加用秦艽、独活、威灵仙之类祛风除湿治痹之药。本病虽无风象，但实践证明加用这类药物之后患者症状缓解的时间可以明显缩短，下肢肿胀困重，局部疼痛的改善满意，此盖取"风能胜湿"之意。

【医案】

某，女，37岁，太原市人。门诊号：58038。

1975年3月29日初诊：

双侧下肢静脉曲张已14年，每在劳累后则两腿困重不适。近来，两下肢肿胀，有黑色脉络及瘀斑，发烧，困甚，有时疼痛，有时转筋，腰、背困，手足心烧，月经提前，食

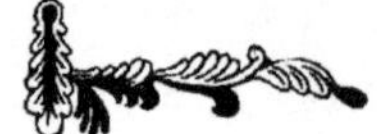

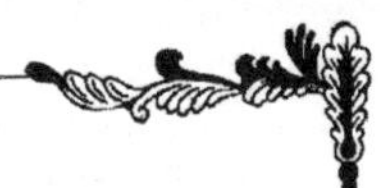

欲好，大便偏稀，一日二次，小便黄，苔薄白，脉沉。此病即下肢血栓性浅静脉炎。证属湿热下注，经脉瘀阻，治宜清热利湿，活血通络。处方：

苍术10克　黄柏6克　川牛膝10克　木瓜12克　防己10克　桃仁10克　红花6克　赤芍10克　当归10克　没药10克　薏苡仁30克　丹参12克　地龙10克　独活6克　秦艽10克　威灵仙6克　水煎服。

4月20日二诊：

服上方14剂，症状逐渐好转，两腿瘀斑和黑色脉络显著减轻，疼痛停止，肿胀消失。近日又感冒咳嗽，身热，腰困，手足烧，脉沉。上方加地骨皮12克，橘红6克，狗脊12克，水煎服。

5月8日三诊：

上方加减化裁又服10剂，感冒咳嗽已痊愈，两腿静脉曲张显著减轻，瘀斑和黑色脉络大部消失，脉仍沉弱。原方继服二剂，巩固疗效。

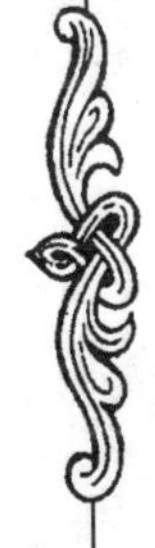

按：本案病人下肢肿胀，发烧，困重，大便溏，小便黄，皆湿热下注之征。而黑色脉络及瘀斑久久不散，为气血瘀阻之象。此类病人舌质多呈黯紫，或有紫斑。方中苍术、黄柏，苦以燥湿，寒以清热；桃仁、红花、赤芍、当归、丹参等活血化瘀而止痛；木瓜、防己、薏苡仁利湿以消肿；秦艽、独活、威灵仙祛风以除湿。药证相合，邪有出路，故能收效。但，本病仍需避免久站久立，更不能负重远行，才可能缓缓而愈，不再复发。

血栓闭塞性脉管炎

四妙勇安建奇勋　巧加桂枝点龙睛

血栓闭塞性脉管炎，中医叫“脱疽”，是一种趾（指）坏死脱落的慢性疾病。早在《灵枢·痈疽》即有“发于足趾，名曰脱痈，其状赤黑，死不治，不赤黑，不死，不衰，急斩之，不则死矣”的记载。患者疼痛剧烈，治疗困难，每易复发，甚至此愈彼发，难以根治，是危害严重的一种疾病。中医中药治疗本病有良好疗效。

本病的特点是好发于四肢末端，尤以下肢更为多见，初起时趾（指）间怕冷、苍白、麻木，步履不便，继则疼痛剧烈，日久患趾（指）坏死变黑，甚至趾（指）节脱落。张老认为该病本为气血凝滞，血脉闭阻，阳气不达。其因多为寒湿下受。如合并感染，趾虽红肿紫胀，溃烂腐臭，甚忽疼如汤泼火灼，但触其患处，非但不热，反而冰冷，此其验也。故治疗大法应以温通经络为主。换言之，辨证分型之各型中，只要患肢冷者，皆应伍以温通。而血栓闭塞性脉管炎的热毒证最为凶险，多由气滞血瘀，久郁化热所致。表现为患肢皮肤黯红而肿，趺阳脉搏动消失，患趾如煮熟之红枣，皮肤上起黄疱，渐变为紫黑色，呈浸润性蔓延，甚则五趾相传，涉及足背，肉枯筋萎，色黑而干枯，溃破腐烂，疮面肉色不鲜，疼痛异常，如汤泼火烧，彻夜难眠，常须弯膝抱足而坐。此证张老每每重用和营止

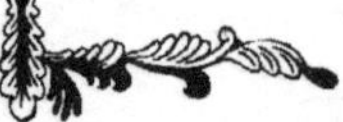

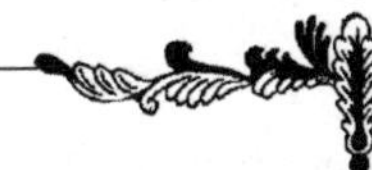

痛、清热解毒的四妙勇安汤（玄参、当归、金银花、甘草）取效。

【医案】

田某，男，52岁，农民，五台县人。门诊号：87887。

1972年2月28日初诊：

右足趾紫红、肿胀，剧烈疼痛，夜不成寐，足趾冰冷，右足小趾溃烂，色黑，脓汁不多，臭秽难闻，愈烂愈大。食欲、二便尚可，行走不便。家人用担架抬数十里来就诊。脉细数，患肢趺阳脉消失。西医诊为血栓闭塞性脉管炎。此为血脉闭阻，阴虚毒热，壅结足趾所致，治宜活血化瘀，清热解毒，辅以益气养阴。处方：

金银花30克　元参15克　当归15克　甘草15克　红花5克　桃仁5克　乳香6克　没药6克　川牛膝10克　远志6克　炒枣仁15克　丹参10克　黄芪15克　川芎10克　水煎服。

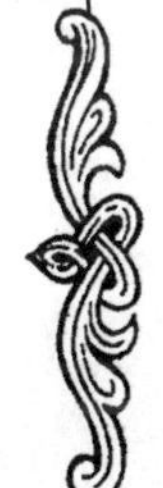

3月25日二诊：

其妻代诉：上方服15剂患趾破溃，疼痛甚剧，夜夜难眠。处方：

金银花60克　元参30克　当归30克　甘草30克　丹参15克　乳香10克　没药10克　川牛膝12克　桃仁6克　红花6克　桂枝10克　黄芪30克　远志6克　炒枣仁15克　水煎服。

4月11日三诊：

其妻代诉：上方加减服十余剂，右足小趾黑色腐肉已消退殆尽，破伤色转红润，疼痛大减，肉芽已生，原方继服。

5月6日四诊：

其妻代诉：上方服二十余剂，患趾已不觉疼痛，肿硬消

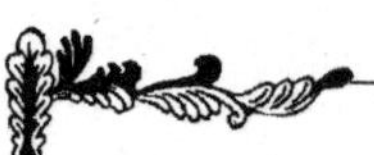

退，食欲、二便及睡眠都已正常，只右小趾端仍有豆大一点未愈疮口，腐烂发黑。处方：

金银花60克　元参30克　当归30克　甘草30克　乳香10克　没药10克　桃仁6克　红花6克　桂枝10克　黄芪45克　台参15克　炒枣仁12克　川芎10克　川牛膝10克　鸡血藤12克　水煎服。

又服二十余剂后，伤口愈合，诸症悉平。

1978年4月随访：患者脉管炎治愈后，第二年恢复健康，开春后即参加生产队劳动，与从前体质无明显差异。嘱其保暖、戒烟，避免外伤，认真保养。

按：本案中病人患趾已经腐烂，由紫红转黑，疼痛剧烈，彻夜难眠，属阴虚毒热壅遏足趾无疑，故用大剂四妙勇安汤滋阴、清热、解毒、和血，加乳香、没药、桃仁、丹参、牛膝等品活血化瘀而止痛。黄芪补气以行血，效尚不显，待二诊时，主药药量增加一倍，并加桂枝10克后，病情方见好转，以至痊愈。盖桂枝辛甘而温，有温经通脉，助阳化气之功，实为方中治本之药。桂枝本为气药，加入诸血药中，其辛温散寒之力，加强了诸药活血化瘀之功，故亦为方中画龙点睛之品。

在张老《常惭愧斋抄本·第十七号》中我们可以看到29种病证的治法，内有脉管炎、静脉炎等资料。张老抄本所录诸方取舍的法度，不是时间的古方、今方，不是性质的经、时、验方，也不是作者是不是名家，而是临床的效与不效。凡是合理合法，临床有效，而老人又能得以参见的方剂多被收录，其采撷范围极广，足见用功之勤。而对所录诸方，张老每每取其精髓，化为已

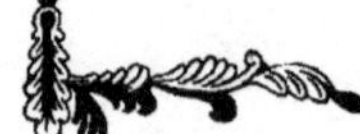

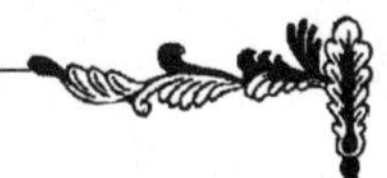

有，再用之于临床。因此张老的确是将古人“活到老，学到老”的垂训加以认真实践的典范，并且能够做到时时有新的进步、新的体验、新的境界。我们可以看到本案张老所用之方即是从其所录一张名叫“活络通脉汤”的基础上化裁而来的。现将这部分内容转录如下，供读者参考。

活络通脉汤：治血栓闭塞性脉管炎（脱骨疽）。

处方：当归四钱　元参六钱　银花八钱　公英五钱　地丁五钱　生地四钱　黄芪四钱　红花三钱　土茯苓五钱　生草三钱　制乳没各三钱　丹参五钱　元胡三钱

病在上肢加片姜黄三钱，在下肢加川牛膝三钱。

煎法：水 500 毫升，煎取 200 毫升过滤，第二次水 300 毫升过滤，与前煎混和，日 2～3 次服，每日一剂。

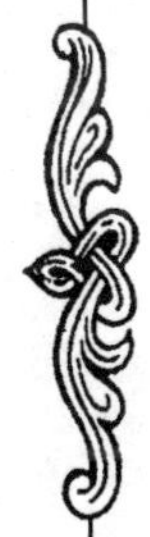

加减法：

1. 恶寒甚者加附片、肉桂、干姜、细辛、吴茱萸、清酒等。

2. 寒湿痹加木瓜、豨莶草、防己、伸筋草、鸡血藤、海风藤、威灵仙等。

3. 烦躁不眠酌加焦栀、茯神、炒枣仁、合欢花等。

4. 阴虚酌加石斛、玉竹、瓜蒌等。

5. 热重加连翘、菊花、西黄丸。

6. 局部肌肉起跳痛（移行性静脉炎）加丹皮、赤芍、归尾、泽兰和苡仁。

7. 大便不通酌加桃仁、酒军、元明粉、郁李仁等。（新疆军区生产建设兵团一医院）

阴　疽

溃而难敛　以补为先

疽分有头疽和无头疽两大类，其中无头疽属阴，有头疽属阳。有头疽是发生于肌肤间的急性化脓性疾患，其特点是局部初起皮肤上即有粟粒样脓头，红肿胀热痛，易向深部及周围扩散，脓头亦相继增多，溃烂后，状如莲蓬、蜂窝；无头疽是一种初起无头，发于骨骼及关节间的脓疡，其特点是局部漫肿，皮色不变，疼痛彻骨，难消、难溃、难敛。证之于临床，治疗的难易程度为阴疽难于阳疽，而阴疽之溃而不敛者尤为难中之难。

张子琳先生治阴疽，以补为大法，认为脓未成时气血壮则易化毒成脓，脓成后气血壮则易托毒透脓，溃后气血壮则易生肌收口。但疽证，毒深病重，病程多长，数月不等，其间可能有兼证、变证，亦应即时处治，始能及时祛邪护正，扶助气血，达到邪去正复的目的。对于阴疽溃而不敛者一般有如下治法：

一、毒盛方溃，托里消毒

阴疽有数年而不溃者，一旦溃破则剧痛难忍，说明正气既馁而毒邪鸱张，此时最易内陷生变，急当托里消毒，防其内陷。

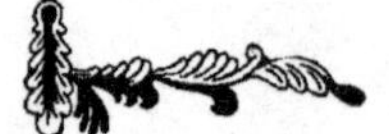

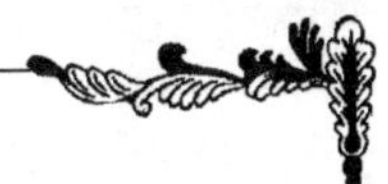

【医案】

郝某，女，42岁。

1974年12月5日初诊：

右手背阳池穴处生一肿物已4年，于1个月前化脓溃破，流紫黑血和青黄水，痛连臂膊，难以忍受，经过西医封闭等多项治疗，均不效。要求服中药治疗。诊视疮口发黑，无脓汁，周围皮色阴暗，不高起。全身症状有心慌，心烦，不能入寐，食欲减退，口干不欲饮，不发烧。月经提前，半月一行。脉沉弱。此乃腕疽证，其性属阴，当防其内陷，姑以托里消毒，活血止痛治之。处方：

当归10克　川芎16克　赤芍10克　黄芪15克　银花15克　花粉10克　甘草6克　桔梗6克　乳香6克　没药6克　陈皮6克　云苓10克　远志6克　夜交藤12克　水煎服。

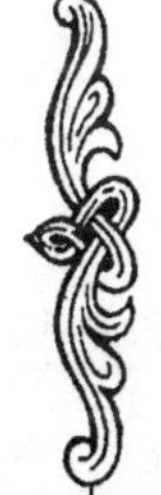

12月12日二诊：

上方服4剂后，疮患逐渐好转，疼痛显著减轻，皮色由阴暗转为红活，脉仍沉。上方黄芪改为21克，加白芷6克，神曲6克，水煎服。

12月16日三诊：

上方服3剂后，患部已不疼痛，疮口开始收敛，黑血黄水均消失。原方化裁继服。

当归10克　川芎10克　白芍6克　黄芪24克　桔梗6克　白芷5克　甘草5克　云苓10克　党参10克　白术10克　陈皮6克　银花15克　乳香6克　没药6克　花粉10克　水煎服。

1975年1月14日四诊：

上方加减服14剂左右，疮口肉芽已经长平，疮口接近

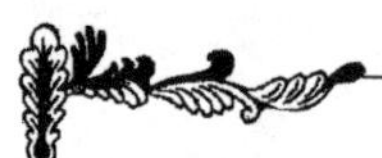

愈合，不红不肿，毫不疼痛，唯近日食欲欠佳，消化迟钝，脉沉弱。治以气血双补，辅以消导开胃。处方：

当归 10 克　川芎 6 克　白芍 10 克　甘草 5 克　云苓 10 克　陈皮 6 克　党参 10 克　白术 10 克　黄芪 12 克　银花 15 克　花粉 10 克　神曲 6 克　麦芽 6 克　山楂 10 克　水煎服。

1 月 23 日五诊：

上方服 4 剂，疮已愈合，不红不肿，食欲虽稍增，但近三四天来，胃脘憋痛，嗳气，恶心，二便尚可，脉沉稍弦。以健胃降逆，疏肝理气为治。处方：

茯苓 10 克　陈皮 6 克　半夏曲 10 克　炙甘草 3 克　厚朴 6 克　香附 6 克　苏梗 10 克　川楝子 10 克　元胡 6 克　竹茹 6 克　神曲 6 克　水煎服。

2 剂后，诸症均安。

按：疮疡外证，内治准则不离消、托、补三法。本案从症状分析，似腱鞘囊肿破溃感染。按中医辨证，其色黑，破溃月余而无黄白稠厚之脓，久不敛口，反流黑血青水，疮色紫暗，漫肿不高突，实为阴寒疽证，气血虚弱，不能托毒外出之象。近日又加心慌、心烦，似有内陷之端倪。急以托里消毒，补气活血，祛邪外出，方使其证由阴转阳，实为治疗得法，用药恰当之功。俟四诊时，腐肉脱尽，新肉渐长，疮已至后期，故以补气血，健脾胃，加强后天补养而收功。治疗中时时辨证论治，不离定法，井然有序，故使多年顽疾，渐渐而愈。

二、脓水淋漓，养阴解毒

阴疽溃而日久，脓水不断者，虽然脓水稀而不泽，也必

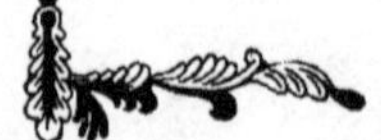

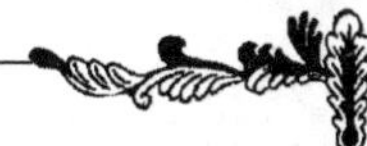

须注意到它亦为气血阴液所化，久必伤阴，而形成热毒炽盛，气阴两伤之重证，若不及时治疗，亦有内陷之厄。此期病程漫长，其中若有变证，应随时辨证施治，始能步步好转，渐臻佳境。

【医案】

魏某，女，43岁，教师，太原市人。门诊号：63882。

1977年3月13日初诊：

右侧胸壁结核，先后手术3次，本次手术后又有月余，刀口不愈合，流稀脓不止，皮色紫黑，不红不肿，痛若刀刺。全身伴有精神委顿，面色无华，失眠，出虚汗，左半身及左臂膊发冷，右半身发热，食欲不振，大便偏干，口干不欲饮，小便一般，经期尚准，量少。舌淡红，苔薄白，脉细弱无力。此为肋疽溃后，气血双虚之逆证。治宜调补气血，方用人参养营汤加减。处方：

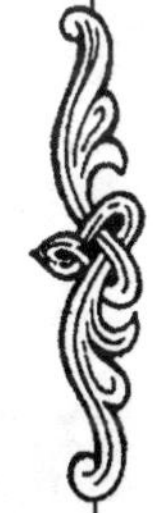

黄芪15克　党参12克　白术10克　云苓10克　甘草5克　当归12克　川芎5克　白芍10克　熟地15克　银花15克　桔梗6克　花粉10克　麦冬10克　白芷6克　水煎服。

3月25日二诊：

上方加减服用6剂，症状同前，近来主要是呕吐不止，饭后则吐，疮口流脓稍少。先拟调中降气止呕为治，处方：

党参10克　白术10克　茯苓10克　炙甘草6克　半夏10克　陈皮6克　竹茹10克　藿香6克　公丁香5克　代赭石10克　用伏龙肝水澄清，煎药温服。

4月1日三诊：

服上方2剂后，呕吐已止，口干苦涩，食少，疮口疼痛，流脓多，全身发烧。处方：

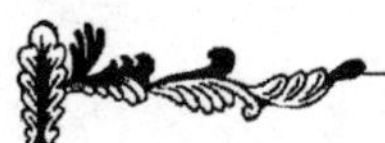

当归10克　川芎6克　白芍10克　生地12克　麦冬10克　花粉10克　银花15克　连翘10克　菊花10克　陈皮5克　甘草5克　黄芩5克　辽沙参10克　五味子5克　水煎服。

5月3日四诊：

服上方后，诸症渐好。于6天前突然感冒，高烧39℃，头晕，恶心，欲吐不吐，时而干渴，时而口苦，时而口酸，时而口干不得言语，心烦，疮口流脓量多，大便不利，小便黄赤，苔黄厚，脉虚数。此为热毒炽盛，气阴俱伤，实有内陷之虞，急当养阴益气，清热解毒，佐以清心。处方：

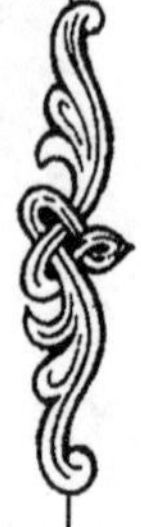

菊花10克　桑叶10克　连翘12克　银花15克　甘草6克　芦根15克　麦冬6克　石斛15克　竹茹10克　辽沙参10克　陈皮6克　竹叶10克　远志6克　当归10克　桔梗6克　黄芪10克　水煎服。

6月29日五诊：

服上方3剂后，感冒已愈，高烧渐退，心烦，呕恶消失。于是上方去桑、菊、芦根、竹叶、竹茹等品，仍用人参养营汤加辽沙参、麦冬等药，连服20余剂，疮口渐小，流脓减少，口干、便干渐减，食纳好，小便正常。但胃脘憋胀，偏右腹疼痛，时而手足心烧，脚肿胀，睡眠欠佳，舌苔白，脉细弱。仍用人参养营汤加减。处方：

当归12克　川芎6克　白芍12克　云苓10克　黄芪21克　白术10克　甘草5克　桔梗6克　远志6克　炒枣仁15克　辽沙参10克　丹皮10克　麦冬10克　花粉6克　白芷6克　柴胡5克　香附6克　大腹皮6克　水煎服。

本方加减服用20余剂后，伤口逐渐愈合，后仍有阴虚低热，胃脘不适等症，以益阴清热，和中理气等品调理

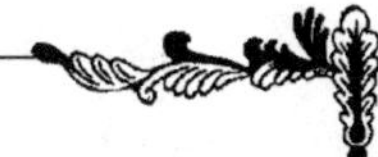

而愈。

按：胸壁结核术后不敛，亦属中医阴疽。本例，其疮位于胁肋，故名肋疽。本为虚劳性外科疾患，加之多次手术创伤，及术后脓水淋漓，气血大伤，故见一派气血虚损证候。历代名家皆认为其“沉涩难疗”。张景岳说：“疽者结陷于内，阴毒之气也……其来不骤，其愈最难，甚有疮毒未形，而精神先困，七恶迭见者，此其恶将发，而内先败，大危之候也。”张老选用人参养营汤治疗，确为对证。本方为治痈疽溃而不敛之主方，正如薛立斋所说：“气血两虚而变现诸症，莫能名状，勿论其病，勿论其脉，但用此汤，诸症悉退。”但仍需随证变化，灵活运用。本案正气不足，偶受外感，则不克防御，变症纷杂。如二诊时，患者呕吐不止，故急以调中和胃，用代赭石、半夏、竹茹、藿香、丁香之类降气止呕，否则气阴更伤，疽疮更难愈合。四诊时，偶感外邪，则又感冒高烧、呕恶心烦，实有内陷之虞，只好急则治标，清热解毒，益气养阴，辛凉散邪共施，即除表邪，又防内陷。而后再以人参养营汤加减调理半年之久，才使正气渐复，疮口愈合，亦大幸也。

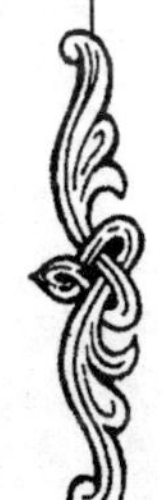

三、肉芽灰暗，大补气血

阴疽迁延，久不收口，疮口不鲜，肉芽灰暗，不知痛痒，更兼纳呆神疲，此乃气血双虚，不能生肌长肉，托毒外出，治宜大补气血，兼清余毒。

【医案】

武某，女，71 岁，农民，五台县人。门诊号：26388。

1970 年 10 月 28 日初诊：

左胯部发生疽疮，半年余。今年 3 月份，左胯部及左侧

小腹同时生一肿疡，淡红漫肿，久不溃破，用青、链霉素及四环素等无效。于7月份手术切开排脓，脓汁多而不稠，直至现在，疮口肉芽淡红不鲜，流脓清稀而量多，久不收口，不知痛痒，食欲不振，身疲无力，腰腿发僵，背发冷，小便频数，灼热。舌淡苔白，脉沉弱。此属气血双虚，不能生肌长肉，托毒外出。治宜气血双补，托毒排脓，辅以开胃。处方：

黄芪24克　台参10克　云茯苓10克　焦白术10克　当归10克　川芎6克　白芍10克　银花15克　白芷6克　甘草5克　陈皮6克　鸡内金6克　水煎服。

11月7日二诊：

上方服4剂，患者饮食增进，出脓减少，仍发冷，小便频数。仍遵原法，处方：

黄芪45克　当归12克　川芎6克　白芍10克　台参12克　白术10克　茯苓10克　甘草5克　白芷6克　熟地15克　山茱萸10克　肉桂6克　菟丝子15克　鸡内金8克　银花15克　水煎服。

11月20日三诊：

上方加减服用10剂，已能大量进食，疮口有痛觉，仍有脓外排，但量已减少，质亦变稠，尿频，咳嗽。继遵原法。处方：

黄芪60克　台参15克　熟地12克　白术10克　云茯苓10克　甘草6克　当归12克　白芍10克　陈皮6克　五味子6克　肉桂5克　银花10克　白芷6克　菟丝子15克　远志6克　水煎服。

12月26日四诊：

上方加减化裁服16剂，近日疮口痛，流脓不止。上方

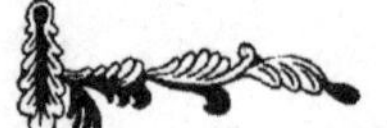

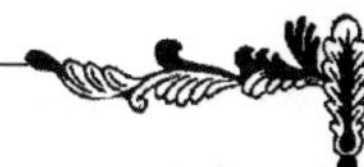

加乳香6克，没药6克，炙粟壳5克，水煎服。

12月30日五诊：

上方服2剂，疮口痛减轻，食欲增加，精神好，小便转正常，唯流脓仍多，原方继服。

1971年1月15日六诊：

服上方8剂，疼痛缓解，排脓转稠，昨天用当地验方“豆腐渣白糖”外敷患处后，脓液减少，但疼痛增剧，不敢触碰，心烦，食纳、二便好。仍遵前法化裁治疗。

生黄芪45克，台参15克　甘草6克　云茯苓10克　白芍10克　肉桂5克　远志6克　菖蒲6克　竹叶10克　栀子5克　水煎服。

2月1日七诊：

上方服4剂，疮口疼痛，有脓，但疮口开始收敛，边缘的肉芽较前新鲜。处方：

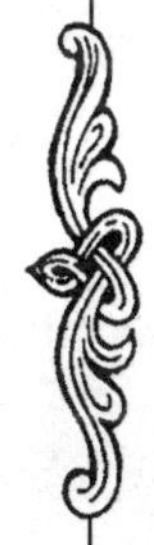

生黄芪45克　台参15克　白术10克　当归12克　川芎6克　熟地15克　制乳香8克　制没药8克　炙粟壳6克　远志6克　麦冬10克　陈皮6克　五味子8克　水煎服。

2月24日八诊：

服上方10剂，病情逐渐好转，脓质转稠而量减少，疼痛减轻，口干渴好转，近来出现身痒。于原方内加白鲜皮10克，地肤子10克，蛇床子10克，又服10余剂，诸症悉除，疮口完全愈合。

按：疽证在中医外科中是一种重症、险症。或因毒盛正虚，或因治疗不当，往往导致毒邪内陷，危及生命。本案系古稀之年，患此重症，病情更险。患者素体气血不足，故毒滞不化，不能透毒外出，成形之后3个月不溃，手术切开排脓，又脓水清稀不泽，疮色不鲜，肉芽灰暗，半年不能收

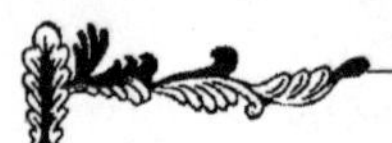

敛，更伤气血。这种恶性循环，若不大剂峻补气血，恐此七十高龄之人，难得复转。张老用十全大补汤加减化裁，大补气血，方中重用黄芪达60克，以黄芪为补药之长，其性温能升，升举阳气，托毒外出，又善固表，能逐邪祛风。故《神农本草经》谓："主痈疽久败疮，排脓止痛。"证之临床，其效卓著。加用银花，其味甘性寒，寒善清热解毒，甘能养血补气，故不论已溃未溃之痈疽，使用皆宜，其效特好，古称"痈疽圣药"。《外科理例》说："金银花治疮，未成即消，已成即溃，有回生之功。"黄芪、银花、当归、甘草，即四味汤，治痈疽之功甚伟，能移深居浅，转重作轻。加肉桂更能转阴为阳，化毒为脓。药证相合，患者坚持治疗5个月之久，终于康复。

窦　道

溃而难敛气血虚　用补不疑久见功

窦道是一种病理性盲管，由深部组织通向体表，只有一个外口，窦道内壁为伴有感染的肉芽组织，其外周被硬的纤维组织所包裹。多数窦道细而狭长，或直或弯，少数呈分支状。中医统称为"漏"。常见的慢性窦道多继发于脓肿自溃或切开排脓以后以及手术切口感染，其他如骨关节结核、慢性骨髓炎引流不畅或有死骨及坏死组织存留，也有因外伤及致伤物遗留在组织内部最后形成慢性窦道。

中医认为"漏"的形成，主要是因为气血不足，阴阳失

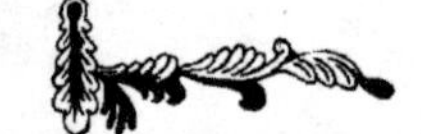

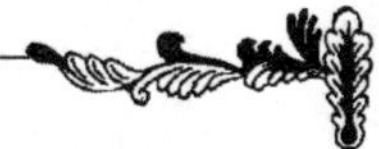

调，经络阻隔，气血凝滞，毒邪未尽。余毒与气血凝结，则外围形成坚硬索壁；肌肤失养，则肉芽粉白，水肿，不鲜；腐秽余毒未尽，则脓汁清稀或滋水；若引流不畅，或复染毒邪，则腐秽蕴毒，发红肿而溃脓。

张老对于窦道久溃不敛的治疗经验可以概括为八个字“培补气血，坚持治疗”。因为久溃不敛的病理状态本身就已提示邪毒未尽而正气已馁，此时如果依然固守攻逐邪气之法，毒邪未必得除而正气更受戕伐，因此当以大补气血为先，兼解余毒为辅。张老常用十全大补汤与托里消毒散合方化裁治之。

【医案】

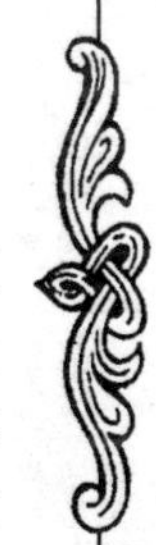

裴某，女，28岁，工人，太原市人。门诊号：77317。

病史摘要：

患者14岁时因便血治疗不愈，在某医院住院治疗，直肠镜检查疑为直肠癌，请某附院医生行“根治手术”（腹内肠管吻合）。术后便血治愈，遗留腰痛，腿困，饮食减少等症，经久不愈。于1976年9月份，腰部形成脓肿，不红不热，后自行破溃，流脓流血，疼痛甚剧，经太原市某医院拍片谓“骶尾骨结核”，但经抗痨治疗无效。于1977年9月份转北京某医院治疗，诊为“骶尾部窦道”，建议做“乙状结肠造瘘”，同时探查腹腔。患者不同意，同年12月找张老服中药治疗。

1977年12月5日初诊：

腰部溃疡，其色灰暗，肉芽不鲜，稀脓频流，时出淡色血水，已不觉疼痛，腰僵，腰痛，右足乏困，饮食尚可，二便如常，月经正常，但结婚4年，未曾怀孕。舌淡苔白，脉沉弱。此五脏亏损，气血大虚，属“下搭手”溃后不敛，治

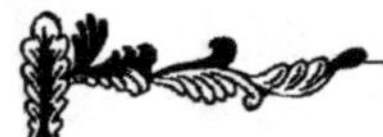

宜大补气血，托里消毒。处方：

黄芪15克　当归12克　川芎6克　白芍10克　党参10克　白术10克　熟地12克　茯苓6克　白芷6克　甘草6克　银花12克　枸杞子10克　川牛膝10克　肉桂3克　水煎口服。

1978年1月13日二诊：

服上方后，食欲增加，大便溏薄，每日二三次，便物不多，腰部疮口流脓、流血减少，稍有疼痛，腰僵，腿痛如前。近四五天，新加咳嗽，痰粘不利，脉沉弱。仍遵原法，少加利痰止咳之品。处方：

黄芪15克　当归10克　川芎6克　白芍10克　党参10克　白术10克　茯苓10克　白芷6克　甘草5克　银花10克　桔梗6克　橘红6克　前胡10克　浙贝母10克　紫菀10克　杏仁6克　金银花10克　水煎服。

2月17日三诊：

上方加减服十余剂，大便正常，腰部疮口出脓转稠厚，已不流血，有时疼痛。咳嗽、吐痰已愈。仍觉腰痛，右腿困。近日，消化不良，腹部胀疼，头顶疼痛。脉沉细弱。脓水由稀薄而转稠厚，局部由不痛而转疼痛皆乃阴证转阳之佳兆，仍拟补气血，强腰膝，托里消毒。处方：

黄芪21克　当归12克　川芎6克　白芍10克　党参12克　白术10克　茯苓10克　甘草5克　陈皮6克　神曲6克　肉桂5克　川断12克　狗脊12克　桑寄生15克　银花15克　白芷6克　水煎口服。

3月13日四诊：

上方服10剂时，诸症均减，近两天疮口憋胀、疼痛，脓液增多，全身发热，腿痛，腿困。再宗原意，少加活络止

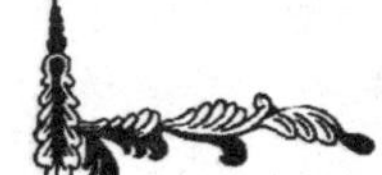

痛之品。上方加川牛膝10克，乳香6克，没药6克，蒲公英15克。水煎服。

4月7日五诊：

上方服2剂后，身热即退，疼痛减轻，流脓减少，但出现消化不良，大便泄泻等症。上方加减调理治疗，近日食欲欠佳，大便已正常，疮口憋胀而不痛，出脓减少，但仍有腰痛、腿困。月经50天未至，经某医院诊断为妊娠。脉沉。仍遵原法。处方：

黄芪30克　当归12克　川芎6克　白芍10克　党参12克　甘草5克　熟地12克　茯苓10克　白芷6克　肉桂3克　狗脊12克　川牛膝3克　川断12克　桑寄生15克　陈皮6克　神曲6克　白术10克　水煎服。

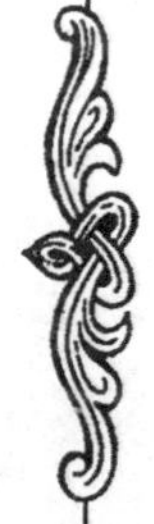

6月19日六诊：

上方加减服20余剂，诸症逐渐向愈。于半月前，疮口结痂，完全愈合，不痛不痒，稍呈凹陷，周围皮色发黑。现在，妊娠已4个月，饮食、睡眠、二便均正常，面色润泽，精神振奋，唯有左耳疼痛。拟养阴益气，清解余毒，以善其后。处方：

辽沙参10克　生白术10克　茯苓10克　当归10克　川芎6克　黄芩10克　生地12克　连翘15克　银花15克　甘草6克　麦冬10克　花粉10克　陈皮5克　生黄芪12克　水煎服。

按：本案综合脉症为下搭手溃后不敛，形成窦道，气血亏损之证。张老用十全大补汤，托里消毒散等加减化裁，随证施治，共服90余剂，收到瘘管愈合，正常怀孕的良好效果。从张老对外证久溃不敛的许多治验来看，收效的关键即在于培补气血，坚持治疗。气血充足，则能托毒外出，生肌

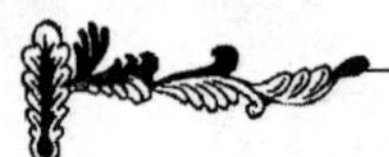

长肉，促使疮疡愈合。

湿　疹

血中湿热是其因　四物清疹建奇勋

湿疹是一种由多种内外因素引起的急性、亚急性或慢性过敏性皮肤病，相当于中医文献中的“湿疮”。其特点为多形性皮损，有渗出倾向，弥漫性分布，对称性发作，剧烈瘙痒，反复发病，有演变成慢性湿疹的倾向。男女老幼皆可发病，而以先天禀赋敏感者为多，无明显季节性，但冬季常常复发。

张老认为本病的病机为血中湿热兼挟外风。本病常由吃五辛和鱼虾海鲜、牛肉、羊肉、奶制品等发物引起，以发病局部皮肤潮红、肿胀及丘疹、丘疱疹、水疱等多形性损害相兼并见，搔抓后呈现糜烂、流滋等现象，均提示证属湿热。而本病病发于肌表，瘙痒难当又提示有风邪的存在。本病冬重夏轻，夜重昼轻，又提示病在阴分、血分。

湿疹虽然常见，但治疗颇为困难，张老勤求古训，从《医宗金鉴·外科心法要诀》当归饮子得到启发，结合验方清疹止痒汤，经过多年反复实践验证，制定出“四物清疹汤”，专治该病。其方由川芎、当归、生地、赤芍、苦参、白鲜皮、蛇床子、地肤子等组成。方中四物汤养血和血，既有润燥止痒之效，又有行血灭风之功。苦参能泄血中之热，善治湿热生虫之病，故善治癣、疥、疮、疡等瘙痒性疾病。白鲜皮味苦性寒，苦以燥湿，寒以清热，善除湿热疮毒、风

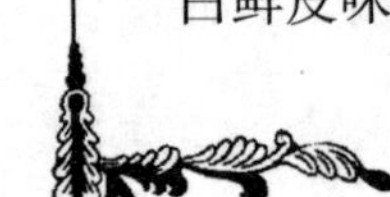

疮疥癣。地肤子甘苦而寒，清热利水，善治皮肤湿疹、疥癣、疮毒。蛇床子辛苦性温，《神农本草经》谓其善治“妇人阴中肿痛，男子阴痿湿痒。”实以其辛可散寒祛风，苦可燥湿杀虫之性也。其性温，又可制约苦参、地肤子、白鲜皮等大苦大寒之弊。诸药合用，确有养血润燥，清热燥湿，杀虫止痒之功，治疗湿疹屡试屡验。

应用四物清疹汤，张老有习惯的加减法，可供临床参考：上肢有痒疹者，加荆芥、防风；下肢有痒疹者，加苍术、牛膝；疹块色红者，加丹皮、浮萍；有热象者加石膏、知母；瘙痒难忍者，加蝉蜕、白蒺藜；皮肤干燥起屑者，加何首乌；搔破滋水淋滴者，加生苡仁、木通；疹块肿痛，色红者，加银花、连翘；恶风自汗，疹块色白者加黄芪；服药过敏者，重用银花、连翘、甘草，并应避免接触致敏药物。

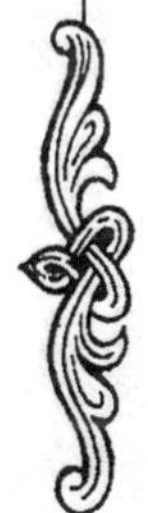

【医案】

赵某，男，31 岁，农民，五台县人。门诊号：69080。

1973 年 4 月 13 日初诊：

全身性湿疹瘙痒已 4 年，初于两下肢发生癣疮，发痒，搔破后流水，多方治疗，中西药品往往是初有小效，继则无效，再则痒疹蔓延发展。4 年来逐渐延及全身，瘙痒无度，影响睡眠，食欲、二便尚可，脉沉。此为湿邪下受，久则入血，进而血燥风伤，肌肤失养。治以养血活血，利湿祛风。处方：

归尾 10 克　川芎 6 克　赤芍 10 克　生地 12 克　苦参 10 克　白蒺藜 12 克　白鲜皮 12 克　蛇床子 12 克　地肤子 12 克　荆芥 10 克　防风 10 克　苡米仁 15 克　苍耳子 10 克　蝉蜕 6 克　甘草 6 克　水煎服。

4 月 23 日二诊：

上方服 6 剂后，湿疹显著减轻，已无滋水，瘙痒轻微，

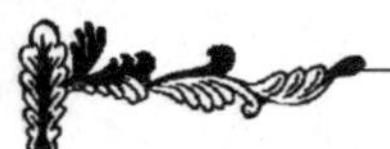

患者情绪饱满，如释重负，脉稍弦。上方地肤子、蛇床子均改为 15 克继服。

6 月 4 日三诊：

上方服 10 余剂，全身癣疮已完全消退，瘙痒停止，4 年宿疾完全治愈。继以原方调整剂量，2 剂，水煎服，以善其后。

按：本案病例病程 4 年有余，张老用此平淡之方加减治疗月余痊愈，可谓“四两拨千斤”。能取得这样的成果关键是思路和方法的正确，此外善于在变化加减的过程中守方也是取效的保证。四物清疹汤初为湿疹而设，但临证实践中，张老认为，只要病机符合，一切湿热为患的皮肤瘙痒性疾病皆可加减使用，诸如湿疹、诸癣、荨麻疹、皮肤瘙痒症等等。

乳　痈

活血通乳汁　清热消壅结

乳痈是发生于乳房部的一种急性化脓性疾病。多见于哺乳期妇女，以初产妇多见，好发于产后 3～4 周，是乳房疾病中的常见病。中医按发病时间不同，将其分为内吹乳痈及外吹乳痈。前者指怀孕期乳痈，后者指哺乳期乳痈。

张老用经脉循行与临床主症相结合的方法分析本病，认为其主要病机为肝郁胃热。足厥阴肝经，上贯膈，布胁肋；足阳明胃经贯乳中。因此，乳房主要与肝、胃二经关系密切。并且本病多由“乳子之母，不知调养，怒忿所逆，郁闷所遏，厚味炙煿所酿，以致厥阴之气不行，故窍不得通，而汁不

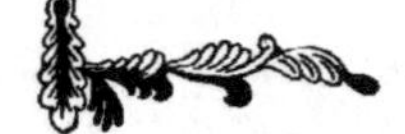

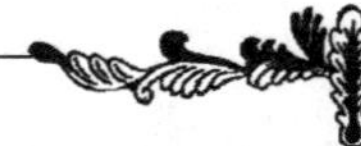

得出；阳明之血热沸腾，故热胜而化脓……必成痈疖”（《冯氏锦囊秘录精义》）。其治疗大法为疏厥阴气郁，清阳明血热。

本病患者多在成脓期局部症见焮红疼痛，或持续跳痛，而全身症见高热不退，烦躁不安等阳证毕现时就诊。阳明多气多血，所以病势较急，但只要治疗得法，预后较好。

【医案】

曲某，女，20岁，五台县人。门诊号：55207。

1971年7月24日初诊：

初产后50天，两乳房胀痛，有结块，肿大，抽痛，发烧身楚，不欲食，乳汁不畅，口渴，发热已月余。曾用中药、西药治疗，虽未溃破，但结块未消，疼痛不止。苔白略厚，脉数。此属肝胃热毒，蕴于乳房，气血壅滞而成之外吹乳痈。治宜行血通乳，理气清热消痈。处方：

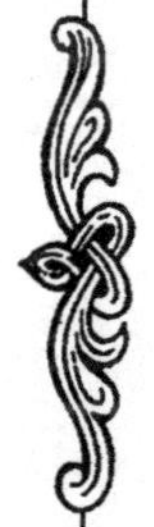

归尾10克　川芎6克　赤芍10克　桔梗6克　甘草5克　银花15克　蒲公英18克　瓜蒌15克　青皮6克　浙贝母6克　白芷6克　通草6克　连翘10克　花粉10克　水煎服。

7月27日二诊：

患者服上方2剂，乳房疼痛减轻，肿胀消退，但其中结块尚未全消。原方蒲公英加至30克，连翘加至12克，瓜蒌加至18克，银花加至24克。

8月2日三诊：

上方服4剂，乳汁通畅，乳房中之肿硬结块较前发软，肿块亦明显缩小。仍遵原法，加减化裁。处方：

桔梗6克　甘草5克　归尾10克　川芎6克　银花15克　蒲公英24克　瓜蒌15克　青皮6克　白芷6克　通草6克　花粉10克　红花5克　连翘12克　赤芍10克　香

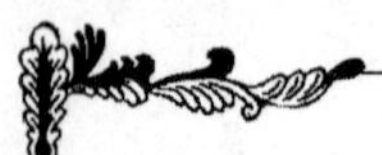

附6克　水煎服。

本方连服4剂，乳房肿块消散，诸症痊愈。

按：张老认为乳痈一病的致病原因虽然很多，但以肝郁胃热为主。肝郁则乳汁不畅，胃热则肿痛加剧。如《外科大成》记载："孕妇为内吹，胎气旺也。""有儿食乳为外吹，由肝气滞也。"而本案所用之方乃张老根据其多年临床经验所拟，体现着疏厥阴气郁，清阳明血热并重的治则。要疏气解郁，必先活血通乳，亦是行血以运气的道理。乳汁通畅，气郁则解，郁滞除则热毒易消。其中归尾、川芎、赤芍和血化瘀以通乳，甚者还可加王不留行、路路通等。银花、连翘、公英清热解毒；青皮、香附疏肝理气。口干舌燥者，加花粉、元参滋阴解渴。结块坚硬难消者，加瓜蒌、贝母化痰散结；头痛身楚者，加白芷、菊花。

张老此方有通治乳痈之能。临床所见有家属代诊者，有来信问诊者，以此方加减使用，方便病人，收效甚著。概因本方药性和平，配伍周密，切中乳痈之病机，凡肝胆郁滞，气血失和，热毒壅聚者，内服本方，皆合实际而少弊病。

乳　　癖

行血以运气　化痰散乳癖

乳癖包括西医慢性纤维增生性乳房病，在乳房病中是比较常见的疾患。由于乳房部自觉症状不明显，肿块不易被发现，故名乳癖。其特点是：乳内大小不等的肿块，边界不

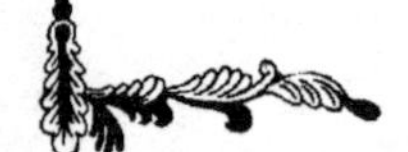

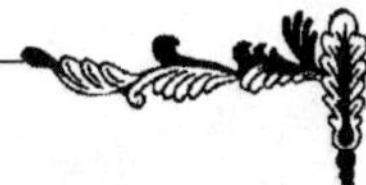

清，经前胀痛加重，经后减轻，病程漫长。好发于 30 ~ 40 岁的妇女，其发病率约占乳房肿块的 10%。

乳癖之因，大致有二：一为忧思伤脾，郁怒伤肝，肝气郁结，脾失健运，痰浊自生，乳络阻滞，气血凝聚，于是乳内成核。一为冲任失调所致。治疗大法为疏肝理气，化痰散结及调理冲任。张老认为，乳癖、乳疬，十之八九为肝郁痰凝所致。但肝体阴而用阳，治法当行血以运气，化痰以散结为主。临床上，凡有随月经和喜怒而消长者，治疗得法，多能消散于无形。

【医案】

田某，女，39 岁，五台县人。门诊号：29147。

1976 年 7 月 28 日初诊：

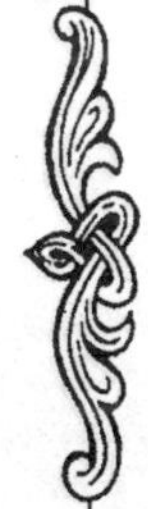

左右两乳房内各生肿块已有 5 月之久，其肿块扪之如片块状肿物，表面光滑，可以移动，左侧者较大而硬，不觉疼痛，每逢行经时胀大更著。近 40 天来，食欲不振，胸胁憋胀，口鼻干，手心烧，二便正常，月经正常，脉沉而细弱。此乃肝气郁结，忧思伤脾，痰浊凝滞于乳房之乳癖证。治以行血运气，化痰消结。处方：

当归 10 克　川芎 6 克　赤芍 10 克　浙贝母 10 克　瓜蒌 15 克　甘草 5 克　青皮 6 克　蒲公英 15 克　麦冬 10 克　元参 10 克　金银花 15 克　白芷 6 克　香附 6 克　水煎口服。

9 月 11 日二诊：

服上方 4 剂，乳房内硬结块开始消散缩小，食欲好转，鼻口干燥好转，仍感胸胁憋胀，行经时乳房胀大疼痛，脉沉。处方：

归尾 10 克　川芎 6 克　赤芍 10 克　苏梗 10 克　浙贝母 10 克　瓜蒌 15 克　甘草 5 克　青皮 6 克　金银花 15 克

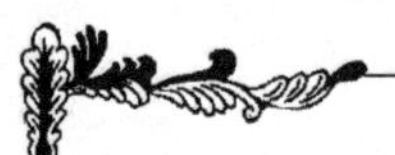

白芷 6 克　香附 10 克。水煎口服。

本方又服 3 剂后，乳房内肿块逐渐消失，诸症悉除。

1978 年 4 月份，患者母亲来太原谈及其女之乳癖再未复发。

按：张老案中处方以舒肝理气化痰为主要治则。但用药时气血参半，张老认为“气为血帅，血为气配”，肝经体阴而用阳，气郁血亦滞，血行气亦行，故多用当归、川芎、赤芍行血以运气，青皮、香附、苏梗疏肝解郁以理气，瓜蒌、贝母化痰以散结。其它药对症而设，如口干、鼻干加元参、麦冬；久郁化热加公英、银花等。本案有形之肿块 5 月之久，7 剂药而收全功，可见药能对证，其力甚宏。

产后乳少

滋源畅流兼开胃　乳似涌泉源源下

妇人乳汁由气血化生而成。产后缺乳之因不外二条：一为气血虚弱不能化生乳汁，则乳汁短少。产后无其他疾患，只是乳汁不下，乳房也不伴见胀大疼痛，通常可用十全大补汤治疗。二为乳络阻滞，虽有乳而不能畅流。乳汁不下，伴见乳房胀大作痛，旧法用太医院配方下乳涌泉散。但十全大补汤略显壅滞，而下乳涌泉散（生地黄、当归、川芎、天花粉、柴胡、青皮、漏芦、穿山甲、王不留行、木通、通草、桔梗、白芷、甘草）多用又恐耗气伤血。张老在临床实践中逐步摸索出一张平正有效的通乳方剂，略加裁化可以用于各型缺乳。

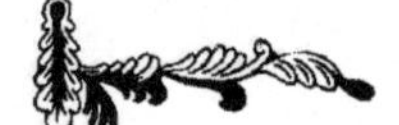

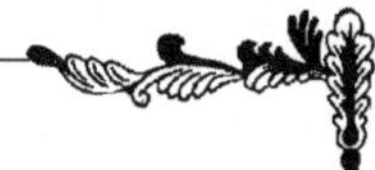

【医案1】

张某，女，20岁，五台县人。门诊号：33582。

1971年5月3日初诊：

产后9个月，近日乳汁太少，不能满足小儿食量，小儿昼夜啼哭，乳母食欲不振，心情焦急，愈急乳汁愈少，于是来诊。其舌质淡，苔白，脉沉。此为气血不足，无以化生乳汁。治宜补益气血，辅以通乳。处方：

黄芪15克　当归10克　川芎6克　通草6克　漏芦10克　路路通5个　炮甲珠6克　黑芝麻15克　陈皮6克　焦楂10克　香附6克　广木香5克　水煎口服。

上方2剂后，患者诸症消除，食欲转佳，乳汁已足。

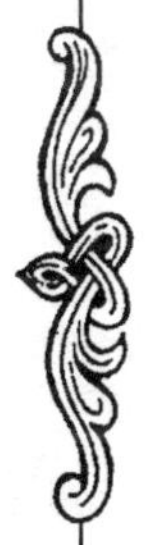

【医案2】

裴某，女，29岁，工人。门诊号：41047。

1975年12月19日初诊：

产后1月余，感冒发烧等引起乳少，小儿不够吃，乳母食欲不振，睡眠不足，二便无异常。处方：

当归12克　川芎6克　生芪15克　王不留行12克　炮甲珠6克　通草6克　漏芦10克　路路通5个　黑芝麻15克　白芷6克　焦楂6克　水煎口服。亦为2剂而愈。

按：张老此方之药物从功能上来看可分作三队：其一是黄芪、当归、川芎、黑芝麻等益气、养血、滋阴；其二是通草、漏芦、炮甲珠、王不留行等畅乳通络；其三是陈皮、焦楂等理气开胃，助其消化。全方共收滋乳之源，畅乳之流，开胃醒脾之功，可谓组方严密，考虑周全。故此每每2剂后乳汁即源源不断。若患者能吃海味，每剂加虾米30克，其效更速。若初产妇人乳房胀满而乳汁不下，纯是气血壅滞而不兼气血之虚者，归、芪等物亦可弃之不用，并以木梳于乳

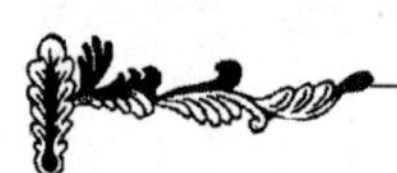

上梳下。

临床观察，产后缺乳不但小儿食量不足而善啼哭，往往乳母食欲亦差而善郁怒，此亦母病及子，子病及母之一解。故方中少加理气醒脾之药每收捷效。

闭　经

室女经闭因风雨　温经汤里觅治法

女子年龄超过 18 周岁以上，仍不见月经来潮，或曾来过月经，但又连续闭止 3 个月以上，除外妊娠期、哺乳期等生理性闭经者，均称为闭经。闭经亦名经闭、月闭、月经不行。其原因很多，脾虚、肾虚、血枯、血滞、气滞、痰湿、寒凝等均可引发。此处仅通过病例来讨论经水适来，冒雨涉水，或骤遇风寒，血为寒湿所凝之闭经。由寒湿凝滞而成之闭经在未婚女子中并不鲜见，因此张老的经验治法对于临床治疗颇有参考价值。

【医案】

杜某，女，18 岁，未婚，学生。门诊号：19278。

1977 年 11 月 11 日初诊：

月经闭息不行已 4 月余，患者素体尚健，经候正常，无慢性病史，只因 4 月前，月经将至，外出遇雨，风雨交加，遂觉身凉，亦未在意，淋雨而归。当时并无明显不适，自此月经闭息，脐腹疼痛，食欲尚好，二便如常。曾服西药等治疗未效，由其母领来求治。观其舌淡，苔白，脉沉。此属寒凝

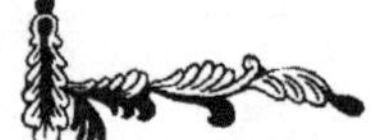

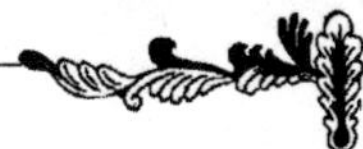

经闭，治宜散寒养血，理气通经，拟温经汤加减治之。处方：

当归 12 克　川芎 10 克　白芍 10 克　半夏 10 克　麦冬 10 克　炙甘草 6 克　吴茱萸 10 克　桂枝 6 克　阿胶 10 克　丹皮 6 克　香附 6 克　乌药 6 克　党参 10 克　生姜 3 片　水煎口服。

2 剂后，月经随即来潮，腹痛亦好，体健复原。

按：室女经闭，无非虚实两端。实证又可分为气滞血瘀和寒湿凝滞两种。本案患者素体健康，发病时间不长，亦无明显的虚损证候，起因为淋雨感寒。乃寒湿之邪客于冲任，血为寒凝，故少腹疼痛，胞脉阻塞，经水不得来潮，遂成闭经之证。舌淡苔白，脉沉，皆为寒湿内阻之象。张老用仲景温经汤散寒扶正，温经祛瘀以通经，投之即效。

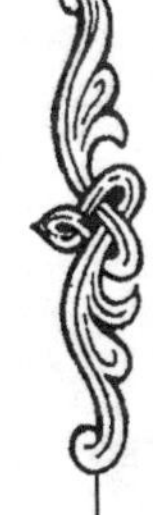

崩　漏

调冲固经治其本　加味胶艾汤坐底

经血非时暴下不止或淋漓不尽统称崩漏。崩漏乃妇科常见病、疑难病。其发病机理主要是冲任之脉虚损，不能制约其经血，故经血从胞宫非时妄行。张老治疗本病独具特点，不论虚寒、血热、脾虚、肾虚，均牢牢抓住冲任不足，收摄失固的关键，以自拟加味胶艾汤为坐底方加减化裁，以不变应万变。胶艾汤又名芎归胶艾汤，原出《金匮要略·妇人妊娠病脉证并治》，由川芎、阿胶、甘草、艾叶、当归、芍药、干地黄七味药组成。张子琳老先生的加味胶艾汤即仲景芎归

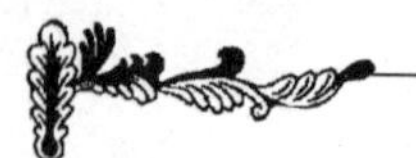

胶艾汤加仙鹤草一味而成。

仲景曰："妇人有漏下者，有半产后因续下血都不绝者，有妊娠下血者。假令妊娠腹中痛，为胞阻，胶艾汤主之。"由此可见凡属冲任虚损，阴气不守之下血者，用之皆可。冲为血海，任主胞胎，冲任虚损，血海不固，则出血不止。治当调理冲任，养血止血。原方阿胶为君，其性甘平，入肝经，功能补血润燥，止血育神（"津液相合，神乃自生"）。配甘草能增强止血之功，因甘草温中益气，令脾气旺则血有所统，血不妄行而自止，此寓益气补血之义。艾叶为臣，其性苦辛而温，入肝、脾、肾经，有散寒除湿，温经止血之功。今阿胶补血止血，艾叶温肝肾之经，一则使阳能维护阴血，亦即引血归经，不令妄行，两者合用，阴阳维系，为调经安胎，治崩中漏下之要药。张老在仲景原方中加仙鹤草一味亦为臣药，加强止血作用。当归、熟地、白芍、川芎即后世之四物汤，补血活血，为辅佐之品。入黄酒少量以宣行药力为使药。诸药合用，共奏温经升举，固阴和阳，补血止血之功。但临证用之尚需加减化裁，力求丝丝入扣，取效方捷。

【医案 1】

米某，女，37 岁，太原小学教师。门诊号：24865。

1976 年 12 月 24 日初诊：

患者平素月经正常，近两月来阴道出血淋漓不断，色淡有块，小腹疼痛，按之痛增，腰困，睡眠多梦，疲乏无力，舌淡苔白，脉象沉弱。证属肾虚，冲任不固。

治法：固冲任止血，理气止痛。

方药：加味胶艾汤主之。

处方：当归 12 克　川芎 5 克　白芍 9 克　熟地 15

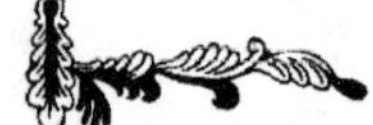

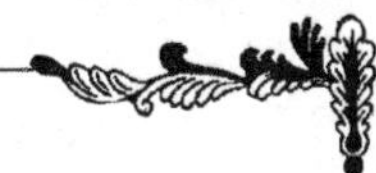

克　阿胶（烊）9克　焦艾叶6克　棕炭9克　仙鹤草15克　焦杜仲12克　川断12克　香附5克　乌药5克　水煎口服。

1977年1月14日二诊：

服药5剂后，出血已止，腰困、腹痛减轻，睡眠多梦，脉沉弱。上方加桑寄生15克，狗脊12克，远志6克，再进2剂后，腹痛止，诸症俱愈。

【医案2】

赵某，女，54岁，五台县人。门诊号：64113。

1975年2月15日初诊：

月经未绝，每月按时来潮，月经量多，色暗有黑块，经行十余天始净，神疲乏力，食少纳呆，二便正常。舌质淡少苔，脉象沉弱。经西医诊为子宫肌瘤，曾服西药治疗无效，建议手术摘除，患者不同意，遂请张老诊治。张老认为此证属气血虚弱，冲任不固。

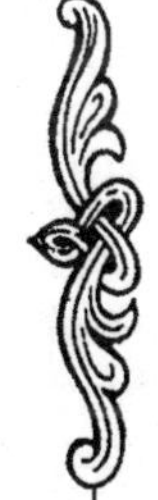

治法：补益气血，固经止血。

方药：加味胶艾汤主之。

处方：当归12克　川芎5克　白芍12克　熟地15克　阿胶（烊）9克　焦艾叶6克　茜草6克　棕炭6克　仙鹤草15克　鸡冠花15克　炙甘草6克

2月12日二诊：

服上方2剂，无明显不适，月经尚未来潮，前方加炙黄芪15克继服。

2月28日三诊：

药后月经未至，不知出血能否减少，但食纳增加，二便正常，脉沉弱。原方炙黄芪、仙鹤草、鸡冠花各加为21克，水煎服。

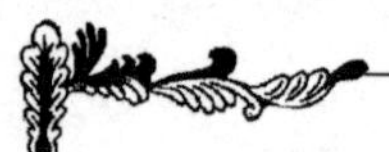

3 月 21 日四诊：

上药后月经来潮，经色发黑减轻，经量明显减少，脉沉弱。遵原方，仙鹤草、鸡冠花各加 3 克，水煎服。

患者数服上方，精神大增，守方调治 5 月余，服药百余剂，不仅出血止，月经正常，而且经西医妇科检查肌瘤亦消失。

1982 年追访未见复发，月事已绝。

【医案 3】

邓某，女，42 岁，湖北省人，医师。住院号：7931。

病史摘要：

主因阴道持续性出血 20 余日，量增多 1 周余，于 1977 年 2 月 2 日下午入院。

素来月经正常，1977 年 1 月 10 日月经干净后，第二日因劳累，全身乏力，腰困，12 日上午，阴道有少量出血，色暗红，无血块，腹痛，持续十余日，曾用中药 8 剂，云南白药 2 瓶，及西药维生素 K、安络血、丙酸睾丸酮等无效。于 25 日左右，出血量反增多，色鲜红，腰困加重，伴有少腹疼痛，头晕，乏力，纳呆，口干，心烦等症。血象：血色素 80g/L，白细胞 5.5×10^9/L，红细胞 3.0×10^{12}/L，血小板 120×10^9/L。

妇科检查：阴道中有中等量出血，宫颈口开一指尖，无糜烂，子宫体中位，硬度正常，活动，有轻度压痛。左侧附件轻度压痛。临床诊断：①功能性子宫出血；②慢性盆腔炎。病理检查结果：子宫内膜增生。

治疗过程：入院当日，中西药并用，中药用补气安神、凉血止血之品，西药用仙鹤草素、氨基己酸、催产素等无效，于是采用清宫疗法，亦无效，仍出血不止。2 月 6 日请

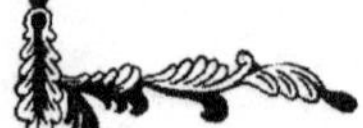

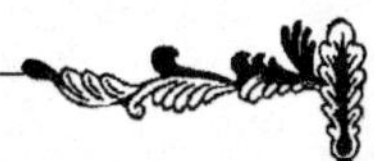

张老会诊。阴道出血量中等，色红，无块，精神紧张，口干，纳呆，头晕，心慌，失眠，多梦，夜间出汗，腹部无憋痛感，舌苔薄腻少津，脉细弱。此属冲任虚损所致之崩漏。治宜温经养血，止血祛瘀，方用胶艾四物汤加味。处方：

当归12克　白芍10克　生地18克　川芎5克　阿胶12克　川断12克　仙鹤草30克　鸡冠花15克　黑艾叶6克　炙甘草6克　杜仲炭12克　远志6克　炒枣仁15克　麦冬10克　三七参5克（研末冲服）　水煎服。

2月9日二诊：

上方服2剂，从昨晚至今出血渐少，色红，无块，无不适感，腹不痛、不胀，大便稍干，苔薄黄，质淡，脉沉细弱。效不更方，继服2剂，水煎服。

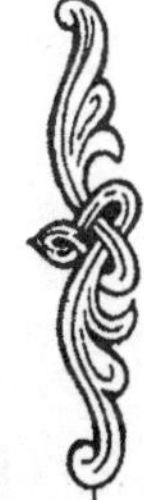

2月12日三诊：

出血量少，质黏，手足时热，夜间出汗，睡眠好，心慌，心悸消失，头晕愈，苔薄黄，脉细弱。处方：

当归12克　川芎5克　白芍10克　生地10克　阿胶12克　川断12克　熟地10克　黑艾叶6克　炙甘草6克　仙鹤草30克　黑杜仲12克　远志6克　麦冬10克　炒枣仁15克　黄芪15克　2剂，水煎口服。

2月15日，阴道出血止，诸症均安，痊愈出院，带药4剂以期巩固。

1978年4月随访：

出院后，又曾住院做甲状腺手术，但本病一直再未复发。现在体健，坚持正常工作、学习。

按：从上述诸案可以看出不论是淋滴不断的漏、暴下不止的崩，还是子宫肌瘤出血者用加味胶艾汤治疗均有效，甚至有血止之后，肌瘤亦冶愈的案例。这说明张老的加味胶艾

汤不愧为治疗子宫出血的坐底方，但要想取得满意的疗效还得注意加减法的合理应用。现将张老习惯使用的加减方法备列如下，以供临证参考：

1. 偏血热者用生地，血虚者用熟地；

2. 出血多者加边棕炭 6~9 克，鸡冠花 15~24 克，甚者加三七参 5 克（不超过 6 克）；

3. 肾虚腰酸困者加川断 12 克，焦杜仲 15 克；

4. 脾虚食欲不振者地黄炒炭用，加陈皮、鸡内金；

5. 大便干结者加火麻仁，大便溏泻者加白术、茯苓；

6. 小便频数者加菟丝子；

7. 睡眠不实者加远志、炒枣仁；

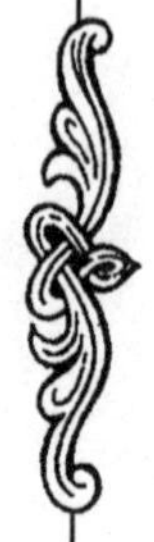

8. 少腹胀痛者加香附、乌药少许；

9. 手脚心烧者加地骨皮；

10. 口干者加麦冬；

11. 汗出过多者加煅龙骨、煅牡蛎、五味子；

12. 心慌惊悸者加茯神、龙齿；

13. 气虚甚者加党参、黄芪；

14. 出血过多、气短促者，急煎独参汤灌服。

子宫肌瘤

病属癥瘕当化瘀　非止活血一法能

子宫肌瘤在妇科肿瘤中为多见的良性肿物，其中有一部分经服中药确可消散。近年来，各地治法不一，多以活血化

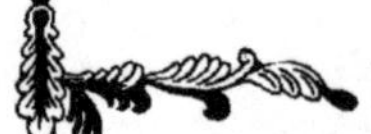

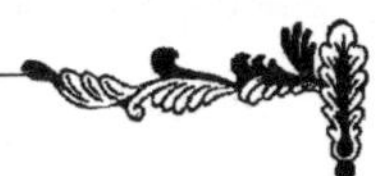

瘀为主，定一方坚持服用，有取效者，亦有不效者。张老的治法是以证为根据，辨证施治，出血时止血，有聚者散聚，浮肿者消肿，不拘一格，治验颇多。

中医本无子宫肌瘤的病名，多以癥瘕治之，病属血瘀。但如何达到瘀散结消、经带自调的目的，并非仅有活血一法。张老治愈子宫肌瘤的案例中有用加味胶艾汤止血的，有用温经汤补虚的，有用散聚汤攻邪的，也有用桂枝茯苓丸破瘀的。不同的治法有着同样的目的，那就是使有形的肿物消散于无形。至于不同方法的选择，张老强调因病之表现特点而异，因人之强弱虚实而异。因为中医是治疗“病人”的，而不是单纯治“病”或单纯治“人”的。下面通过典型案例予以说明。

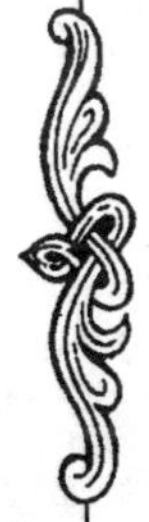

【医案】

苏某，女，39 岁，太原市人。门诊号：24475。

1973 年 10 月 13 日初诊：

小腹有块 2 年多，初如鸡卵，渐渐增大，不觉疼痛。平时腰困，怕冷，轻度浮肿，白带多。曾见子宫出血较多，近来尚可。月经提前，经期延长，每次七八天才能干净，经色淡。口干，恶心，食欲、二便如常。舌苔薄，脉沉细。经西医多次内诊，诊为子宫肌瘤，建议手术治疗。由于患者不愿手术，意欲用中药治疗。根据脉症，属于冲任虚寒，瘀血结块。治宜温经散寒，养血祛瘀，温经汤加减主之。处方：

当归 10 克　川芎 6 克　白芍 16 克　阿胶 10 克　吴茱萸 6 克　桂枝 6 克　麦冬 10 克　半夏 6 克　党参 10 克　丹皮 6 克　炙甘草 6 克　川断 6 克　焦杜仲 16 克　生姜 10 克　水煎服。

10 月 22 日二诊：

上方服 6 剂，近日月经适来，经期正常，腰痛减轻，仍

头闷、失眠，脉沉较前有力。原方加远志5克，炒枣仁15克。水煎服。

10月25日三诊：

上方服2剂，腰困减轻，失眠好，近日浮肿，以面部、手足为著，脉沉而弱。原方合五皮饮加减主之。处方：

当归10克　川芎6克　白芍16克　吴茱萸6克　桂枝6克　麦冬10克　党参10克　丹皮6克　焦杜仲10克　川断10克　桑皮10克　冬瓜皮12克　茯苓皮12克　生姜皮6克　水煎服。

10月29日四诊：

服上药2剂，腰困、失眠、头晕头闷、颜面浮肿等均显著好转，手仍肿，口干，喜吃冷物，脉沉较有力。仍遵温经散寒，祛瘀利水之法，上方去姜皮，加石斛12克，水煎服。

11月15日五诊：

上方经4次加减化裁，共服8剂，腰困已好转，小腹之结块明显缩小，时而摸着，时而摸不着，仍轻度浮肿。此次行经提前6天，余无不适。患者体质已好转，应着重治疗腹中结块。改用散聚汤加减治之。处方：

半夏10克　槟榔6克　当归10克　陈皮6克　杏仁6克　桂心6克　云茯苓10克　炙甘草6克　川芎6克　枳壳6克　厚朴6克　吴茱萸6克　茯苓皮12克　桑白皮10克　冬瓜皮12克　水煎服。

11月26日六诊：

患者自述，小腹积块有时摸着在左，有时摸着在右，滑利活动。腰困减轻，轻度浮肿，左胁痛。脉较有力。正气原虚，宜疏补两施，缓攻为宜。处方：

1. 当归10克　川芎6克　白芍10克　阿胶10克　党参

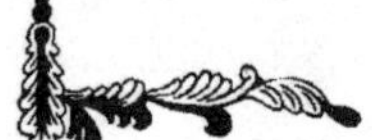

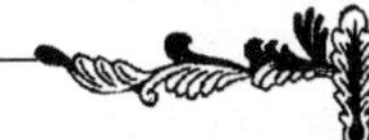

10克　桂枝6克　半夏10克　麦冬10克　吴茱萸6克　丹皮9克　炙甘草6克　杜仲10克　川断10克　生姜10克

2.半夏10克　槟榔6克　当归10克　陈皮6克　杏仁6克　桂心6克　云茯苓10克　炙甘草6克　枳壳6克　厚朴6克　吴茱萸6克　杜仲10克　川断10克　附子1.5克

以上两方交替，水煎服用。

1974年2月11日七诊：

上方交替服用2月余，近日食纳、二便均好，小腹结块隐约可以触及，大如红枣。近半月来主要是两足跟痛。脉沉弱。大积大聚，衰其大半即止。足跟痛虽系小病，乃肾经虚损，治宜峻补。处方：

熟地15克　山茱萸10克　怀山药10克　云茯苓6克　泽泻6克　龟板10克　肉桂6克　丹皮6克　牛膝10克　水煎口服。

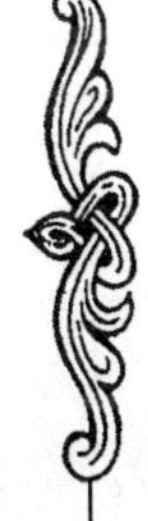

本方加减，服用10余剂，患者于3月份又来复诊，说：又经西医妇科检查，认为子宫肌瘤已消失。唯足跟仍有灼痛，眼睛干糊。嘱服知柏地黄丸。

按：本案的治疗体现着张老治疗该病的特点。因患者病已日久，腰困、畏冷、出血、脉沉细，皆为气血虚寒之证，故用《金匮》温经汤。正如黄树曾所说："汤名温经，以瘀血得温即行也，方内多培养气血之药也，未尝着重逐瘀，而瘀血自去者，此养正邪自消之法也。"至五、六诊时，患者正气已复，只有腹中结块为主要症状，故改用《三因》散聚汤与温经汤交替服用，疏补兼施，此为后世诸贤之成法。李东垣尤为推崇。及至七诊时，患者坚持服药已4月余，虽时时顾及正气，但所服之药仍多破气行血之品，况原来结块已消如大枣，遂遵《内经》"衰其大半而止"之旨，改服地黄

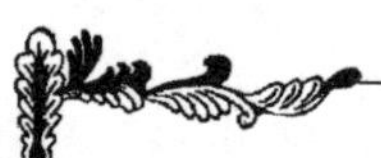

丸加减以补肾善后。治法皆从古贤，而药证相合，运用灵活，井然不紊，先后有序，故收效可靠。

散聚汤出自陈言《三因极一病证方论》，原方药物为半夏、槟榔、当归各22.5克，陈皮、杏仁、桂心各60克，茯苓、甘草、附子、川芎、枳壳、厚朴、吴茱萸各30克，共为细末，每服12克，清水一盏，加生姜3片，煎至七分，食前温服。大便不利加大黄。张老治疗瘕证常用此方，掌握症状的要点为瘕块不固定，不拒按，属气分兼痰而偏寒者可用之，有一定疗效。

牙　　痛

阳明风火证属实　辨证无误效方确

牙痛一证，多为风火虫虚。以胃足阳明之脉入上齿中，大肠手阳明之脉入下齿中，故实证多属阳明风火。齿为骨之余，肾主骨，虚证多属肾虚火炎。张老治疗阳明风火之实证牙痛用药轻灵，取效甚多。

【医案】

范某，女，27岁，农民，五台县人。

1972年2月20日初诊：

1年来右侧磨牙疼痛反复发作，牙已腐蚀掉块。本次发作亦已20余天，患牙疼痛不止，有浮动之感，不敢对咬，牙龈红肿，连及右腮肿痛，发烧，引起项部臖核肿大，压之疼痛，曾口服四环素，注射青、链霉素等药品，皆难以控

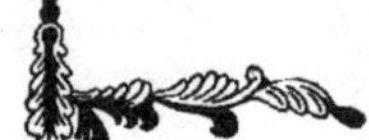

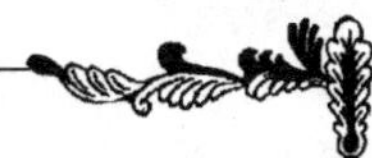

制。脉弦数。综合脉症，诊为风火牙痛，拟以清热祛风为治。处方：

生石膏 15 克　细辛 2 克　升麻 2.1 克　槐花 10 克　丹皮 6 克　地骨皮 10 克　酒黄芩 10 克　白芷 6 克　荆芥 6 克　防风 6 克　甘草 6 克　薄荷 6 克　板蓝根 12 克　水煎服。

2 月 25 日二诊：

上方服 2 剂后，患者肿痛显著减轻，唯臖核未全消，脉弦。上方去升麻、细辛，加夏枯草 10 克，水煎口服 2 剂后，肿痛遂止。嘱其勤刷牙，勤漱口，注意口腔卫生。

按：本案腮肿为风，牙痛为火，其脉弦为风，数为火，为属风火实证。故以石膏、黄芩、板蓝根等清热泻火，槐花、丹皮、地骨皮凉血清热，白芷、防风、升麻、细辛等祛风止痛。2 剂见效，4 剂而愈。若不辨脏腑、经络、虚实、寒热，虽为小病，亦难治愈。

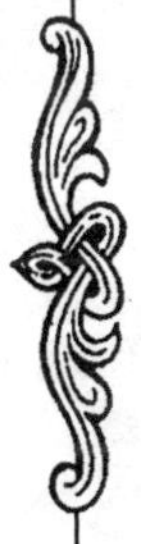

该病案已见于《张子琳医疗经验选辑·医案选》（山西人民出版社，1978 年第 1 版）中，复被高等医药院校教材《中医耳鼻喉科学》（供中医专业用）1985 年 5 月版作为“参考资料”所采用。普通一案之所以能被高等院校教材所采用，也是因其法正而效捷。这正是张子琳老先生一生所追求的境界。

口　疮

口疮又名口疡、口疳、口破等。症见口腔内唇、舌尖、舌缘、舌腹、两颊、舌底、上腭等处出现单个或多个黄白色的溃烂点，或溃烂面，周围红晕，表面凹陷，局部灼痛，反

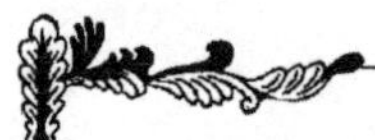

复发作，影响进食和吞咽、说话等。类似于西医所说的多种口腔溃疡，其中以复发性口疮最为常见。

小肠移热导赤散

【医案】

赵某，男，9岁。门诊号：44668。

1975年10月4日初诊：

舌头边发生红白色斑点，糜烂疼痛，搽过许多药不效。发病数月，小便涩而黄赤，脉沉。此乃膀胱移热于小肠，处方：

生地15克　木通6克　甘草6克　竹叶9克　水煎空心服。

按：此即《小儿药证直诀》之导赤散原方。若舌尖亦烂可加黄连6克。据张老之经验，撤其火则口病自愈。临床使用此方，屡用屡验。

小儿口疮密陀僧

张老说："小儿口疮疼痛，不能吮乳，用密陀僧研末，醋调涂足心，见愈则可洗去。经验非常有效。"

按：密陀僧为粗制的氧化铅块状物，别名没多僧、金陀僧、炉底、金炉底。性味咸，辛，平，有毒，入肝、脾经。功能燥湿，杀虫，敛疮，坠痰，镇惊。张老所用此方见《本草纲目》卷八所引蔡医博方。由此可知张老勇于实践之真，博采众方之勤。

反复难愈甘露饮

对于反复难愈的顽固性口腔溃疡，张老认为多是心肾阴

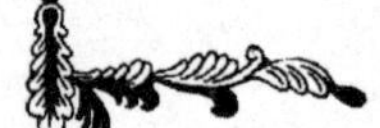

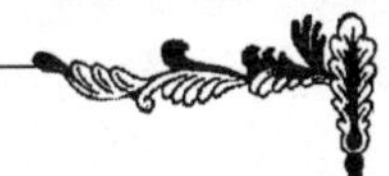

虚、心脾阴虚、湿热上蒸所致。症见口舌生疮，糜烂疼痛，口干口苦，掌烫，便干尿黄，舌红少苔，脉细数等。恒用《太平惠民和剂局方》甘露饮取效。方中生地、熟地、天冬、麦冬、石斛、生甘草平脾、肾之虚热，清而兼补；茵陈、黄芩清热解毒而化湿；枳壳、枇杷叶理气、降气，气顺则火自消。诸药共奏滋阴降火，清化湿热之功效，正合口疮之机理。张老应用古方治今病，可谓匠心独运，一丝不苟，故能取得很好的效果。

【医案1】

李某，女，45岁，省妇联干部。门诊号：41752。

1969年5月16日初诊：

口舌糜烂5年余。多年来，经用维生素及牛黄解毒丸、牛黄上清丸等中西药物治疗，始终未能治愈，此起彼落，反复不已，劳累或月经前后易发作。今年春季以来，舌边及唇颊内侧、牙龈等处均有溃疡发生，如黄豆、绿豆大小不等，周边红赤，中间灰白，疼痛难忍，尤以进食刺激性食物时为甚，口干不欲饮，心烦眠差，便干尿黄，脉细数，舌质红，苔中黄。此为心肾阴虚，湿热灼熏所致。拟滋阴降火、清热化湿为治。处方：

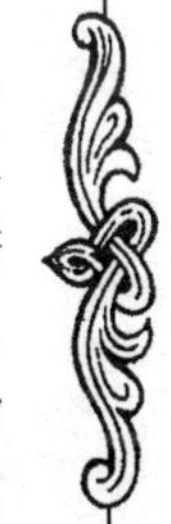

生熟地各10克　天冬10克　麦冬10克　石斛12克　枳壳6克　枇杷叶6克　茵陈15克　阿胶10克（冲）　鸡子黄1枚（冲）　4付，水煎，分2次服。

5月22日二诊：

服药甚好，患者口腔溃疡及心烦失眠竟然一并消除。仍有夜间口干，掌烫，舌红，脉数等症。原方5付，隔日1付，并嘱常服知柏地黄丸，以巩固疗效。观察1年，口腔溃疡未再发生。

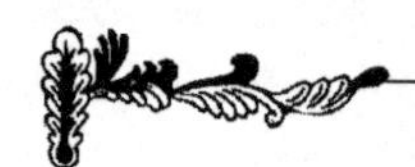

【医案2】

武某，女，30岁，售货员。门诊号：39851。

1977年6月14日初诊：

口中糜烂、疼痛9年余，历经中西医多方治疗，未得根治，总是时好时发。近20多天来，舌边、唇颊内侧、牙龈等处，均有豆大黄白色溃疡点，疼痛，饮食刺激时更甚，口干，口苦，手足心烧，大便干，小便黄，舌尖红，苔白，脉沉弱。此为心脾二经虚火为患，治宜养阴降火，方用甘露饮加减。处方：

生地10克　熟地10克　天冬10克　麦冬10克　石斛12克　枳壳6克　枇杷叶6克　茵陈10克　黄芩5克　甘草5克　水煎口服。

6月22日二诊：

上方服4剂后，口疮溃疡已愈合，口不干不苦，二便调和，仍手足心烧。患者恐其复发，再来以求根治。脉沉弱。法以滋阴为主。上方去茵陈、黄芩，加砂仁5克，水煎口服2剂。以后病趋稳定，未再复发。

按：《内经》曰："火气内发，上为口糜。"口糜，亦即今天所说的口疮。张老认为：口疮多由心肾二经或心脾二经火热所致，治疗大法为清热降火，但必须辨明虚实。久病不愈者多属虚火，张老每用甘露饮取效。医案1：口疮5年，脉症相参，证属心肾阴虚，湿热熏灼所致，正如《内经·调经论》所说："阴虚则内热"。医案2：口疮9年，反复发作，脉症相参，证属心脾阴虚，虚火上扰所致。正如《诸病源候论》所说："手少阴，心之经也，心气通于舌。足太阴，脾之经也，脾气通于口。腑脏热盛，热乘心脾，气冲于口与舌，令口舌生疮也。"张老经验，凡肾之真阴亏损，心烦不

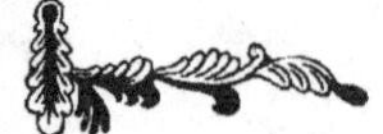

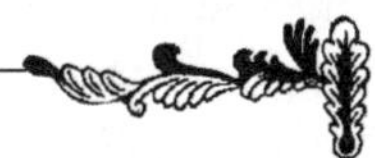

眠者，需加阿胶、鸡子黄；吐衄者，加丹皮、犀角（今以水牛角代）；眩晕者，加生石决明、菊花。

鼻 渊

鼻窦炎方正治之

鼻渊亦名辛頞鼻渊，如《素问·气厥论》指出："胆移热于脑，则辛頞鼻渊，鼻渊者，浊涕不止也。"根据其临床表可知，鼻渊可包括西医所说的鼻窦炎及某些鼻炎。鼻窦炎方是张老多年来治疗顽固性鼻窦炎的经验方。其组成为：苍耳子 9 克，辛夷 9 克，白芷 9 克，薄荷 6 克，川芎 6 克，当归 9 克，生地 9 克，杭芍 9 克，细辛 3 克，金银花 15 克，连翘 9 克，菊花 9 克，白蒺藜 9 克，蝉蜕 9 克。该方功能散风清热，芳香通窍。举凡鼻窦炎急性发作，或间歇性，或持续性鼻塞，流涕黄浊粘稠，嗅觉减退或消失，鼻内肌膜红肿，二眉间或颧部有压痛或前额痛甚，每遇感冒加重，苔黄，脉数者均相宜。

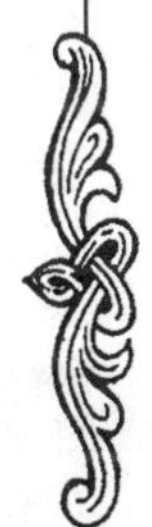

【医案】

张某，男，15 岁，学生。门诊号：45178。

1972 年 6 月 10 日初诊：

平时鼻塞头痛，流涕黄浊，前额与颧部压痛，嗅觉减退，易发感冒，已 5 年。发作时涕黄浊而黏稠，难以排出，头痛难忍。经山西医学院第二附属医院 X 线拍片，诊为上颌窦及额窦炎，多次穿刺引流，抗炎治疗，但始终不能根治，

反而发作频繁，抗菌药物产生抗药性，治疗效果越来越差。近3月来，由于毕业考试，学习紧张，连续发作十余次，3天前又感冒，发烧咽痛鼻塞，头痛如裂，甚则以头撞墙。静脉输青霉素3天未能控制，由其父带领求治于张老。查：体温38℃，咽红，嗅觉消失，鼻塞不通，脉数苔黄。此风热邪毒，袭肺患鼻所致。拟祛风清热，芳香开窍为法。处方：

苍耳子9克　辛夷9克　川芎6克　当归9克　生地9克　杭芍9克　细辛3克　银花15克　连翘9克　菊花9克　薄荷6克　白芷9克　白蒺藜9克　蝉蜕9克　栀子9克　黄芩9克　元参9克　3付，水煎分2次服。

6月14日二诊：

诸症悉退，嗅觉恢复。其父说：自服药以来再未头痛，近日还坚持参加了考试，放弃了准备休学治疗的想法。嘱备药3付，发生时及时服用。经观察1年再未复发。

按：此系张老鼻窦炎方之验案。据笔者体会，反复难愈之鼻窦炎，不论慢性或急性，本方屡用屡效。方中当归、白芍、川芎、生地、白蒺藜、蝉蜕，养血祛风。肺系疾病一般不用血分药，张老此处用意有二：其一，“治风先治血，血行风自灭”；其二，易感风热之邪可得到预防，故如此久病顽疾，用之势在必行。银花、连翘、菊花、薄荷使清阳得升，风热得解；辛夷、苍耳子、白芷、细辛芳香开发，宣窍止涕。张老认为凡头面之疾，皆由清阳不升，浊阴逆上所致，芳香诸药能引胃中清阳上升于脑，故可使鼻塞浊涕缓解。对于此方，张老习用之加减法如下：若风寒初起者，加荆芥、防风、羌活；有伏火者，加元参、山栀、黄芩；咳嗽者，加麦冬、桔梗；头痛者，加蔓荆子、藁本；久病体虚者，减生地，兼服补中益气丸；肾阴不足者，兼服六味地黄丸。

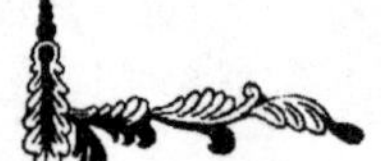

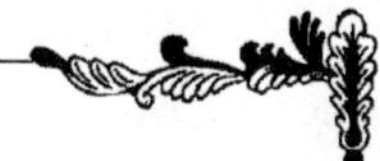

聤 耳

胆经风热入耳窍 轻可去实已顽疾

【医案】

郝某，男，57岁，农民，五台县人。门诊号：70378。

1975年8月1日初诊：

右耳疼痛，出脓黄臭，左耳发痒，两侧耳鸣，耳聋，头闷，身热，口干，口苦，食欲尚可，二便如常，病已半年有余，多方求医，难得根治。脉弦。此为胆经风热，循经上扰之故。治宜清肝泻火，宣散风热。处方：

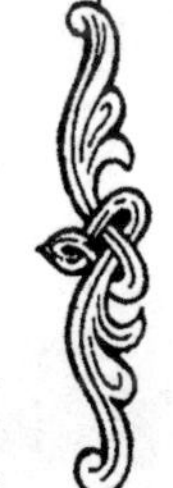

柴胡6克 黄芩10克 龙胆草6克 炒栀子6克 川芎6克 当归10克 白芍10克 陈皮6克 银花15克 连翘12克 薄荷5克 炒牛蒡子10克 菖蒲6克 花粉10克 甘草5克 水煎口服。

8月9日二诊：

上方服2剂后，身热消退，口干、口苦减轻，耳疼、耳鸣、耳聋、头闷等症状同前。脉弦稍缓。上方去陈皮、薄荷，加防风6克，生地10克，水煎口服。

8月17日三诊：

上方服4剂后，耳疼好，脓已不流，耳鸣，发烧，倦乏无力，口渴咽干等症状均消失，听力亦似增进。脉弦。仍遵原法，加减化裁。处方：

柴胡6克 黄芩10克 龙胆草6克 栀子6克 川芎

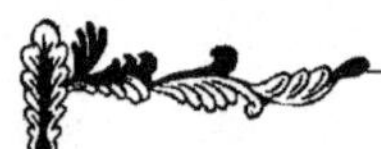

6克　当归10克　生地15克　赤芍10克　银花15克　连翘12克　牛蒡子10克　防风10克　菖蒲5克　花粉10克　甘草6克　水煎口服。

9月9日四诊：

上方加减服8剂，诸症均安，无何痛苦。昨天中耳炎又复发，耳内流脓，耳鸣增重，口干，七窍干。仍遵原法，用柴胡清肝散和泻青丸方加减。上方改连翘15克，花粉15克，龙胆草10克，加银花30克，元参10克，桔梗6克，水煎口服。

9月22日五诊：

上方服4剂后，耳内出脓减少，口苦减轻，七窍干见好。脉弦数。上方去桔梗、元参，其它药量酌减，水煎口服。

10月7日六诊：

上方服4剂，耳内流脓已愈，有时轻度耳鸣，余症均安。上方减量，去栀子、防风，继服2剂，以资巩固。

按：中耳炎属中医"聤耳"之类。其症状发热耳痛，出脓，甚则耳鸣、耳聋。因足少阳胆经"其支者从耳后入耳中，出走耳前"，故胆经风热，循经上扰，往往可致本病。以耳为清空之窍，为人之枝节末梢，药力难达，治疗困难，往往不易根治。古人经验唯用辛凉气薄之药，轻可去实之法才可取效。张老用龙胆草、栀子、黄芩、银花、连翘清解少阳经火邪热毒；柴胡、牛蒡子、薄荷轻清宣散之品，散邪清窍；菖蒲芳香辛窜，善宣通窍络，对于七窍闭塞者，皆有功用。配用四物汤者，养肝胆之阴，以防邪热伤本。再者，养血活血才能运药于病所，发挥作用。药量轻重，随症加减，切合病机，终于收功。

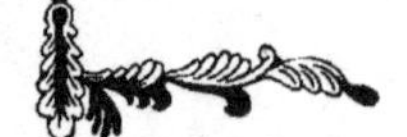

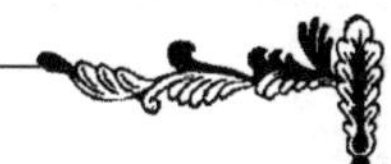

诊余漫话

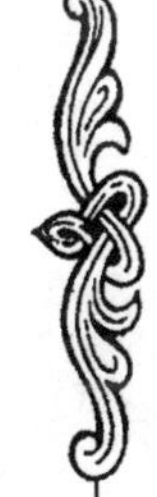

87 岁生日讲话

今天是我的生日。今年我 87 岁了，你们都来了，这是对我的尊敬，我很高兴，我表示感谢。

去年 12 月底我住了院，经过多方抢救好转以后，在医院你们和我拍了一张合影，作为留念，这一方面可使大家相互认识，便于今后联系，互相学习，交流经验，共同提高，另一方面在某些情况下也可作为同某某在一起学习过的见证，这是我当时的想法。之后，侯振民提议说到明年农历九月二十一日张老生辰日大家都去祝寿，我听了当时就有一种悲喜交加之感，不由的想哭出来。喜的是大家这种对我尊敬的心情，使我很激动。悲的是自认为自己一生无所成就，没有什么可受人尊敬的地方，更谈不到什么“师父”，实在担当不起。再则感到一生体格不够健壮，加之年龄大了，这次

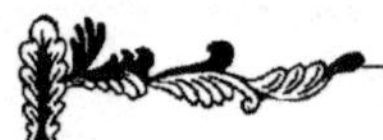

患病以来虽然暂时没有危险，但还没有复原，恐怕到那时就难以见面了。万没想到今天我们大家能欢聚一堂，因此今天是我一生最高兴的日子。

出院以后直至现在精神虽然还没有完全恢复，但还不断有人找来看病，这表明大家对我信任。广州中医学院《新中医》编辑室来函要材料，湖南科技出版社出版的《著名中医学家的学术经验》第一集又把我列入老中医的行列，山西人民出版社也印发《张子琳医疗经验选辑》一书。大家又和我一起共同学习，掌握了一些基本知识，并各有所长，在这期间我也有新的提高，真是携手并进，互帮互学，共同提高。六十多年的医务生涯今日才感觉到光荣。只要我一日不死，脑力清醒，有人找来，不论病情怎样，一定要尽力而为，在所不辞，为病人服务到底。

在医疗工作中一定要认真负责，彻底了解症状，弄清楚发病的根源，然后再针对病情加之深思，选择有效的方剂对证治疗，并登记病历，以便查阅，切不能简单从事。其中追究病源是极其重要的一环。正如仲师《伤寒论》原序中所说："虽不能尽愈诸病，庶可以见病知原。"这一点多年来我深有体会，凡遇到病人必详细追究明确，知其初得病的根源，然后才进行施治，只有这样才能治之有效，切不可丝毫草率开方。切记。这是我有案可查的经验，作为礼物奉告，也是我现在要做的三件事之一。

另外，我从多年临床经验中研究出来的几个有效方剂，想把它汇集在一起打印出来，供给爱好者学习。如平肝清晕汤，治神经性头晕、肝阳上亢高血压病；胶艾四物汤加减（加味胶艾汤），治妇女各种各样的功能性子宫出血症；五淋散合八正散加减（清热通淋汤），治疗前列腺炎和肥大；加

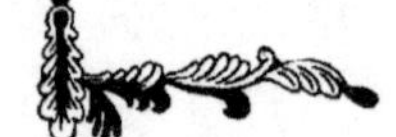

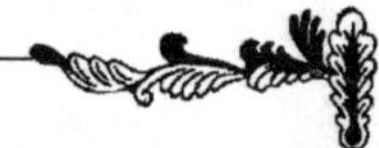

味四物汤（四物清疹汤），治疗各种皮肤病。以上例举的验方，都是多年来经过许多患者用之有效的方剂，是前人医书上所没有记载的，如能掌握，随症变化，出入加减，肯定是有益的。

其三，《张子琳医疗经验选辑》出版社负责人要求再版发行，我的回答是再版必须增添新资料。资料是有，但必须用上次的整理人赵尚华继续整理为妥，可是又必须与山西省中医研究所领导人联系通，才能给他抽出时间来搞这项工作。至于联系与否，结果怎样，现在还不清楚。如能再版，可增不少有效方剂，留传后世，也是我最大的心愿。但能否完成这项任务，一方面要看我的身体能否好转，另一方面要看研究所领导支持不支持，即使出版，还有个时间问题。

今天我也没什么准备，喝杯茶，随便充充饥，大家见见面，在一块儿随便谈谈，你们能抽出时间来，我就满意了、高兴了。

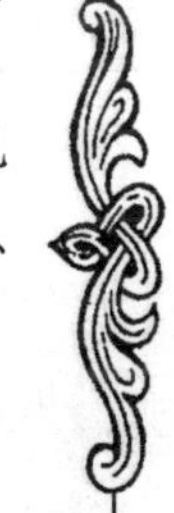

经方应用举隅

所谓经方者，张仲景之方也。《伤寒论》《金匮要略》二书堪称辨证论治之典范，所载药方结构严谨，药少量重，配伍得当，用法讲究，在病情危急之际，若药证相合，每有立竿见影之效。兹举例如下。

1. 不寐治以黄连阿胶汤

李某，男，72 岁。1964 年初诊。

患者曾一度因感冒后烦躁不得寐住院，服安神镇静的西

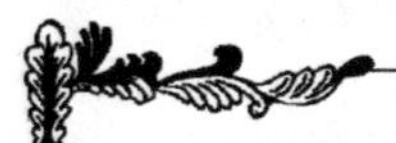

药多种未效。又邀某医生会诊，诊为气虚不得眠，予大量黄芪（60 克）等药，一剂后烦躁更甚，症见心中躁烦，最怕一切嘈杂喧哗之声，兼嗳气，嗜食水果，因患者平素体质较弱，又不敢多食生冷，整夜在地上走动，不能躺卧，一躺下便觉心烦更甚，还得马上起来走动。服镇静药品也只能在走动最疲乏时勉强睡一二小时，一醒就又得起来走动。患者自觉盼不到天明，真有点像发神经病的样子，难受万分。张老知其平时脉细弱，而此刻脉来实数，诊为年高阴亏，思虑过度，心肾不交，用张仲景黄连阿胶汤（黄连、黄芩、白芍、鸡子黄、阿胶），数剂后其人完全病愈。

按：仲景《伤寒论》曰："少阴病，得之二三日以上，心中烦，不得卧，黄连阿胶汤主之。"陶弘景《山中辅行诀·脏腑用药法要》曰："小朱鸟汤，治天行热病，心气不足，内生烦热，坐卧不安，时时下利纯血如鸡鸭肝者"用此方。此方乃治手少阴心火有余、足少阴肾水不足之方，若辨证准确，应用得体，确有桴鼓之效。

2. 猪膏发煎治黄疸

张子琳先生自幼从父学医，亲眼目睹了其父润雨以经方治大病的诸多案例。这里介绍一则黄疸病案，该黄疸病人，久治不愈，病已深固，前医曾用茵陈蒿汤、附子茵陈蒿汤等退黄之方不效。患者腹胀面黄，皮肤干燥，污黄不泽。其父以《金匮要略》猪膏发煎治之，数剂而黄退病愈。患者以感激的心情，赠挂题誉"鹤立鸡群"之巨匾一块，直至 1966 年被毁。猪膏发煎方是：

猪板油 90 克　乱发（团成鸡蛋大小）3 团

将猪板油加热熔化后，放入乱发煎炸，至发消药成，分 2 次服用，日服 2 次。

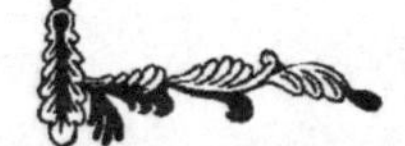

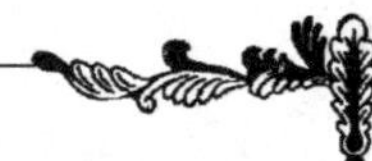

按：猪膏发煎是仲景用治诸黄、阴吹的主要方剂，今人较少用之。考诸本草，猪膏主润燥，发灰通小便，化瘀血，似对一般湿热性黄疸无明显疗效。但《外台秘要》卷四载："《肘后》疗黄疸者，一身面目悉黄如橘柚，暴得热，外以冷迫之，热因留胃中，生黄衣，热熏上所致方：猪脂一升。右一味成煎者，温令热，尽服之，日三。燥屎当下，下则稍愈便止。"再结合本例迅速治愈的实例，反复推敲，此病可能为阻塞性黄疸。大量猪脂不但可以润肠通便，而且可以激发胆囊的剧烈收缩，胆汁排泄骤增，或有一剂而阻塞畅通、黄退病愈者。

3. 正伤寒用麻黄汤

妇科医生徐某之女，年方十七，感冒身痛。徐曾用九味羌活汤、荆防败毒散多剂，不但身痛不解，更兼咽痛一症，后改用养阴清肺汤，身痛咽痛更甚，乃邀张老诊治。

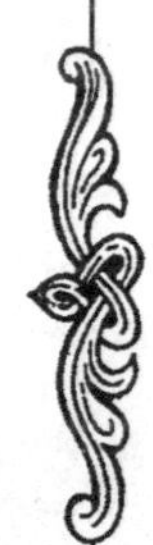

一进院门就听到患者痛苦的呻吟声，进屋后见病人蜷卧在炕上，呈"啬啬严寒，淅淅恶风"状；问其四五日来，身热恶寒，无汗，身疼头痛，骨节疼痛，咽痛，昼夜不减；切其脉浮紧有力。遂对其父徐老医生曰："此正伤寒也，吾亦首次见之。"乃典型之伤寒表实麻黄汤证，随用麻黄汤原方加桔梗、玄参二味服之。药后当晚即见汗出漐漐，安然入睡，次日清晨醒来身疼咽痛霍然而解。三日后，患女之胞兄登门相告曰：子琳兄，你那药妙得很呀！药到病除，应手取效。其实此乃经方之力也。

4. 大青龙汤治验

在原籍行医时，邻村康某，年二十余岁，饭铺店员。因患重感冒，身炽如焚，不汗出，发冷发热，头痛，烦躁等症悉具。医者李某初以荆防败毒散不效，又改用双解散，仍然

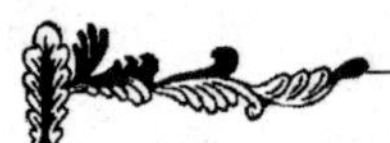

无效，症反增剧，束手无策之际，邀张子琳先生诊视，诊毕析之曰：无汗出而烦躁者，大青龙汤证也。一剂见效，二剂诸症悉除。

5. 麻杏石甘汤治验

五台县东冶镇五级村一老农，年及古稀，气喘不得平卧，家人已准备好棺木、寿衣，拍电报叫儿子急回料理后事。张老去时，病人喘粗息高，咳痰不爽，口干苔黄，身热脉数。诊为外寒内热之实喘，用麻杏甘石汤加川贝、瓜蒌。一剂后，喘稍平，三剂后已喘平息安，其子赶回后，病已痊愈。合家不胜感激云云。

6. 白虎加人参汤治验

同乡赵某之母，年逾八旬，素体健壮，因外感，高热十余天，口干渴饮，神识不清，汗出淋漓，数易医生而不愈，邀张老诊视。见病人，脉洪大而数，舌苔黑黄，一派热象。虽高龄之人，但白虎汤证尚确，遂用白虎加人参汤，一剂则神清病减，又服二剂痊愈。在疾病危急之际，经方药少力专，扭转病机，有起死回生之效。

7. 大柴胡汤治验

东冶镇某患者，半月来发热头痛，寒热往来，大便秘结，治疗数次，针药无效。邀张老诊视，诊得脉弦有力，口苦咽干，确系大柴胡汤证。用大柴胡汤原方治之，一剂则效。用经方药证相合时，不应随便增减药味。

8. 疗痛当归芍药散

老同事张某妻怀三子时，腹中绞痛难忍，中医多方治疗无显效。一日闲聊时与张老谈及妻病，张老建议他试用仲景当归芍药散，其分量使用如下：白芍 6 克，泽泻 4.5 克，茯苓 12 克，白术 12 克，当归 9 克，川芎 9 克。并嘱之：此方

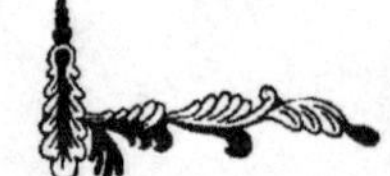

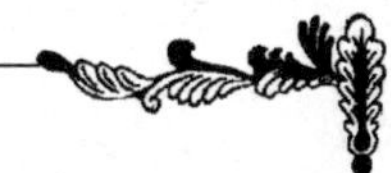

不可久煎，自熬开算起，10 分钟到 15 分钟即可。一周后，张某亲自来告曰：服药三剂，腹痛若失。

当归芍药散，治妇人怀妊，腹中疞痛。疞痛者，急痛也。方中血分药与气分药各占一半，不寒不热，温平和顺，养血和血，健脾渗湿。治正气不足，水气胜土，气血不调而腹痛者。该方平稳、速效，乃王道之法也。

张子琳与《观物篇医说》徐继畬抄本

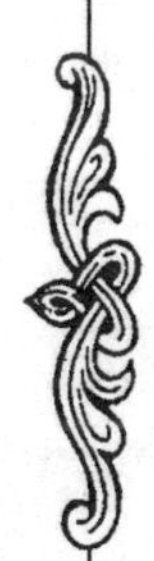

张子琳先生 1959 年 1 月 9 日献出其珍藏多年的《观物篇医说》徐继畬抄本。该抄本现藏于山西省中医药研究院图书馆。当时的入库编号为“山西省中国医学研究所文献资料组 108 号”；1998 年新编的《山西省中医药研究院馆藏目录·古典医籍》之编号为 0391。该书装订为上、下二册，第二册已多处残破。

《观物篇医说》为清初张确所撰。张确，字介石，安徽蒙城人。大约从康熙三十年左右开始花费了 30 余年的精力写成《观物篇医说》四卷，其中第一卷推阴阳五行，生克制化升降以及脏腑精神血气之故；第二卷言调摄治未病；第三卷治已病；第四卷论方药。是一部独具特色，但流传不广的医学著作。他的其他著作，可考知其名的尚有《资蒙医径》、《四书制义》、《钟山书院课艺》等。

本书的原抄录者徐继畬是研究中国近代史不能不提及的一位重要人物。徐继畬（1795～1873），字健男，号牧田，又号松龛，山西五台东冶镇人，是我国近代史上著名的地

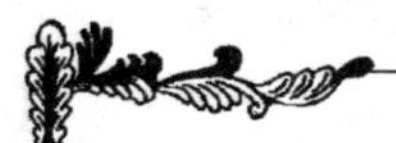

理学家、教育家和爱国主义者。在道光、咸丰、同治三朝历任监察御史、道台、巡抚、总理衙门大臣等职，大胆弹劾贪官，英勇抵抗英国殖民主义者入侵。鸦片战争后又努力探求世界新知，撰成结构严谨、思想深刻的世界地理名著——《瀛寰志略》。该书在洋务运动、戊戌变法、辛亥革命以及日本的明治维新中都起到了启蒙作用。1990 年 6 月 5 日“徐继畬学术研究会”在他的家乡成立。

张子琳（1894 ~ 1983）先生与徐公不仅同为五台东冶镇人，而且先后仅相差 21 年，亦可称为步武相接。另据“徐继畬学术研究会”秘书长任复兴老师介绍，徐公之物的大量散佚是在“文革”中，张老得到徐氏抄本是可信的。为了进一步了解该抄本的文物价值，笔者于 2000 年 5 月 28 日请任复兴老师亲自鉴定。他认为该本字体虽然苍老有神，却与徐氏晚年惯用的颜体不同，因此该本有可能只是一个早期的抄录本。该抄本中的徐序是集中反映其医学见解的不可多得的资料，因而显得极其珍贵。此外书中的 54 处各色（红、蓝、黑）眉批也极有价值。为了使读者对该书有一个大致的了解，特将徐序及张确自序附之如下：

一、徐继畬《观物篇医说》叙

医非方技之事也。其事虽托于方技，而其道则根于二气五行、消息升降之理。得其道能生人，失其道则能杀人。古今医书汗牛充栋，业医比踵趾相接，然皆从方剂入手，其所读亦不过方剂之书。沿其流未溯其源，非狃于一偏即障于成见，以生人之术而成杀人之过，医岂易言哉！

蒙城张介石先生博极群书，尤邃于易，仰观俯察，得造化之真消息，仿邵子《观物篇》之意，著为《观物篇医说》

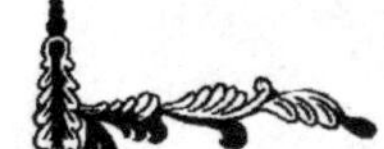

四卷。第一卷发明阴阳升降，水火交济，气血运行，生克互用之理；第二卷发明人身气血消长之故，而示以节制调摄之方。两卷所言皆易象精微之蕴，不沾沾于医而医之理已该贯无遗，譬导河者由积石而溯火敦，然后放而东注，与后世之扰扰宣防讲求治河方略者，岂可同日语哉。第三卷杂论兼以医案，大致矫世俗温补寒凉之弊。临证洞见脏腑，决策如神。第四卷杂论方剂，兼及药品，语皆心得身验，无傍人门户者语。学医者从此入手，如学禅得正法眼藏，不虑堕入野狐恶道也。

余不知医，而自幼多病，方书亦间涉猎，窃语医书自《伤寒》后，得长沙之真传而足以救济生民者，仅有吴又可之温疫之论。今乃又见此书，皆非世俗之所谓医书者。书刻于雍正年间，北方无传本，余从故友阳曲王秋宝处借得钞本，令子弟分手录留底稿。丁巳腊月在平遥馆中度岁，偶得余暇，手录一过，正其讹谬，置之案头，藉以消息衰躯，调平暮气，傥好事者，重刻流布，俾学医者得所指南，亦生民之幸矣。

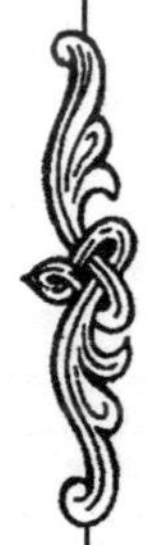

咸丰丁巳除夕五台徐识于平遥超山书院

二、张确《观物篇医说》自序

予非以医学，以医观也；非以医艺，以医通也。取诸天道，升之降之，收之放之，煦之肃之，冰之烙之，推之移之，与时宜之。问诸治道，操纵予夺，抑扬进退，伐其邪，护其正，知其材，善其用，不贰不疑，不竞不诛，不刚不柔，保合太和，与物咸休。

若夫揣而知之，智也；膏而嘘之，仁也；号令不爽，信也；果断不留，勇也；纪律精明，严也。战之胜，攻之取，豫之备，守之固。相机乘势，如射飞、如投壶，不戕正、不绝流。

六韬七子，医之用也；《资治》、《纲目》，医之案也；《周易》、《通书》，医之象也；《大学》、《中庸》，医之度也。仰见日星之照耀，俯察万类之纷纭，中观人事之错综。验者得之，悟者存之，疑者去之，是者详之。发前人之蔑有，补古人之未备，以待有目者择焉。他如先哲妙道，家诵户守，予何事复觌缕为？

康熙辛丑五月既望古蒙张确介石述于白沙村亭

单以脉断病易出偏差

脉象是人体精气神之外现，有一整套学问，自当深研。初学者如能熟谙脉诀，并在以后长期的临床实践中验证，自可心领神会，用之得心应手。但诊病一般应遵守四诊合参原则，脉象只是其中重要佐证，不作唯一依据。我曾遇二例病人，几乎因凭脉误人，特志之引为教训。

一例是某虚劳患者，多年脉象细弱，在其临终的前一天，家人延我诊治，见其脉象缓和从容，一反往常。再细察其症，大肉脱陷，目光呆滞无神，未能当下决断，遂告家人再请他人会诊。病人于次日便死亡。细想该病人一反往常之缓脉，实乃“散似杨花无定踪”之散脉，亦属回光反照的一种征象。

另一例是无脉症，即五台县大建安村徐妻阎氏一案。患者呼吸困难，喘息不能平卧，痰稀量多，心慌，四肢厥冷，

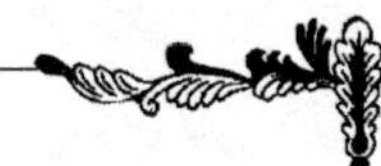

饮食不进，大便稀溏，左脉数而似有似无，右脉伏而不见，苔白滑。诊为气虚阳衰，急予回阳敛气。方用真武汤加人参、细辛、五味子，1剂后喘憋缓解，3剂则转危为安。但直至病愈，仍然无脉。本例是我首次遇到的无脉症，幸好其病与药尚合，未形成误治。以后，随年龄增长，阅历渐广，无脉症者常有所见。无脉症，有生理畸型，亦有由病而致者。先贤一再告诫四诊合参，有深理焉，切莫不闻不问，单以脉断病，故弄玄虚，往往害人害己。

重视后天论脾阴

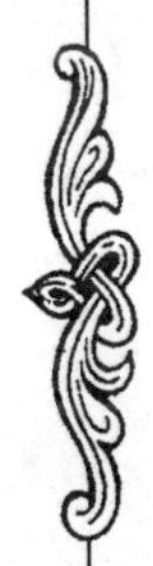

翻开张子琳先生1970年到1983年保存完好的3万余则病案，我们可以清楚地看到一个与众不同的特点，那就是多数内伤杂病患者症状描述的第一个词是“能食”、“食纳好”、“食纳一般”、“食欲尚好”、“食欲不振”、“食欲差”等等。这一点形象生动地体现了张老对“脾为后天之本”理论的重视程度。

各脏腑都由阴阳两方面组成，脾脏有阳必有阴。经过反复验证，他认为脾阴虚一证在临床上并非少见。对于这个中医界有争议的问题，他提出了自己的看法。

《灵枢经·五邪》曰：“邪在脾胃，则病肌肉痛，阳气有余，阴气不足，则热中善饥。”论胃阳有余，脾阴不足之证。《伤寒论·辨阳明病脉证并治》曰：“趺阳脉浮而涩，浮则胃气强，涩则小便数，浮涩相搏，大便则硬，其脾为约，麻子仁丸主之。”论胃强脾弱，煎灼脾阴，津伤不布之证。事实

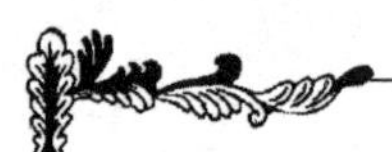

上开创了和营养血以滋脾阴之先河。

从理论上分析，脾阴是人体阴液的一部分，是脾阳功能活动的物质基础。生之本，本于阴阳。阴在内，阳之守也；阳在外，阴之使也。举凡饮食偏嗜、七情所伤、五脏虚损皆可戕伐脾阴，而成脾阴虚证。但时下之弊，更多的是误治之坏病。医者凡见不思饮食、神疲乏力者往往不辨病之新久，动辄使用辛热香燥醒脾之品，常使简单易愈之疾，反成错杂难已之患。

阴阳之辨，关乎死生，倘有错判，鲜有不偾事者。虽然早在一千八百年前仲景就曾告诫说："一逆尚引日，再逆促命期。"但这种情况在临床实践中并不少见，因此张老特别强调在对一些慢性病的诊断分析上要力求准确。他说："用药治病，跟走路一样，如果方向对头，药量虽小，病情总有起色；如果方向不对头，剂量越大越容易坏事。"针对脾阴虚一证，张老创立了"加减异功散"一方。众所周知，钱乙的五味异功散（人参、茯苓、白术、陈皮、炙甘草）是温补脾阳之专方。张老以辽沙参易人参，以山药易白术，以生草易炙草，再加麦冬、石斛、莲子、扁豆、鸡内金等，将其裁化为"加减异功散"，使该方治疗作用由补脾阳变为补脾阴，一字之差，效果迥异。

病例：我所老大夫赵某，感冒治愈后，多日来身体疲软，不思饮食，经服五味异功散多剂，效果不显。张老询其口干舌燥，大便不畅，小便黄赤，视其舌质干红少津，辨为脾阴虚证，处以加减异功散，2 剂而饮食增加，精神好转。

另有一例舌癌患者，张老诊为心经火毒，劫夺脾阴。先后治以清热解毒、养阴消肿、活血逐瘀诸法，待症状控制，火毒已敛，脾阴亏失，口流淡水之时遂改用这张专治脾阴

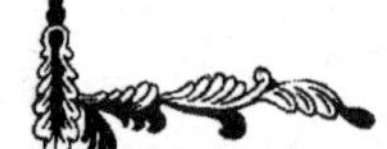

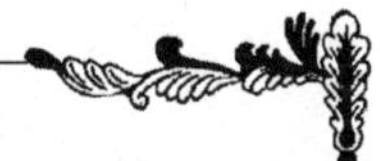

不足的加减异功散，坚持治疗将近1年，最终使此“不治之症”实现了带病延年。因此绝不能小看这张平淡无奇的处方。

张老从多年实践经验中总结出：食欲不佳，甚或不饥不食，口干，大便干结不爽，小便短黄等，便是脾阴虚的主症。而脾阴虚和胃阴虚鉴别的关键在于脾阴虚多见于素体虚弱的慢性病过程中，而胃阴虚多见于素体尚盛，急性热病伤阴者。

口病辨治

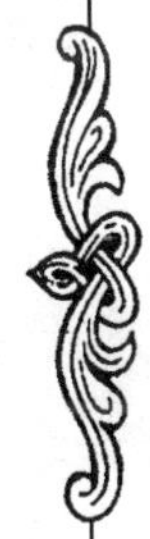

张老《常惭愧斋抄本·第十七号》所录第22种疾病、《常惭愧斋抄本·第十八号》所录第17种疾病分别为“口病”和“口腔”，其内容短小精致，今调整顺序，重为组合，新加标题录之如下，以与“专病论治”相关章节互相参考。

1. 口感辨治

口酸：肝胆实热也，宜左金丸加神曲、胆草；或小柴胡加龙胆草。

口苦：胆火上犯而口为之苦，宜龙胆泻肝汤，或小柴胡汤加麦冬、枣仁，不应，再加黄连、胆草；心热亦口苦，宜黄连泻心汤。

口酸苦：肝胆有火，方中加龙胆、柴胡、青皮。

口甜：脾热也，宜泻黄散（防风、藿香、栀子、石膏、甘草，蜜酒调服）加佩兰。

口辛：口中有气辛也，此症由肺热所致，宜生脉散加桑

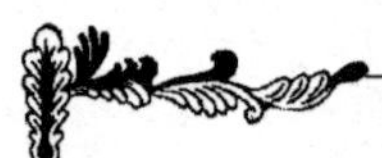

皮、地骨皮、黄芩，或泻白散主之。

口咸：肾液上乘也，宜六味丸加五味子、乌贼骨；肾热则口咸，滋肾丸（黄柏、知母俱酒炒，肉桂一钱，蜜丸）亦主之。

口淡：胃热也，有虚实之别。实者宜甘露饮加木香；若病后胃虚口淡者，宜六君子加黄芪、当归。

口涩：此症由肝邪逆于肺气，虚火太旺所致，宜黄芩、葛根、防风、薄荷、瓜蒌、云苓之属。

口腥：肺热甚则口腥，加减泻白散主之。药用：桑皮 6 克，桔梗 4.5 克，骨皮、炙草各 3 克，黄芩、麦冬各 1.5 克，五味子 15 粒，知母 2.1 克，日二服。

口臭：胃热则口臭，清胃汤主之。方即生地 12 克，升麻 4.5 克，丹皮 15 克，当归、黄连各 9 克，分三服。

口臭：胸胃郁热亦口臭，加减甘露饮主之。药用：人参、葛根、藿香、白术、茯苓、甘草、泽泻、木香、滑石、石膏、寒水石。

2. 口唇小方

口糜：加味凉膈散治之（方即：朴硝、大黄、连翘、栀子、甘草、黄芩、薄荷、蜜，去硝、黄加桔梗、竹叶）。

口疮：赴筵散治之（方即：黄芩、黄连、栀子、黄柏、干姜、细辛等分。又方用铜绿、白矾各 3 克为末，掺舌上，温醋漱口，亦名赴筵散）。

口疮糜烂：口糜发生时，晚服泻心导赤散（方即：生地、木通、黄连、草梢）。

若服寒凉药，口疮不敛：则为虚火上泛，宜用大量茯苓，再加肉桂于理中汤内医治，则能降阳利水。阳降而口糜自消。此法宜于口糜兼泄泻者（《杂病指南》）。

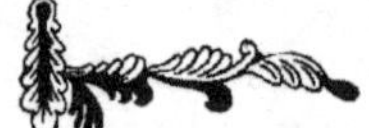

唇口燥裂：由心脾热所致者，泻黄饮子治之（药用：黄芩、白芷、防风、半夏、升麻、枳壳、石斛、甘草）。

茧唇：唇口紧小，不能开合，名茧唇。内服苡仁汤（药用：苡仁、当归、川芎、干姜、桂枝、羌活、独活、防风、白术、草乌、川乌、麻黄），外敷黄柏散主之。

舌岩治验一则

舌岩即西医舌癌。因舌为心之苗，脾脉挟舌本，故中医认为“此证由心脾毒火所致，其证最恶。”(《医宗金鉴》)《外科真铨》也说：“舌岩，舌根腐烂如岩，乃思虑伤脾，心火上炎所致……其证最恶，难以调治。”张老此则验案，谨遵辨证论治的法则，步步为营，稳扎稳打，取得了令人满意的疗效，虽未彻底治愈，犹能带病延年。这一点对医疗工作者的教益是深远的。

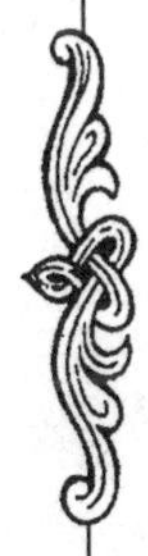

患者郝某，女，48 岁，太原人。

1973 年 9 月 20 日初诊：

十余日前舌中部生一杏核大小的硬结，质坚而疼痛，色淡红，舌头肿大，口干，恶心。西医诊断为舌癌，建议手术治疗。患者不欲手术，特来就诊。食欲、二便如常，舌质红绛，苔干少津，脉细弱。此乃因七情郁结，心经火盛，气血壅塞，以致舌头肿胀，坚硬不散，形成结节，名为舌岩。治以清热解毒，养阴消肿为主。处方：

连翘 6 克　桔梗 5 克　甘草 5 克　炒栀子 3 克　荆芥 3 克　竹茹 6 克　薄荷 2 克　炒黄芩 3 克　生地 10 克　云茯

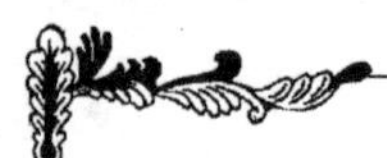

苓6克　陈皮6克　牛蒡子5克　竹叶5克　水煎口服。

10月2日二诊：

上方加减8剂，恶心消失，舌干涩减轻，但舌发硬而麻，胃口膨胀不适，脉沉，较前有力。仍仿上法，清热解毒，养阴活血。处方：

连翘6克　甘草5克　炒栀子5克　炒黄芩5克　薄荷3克　牛蒡子6克　荆芥3克　生地10克　桔梗3克　陈皮6克　云茯苓6克　枳壳5克　红花3克　桃仁5克　赤芍6克　水煎口服。

11月5日三诊：

上方加减化裁，连服20剂，病情逐渐好转。近日消化好，食欲增加，胃脘有烧灼感，舌上硬块有所缩小，舌由绛红转为红色，肿痛减轻，有时口干舌干，有时憋胀，脉沉而弱。拟养肝脾之阴亏，清心经之热毒为治。处方：

当归10克　白芍10克　生地12克　沙参10克　玉竹10克　麦冬10克　五味子5克　石斛12克　地骨皮12克　丹皮6克　怀山药12克　莲子6克　甘草3克　陈皮6克　银花10克　连翘10克　水煎口服。

12月5日四诊：

上方加减共服14剂，当服到8剂时，出现腹部闷胀，口流淡水等现象，原方去白芍、当归、生地，又服6剂，口中仍流淡水，腹胀好转，纳差、鼻干明显，舌中间之硬赤肿物较前缩小。此为心经火毒之炽方减，脾阴不足之象又显。方用自拟的补脾阴之专方——加减异功散：

辽沙参10克　云茯苓10克　怀山药12克　生甘草3克　陈皮5克　莲子10克　麦冬10克　玉竹10克　石斛12克　厚朴5克　鸡内金6克　水煎口服。

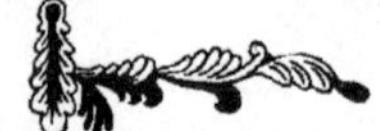

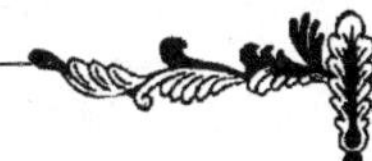

1974年2月13日五诊：

加减异功散，共服20剂。到1973年12月19日，患者发现腰背困，小便不禁等一系列肾气虚损征象，经上方加用菟丝子、枸杞子、五味子等补肾益阴之品，逐渐好转，并且舌中间之赤色肿物逐渐缩小。现在，有时口鼻干，手心热，耳鸣，大便溏薄，但次数不多，腰困，小便混浊，舌质红。继以原方加减化裁。处方：

辽沙参10克　山药12克　生甘草5克　陈皮6克　麦冬10克　生地10克　玉竹10克　石斛10克　鸡内金6克　菟丝子10克　地骨皮10克　丹皮6克　丹参6克　桃仁3克　香附6克　乌药5克　连翘10克　水煎口服。

此后，患者在本方基础上加减化裁，坚持治疗，病情控制的较好，一直没有明显发展。

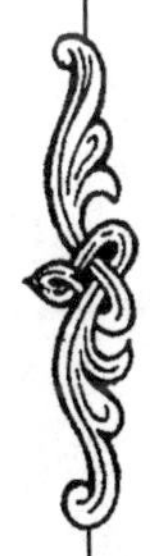

1974年10月，患者又因牙疼、感冒等就诊，都经辨证治疗，短期好转。舌上之肿块仍未泛滥。

1974年12月16日，患者又因感冒，头闷，发冷，鼻塞，口干，轻度咳嗽来诊，经辛凉解表，养阴化痰而治愈。使此“不治之证”，犹能带病延年。

1978年随访：

1974年张老治愈咳嗽之后，病情一直较平稳，为了避免变生它证，于1975年经省某医院手术治疗，现在尚可料理家务。

这则案例告诉我们，关于癌症的治疗，现在中医辨证论治，在疾病的早期，能取得一定的疗效，在病之各个阶段中，均能缓解症状，达到延长寿命的目的，所以是有价值的。关于癌症的预后，《医宗金鉴》说：“自古治法虽多，然此证百无一生，纵施药饵，不过苟延岁月而已。”当然，这

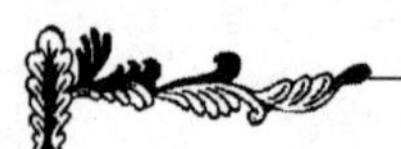

是古人的认识，医学科学的不断发展，可以预料不久的将来，癌症也将被制服。张老对于这类所谓“不治之症”就有独到的认识，他常说：“不论什么病我们在治疗时，要牢牢掌握辨证施治，不能因其名癌叫瘤而放弃治疗。”他对癌症、子宫肌瘤等病的治疗，多以这种认识为依据，进行辨证施治，常常收到较好的效果，本案就是一个例证。

热痹治验一则

痹有寒痹有热痹，本书“专病论治”仅就寒湿痹证略作介绍。此处补充一热痹案例，以飨读者。

刘某，女，21岁，五台县人。

1970年3月17日初诊：

产后5月，由于感冒引起急性扁桃体炎和口腔溃疡，经运用消炎西药而转愈。十余日后，又开始发热，微恶风寒，出汗多，并开始出现膝、肘关节灼热样疼痛，甚则痛不可近，活动受限，同时下肢出现风湿小结，高出皮肤，如豌豆或杏核大小，色红或暗红，触之热痛。病人就诊时，只见面红身热，全身汗湿，呈疲惫状。自诉因关节疼痛行走不便，得冷即舒，近日又出现口渴、心悸症状。诊之脉滑数，舌质红少津，苔薄腻，边尖尚有少许溃疡。遵陈修园法，重用清热通络药。处方：

当归10克　川芎6克　赤芍9克　防风9克　秦艽9克　桑枝15克　丝瓜络12克　红花5克　连翘12克　忍冬藤15克　黄柏6克　苍术10克　知母6克　牛膝10

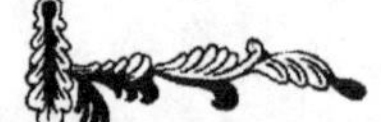

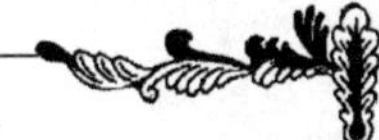

克　木瓜 10 克　2 剂，水煎口服。

3 月 20 日二诊：

服上药后关节痛与身热明显减轻，唯近日下肢略有浮肿。遂于上方中加入薏苡仁 15 克，继服 2 剂。日后继诊痊愈。

几年后，病人来告知：每年春季，即易患轻微扁桃体炎和口腔溃疡，随之伴发关节痛与风湿小节。但按上方配服数剂，即可转愈。

按：根据病人关节红肿热痛的临床表现，应属中医“热痹”范畴。产后 5 月即发病，阴血不足是不言而喻的。外感风热之后，风邪窜扰筋络之间，郁久化热，湿热下注，遂成热痹之证。故用四物汤加桑枝、红花、丝瓜络等活血通络。忍冬藤、连翘、秦艽、防风等疏散风热，以收清热散风，舒筋活络之效。牛膝、木瓜引药下行。黄柏、苍术、知母清利湿热。“痛则不通，通则不痛”，痹者，闭也，故治此类疾病，当以“通”为宗旨。即使热痹证，也不宜过用苦寒，以免血流滞涩，邪气深入，久治难愈。

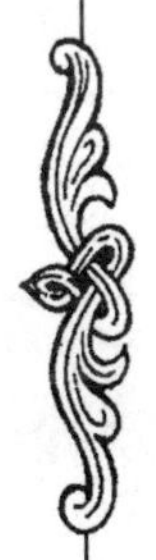

医关性命须谨慎

陆定圃谓：“做事宜从容详慎，为医尤甚。”诚至理明言。医关性命，贵在谨慎。医百病而愈九十九，为平，是医生的本分；医百病而死一人，则为不可挽回的过失。故医生看病，从辨证诊断、处方用药到书写记录等全过程，都须做到认真推敲，不得丝毫疏忽。

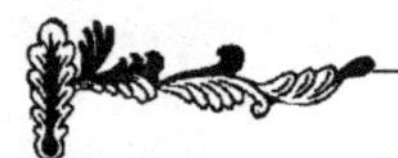

一、体察入微，辨证谨慎

中医诊病的特点是“辨证”。有是证而施是药，即所谓“对证下药”。一病有多证，病是证的综合。同一疾病，由于个体不同，证情表现亦异，故在诊病时病名为虚证情是实，有“证”便自有方药。证的含义，大致包括疾病的部位、性质和阶段（即病位、病情、病期）等内容。所谓病位，不单指解剖部位，主要是经络、脏腑所属；病性系指病属阴阳、寒热、虚实等性质；病期乃指疾病的不同阶段或时期，如伤寒的太阳、少阳，温病的卫、气、营、血，外科痈、疽、疗、疖的初期、成脓期及溃后期等。证极端重要，因此要求医者在诊病之时要体察入微，辨证谨慎。

医生如何才能做到谨慎辨证、准确辨证呢？首先，要做到熟知脏腑、经络的生理特点，病理表现。其次，认识疾病应从整体观、辩证观出发，做到表里统一、天人统一。具体地说，为克服辨证上的片面性和表面性，在分析疾病时要做到证与症状、证与脏腑和证与病期的三个联系，这是由此及彼，由表及里和由静到动的认识疾病的深化过程。比如八纲辨证中，明辨虚实最难。经验证明，病人中纯虚、纯实者甚少，虚实相兼者居多。遇虚实夹杂的病人，必须明辨主次，确定具体治则。

二、审势度形，方药谨慎

药物之于医，犹武器之于兵；处方之于医，犹方阵之于将。方之与药，用之得宜治病活人，用之失当祸不旋踵。故医者处方用药，犹需谨慎。

有的医生，只知某方治某病，不详审方中药味与病情能

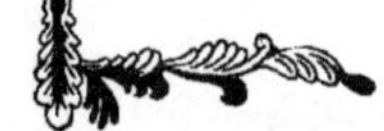

否相合，为害甚多。吾友人之子田某，原系北京石油学院教师，因身疲无力，食欲不振，腹泻便溏，曾求治于某医院，经诊断为肝炎，服肝炎病协定处方多剂，以后食欲更差，腹泻加重，精神疲惫，病缠床褥，遂归并休养。一日找我诊治，详诊其脉弱，舌苔淡薄，系脾虚胃伤之证。视前服协定处方药物，乃一派苦寒清利湿热之品，始知前药不对证。令改服参苓白术散，一周后腹泻止，一月后食欲增，精神逐渐好转，同初诊时判若两人。

中医的治病原则是辨证论治，四诊合参，仔细推敲，区别阴阳，明察虚实，对证给药，始能奏效。若不分析病情，凭病名处方，岂不贻误病人。何况肝炎、高血压、心脏病等，均西医病名，不辨寒热虚实，盲目以病名处方，鲜有不误人者。

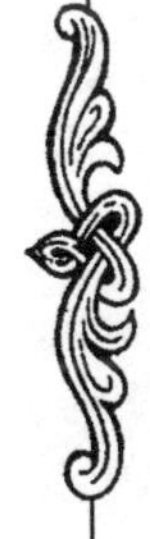

三、字关性命，书写谨慎

中药数以千计，别名繁多，而汉字字体相近者甚多，错综复杂，极易混淆。有时失之毫厘，则谬以千里，甚至误人性命。故医生处方时，一定要谨慎书写，容不得丝毫疏忽。

如桔梗与桂枝二药，处方中常有互混现象。桔梗是清利咽喉之常用良药，而热证喉痛，则禁用桂枝。故王叔和有:“桂枝下咽，阳盛则弊”之诫。吾一表侄，曾患急性传染病——出水痘，持医生处方上药店抓药，因药工把桔梗误认为桂枝，遂致病人丧命。因医生书写处方字迹不清酿成丧命之事故，教训实乃沉痛！除桔梗与桂枝之外，还有枳实与茺实，破故纸与云故纸、白故纸（又名千层纸、木蝴蝶）等，均易由一字之差，酿成事故，医者不得有半点疏忽。

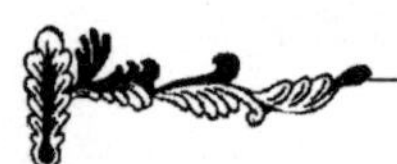

四、医关性命，不可逞强

我从事中医六十余年，常把病人分为三类：一是我能治愈者，二是我不能治愈而别的医生能治愈者，三是谁也治不愈者。凡自己有把握治愈的病人，必认真诊治，绝不马虎从事；对自己把握不大的病，便让病家及时转请高明，尽量不耽误病情；对于谁都无法治好的病，则是想方设法减轻患者痛苦。故鲜有贻误病情者。医生的工作好坏与病人的生命攸关，要紧紧把握“谨慎”二字，切忌装腔作势，好强逞能或草率从事，要实心实意地为病人着想。

治误的教训，可贵的经验

“吃一堑，长一智”。历史上中医界多少先哲，无不是从多次惨痛的失败中吸取教训，在长期的磨炼中积累经验，才有所成就。张仲景因悲其宗族死于伤寒，发奋学医而作《伤寒杂病论》，成为一代医圣；吴鞠通痛其子病瘟而茫然无措，终至发黄断命，有感于“生民何辜，不死于病而死于医！”经十年苦攻，“进与病谋，退与心谋”，从实践中总结经验，立三焦辨证之法，用六年时间写成《温病条辨》，使温病学说趋于成熟。这都是前贤总结教训，独创蹊径，避免了重蹈复辙而取得成就的范例。

中医治病之成败，究其原因固然很多，如疾病之轻重，患者之信仰，医生之明察和药物之真伪等。但从医生主观方面讲，成功与失败，主要在于能否准确辨证。能辨证准确，

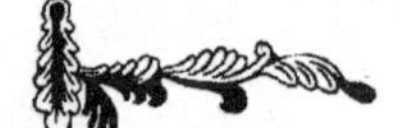

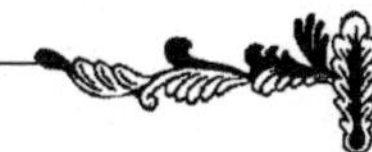

多获成功，反之即遭失败。况疾病之寒热有真伪，虚实常交织，错综复杂，千变万化，故辨证准确绝非轻而易举之事，非有扎实的理论基础和丰富的临证经验，才能遇事不惑，临危不惧，去伪存真，由表及里地认清疾病的本质。笔者才疏学浅，岂敢比拟于明达先哲？仅就自己在医疗实践过程中的一些零星体会，列举一二，以供参考。

一、喘证当辨虚实

喘证关系生命之根本，故历来谓“危恶之候”。喘证的临床表现复杂，有的病喘数十年，数经危笃而复愈；有的则突然发作而致不救；有用补而奏效者，也有因补而致毙者。自古及今，诸家说法不同，令人莫衷一是。故中医界有“内不治喘”之说，颇有一定道理。喘有寒、热之差，肺、肾之别，痰、水之殊和虚、实之异，均当细辨。最关重要者，虚、实也。张景岳曾有明训：“气喘之病，最为危候，治失其要，鲜不误人，欲辨之者，亦为二证而已。所谓二证者，一曰实喘，一曰虚喘也。”此乃经验之谈。

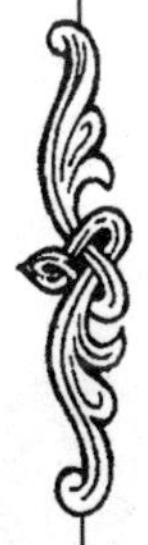

笔者曾治五台县大建安村徐妻阎氏一案，颇有曲折。出诊刚到村，便有人说：阎氏昨晚几乎断命，并告诫须慎重开方。见病人时，呼吸困难，喘息不能平卧，痰稀量多，心慌，四肢厥冷，饮食不进，大便稀溏，左脉数而似有似无，右脉伏而不见，苔白滑。一派虚象。询及既往，前医屡用豁痰理气之剂不效，后因体温偏高，脉数，而误用仙方活命饮，致病情更重，几乎丧命。合参上述脉症，证属气虚阳衰，急当回阳敛气，始有一线希望。方用真武汤加人参、细辛、五味子，1剂后喘证缓解，3剂则转危为安。

但是如何辨虚实呢？古人有“在肺为实，在肾为虚”；

外感为实，内伤为虚；新病为实，久病为虚之别。有以证分，有以脉辨，都有一定道理。但临床上尤有虚而似实，或实而似虚之病，颇为棘手，临证时当综合分析，脉症合参，去伪存真，仔细辨别。大抵实喘胸满息粗，声高气涌，以呼出为快，多新病，多外感；虚喘声低息短，慌张气怯，吸气尤难，多旧病，多内伤。尤须注意者，喘证大抵伴心慌，脉多数，或虚或实，更当细辨。张景岳有言："凡病喘促，但察其脉息微弱细涩者，必阴中之阳虚也，或浮大弦芤按之空虚者，必阳中之阴虚也。大凡喘急不得卧，而脉见如此者，皆元气大虚，去死不远之候。若妄加消伐，必增剧而危。"结合本例病人的证治，更知景岳言之可信。

二、癃淋须分补泻

自古淋证有五：或曰冷、曰热、曰膏、曰血、曰石；或为劳、为气、为血、为膏、为石。治皆有别，其病机不外虚实二端。《诸病源候论》说："诸淋者，由肾虚而膀胱热故也。……肾虚则小便数，膀胱热则水下涩，数而且涩，则淋沥不宣，故称之为淋。"所以治疗大纲当分补泻，始能不贻误病人。兹举两例为证。

笔者尝治一位 80 岁老人，素体尚壮，偶感风寒，咳嗽带血，大便不畅，小便癃闭。前医认为年老肾虚，故以固元为主，施以补药，不但不效，反而病情加重，小腹满急，不堪其苦。我依脉象洪数，苔黄腻，诊为膀胱积热，治以清热利湿，五淋散合八正散加减，二剂而愈。

又曾治一男性，四十余岁，小便不利而痛，前医泥于痛无补法，用清热利尿法八正散之类，服后病情加重，点滴不出。诊其脉象虚弱，苔薄白，并有腰痛体衰。参合脉症，我

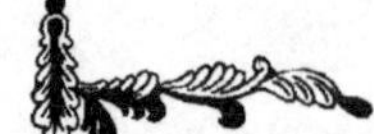

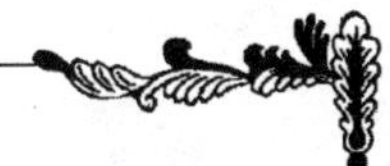

诊为肾虚气弱，气化不行，非用补肾药物不能收效，方用济生肾气汤加减而愈。

以上二例，一虚一实，辨证清晰，即能成功。若辨证不准则治疗失败。然而此证辨虚实的要领何在呢？主要是脉症合参。上述两例，前医皆忽略了脉象的重要性而误治。例一，人虽老而脉象洪数，愈补则愈滞，故病至小便癃闭，小腹满急，不堪其苦；例二，虽然淋沥尿痛，但脉虚，腰困，泥于痛无补法而愈疏通则愈虚，愈虚则病愈重。正如张仲景《金匮玉函经·证治总例》中所说："虚者重泻真气绝，实者补之重其疾。"

三、治急症、危症不可犹豫手软

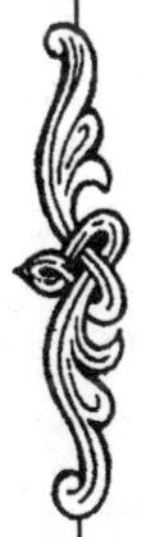

中医对危急重症有一系列宝贵的治疗方法，如急救之方药，退热之刺血疗法，解痉之针法，回阳固脱之灸法等，可惜愈来愈少有人用，反说："中医不能治急症"，实在令人痛惜。治疗急症，担一定风险，因病情危急，需当机立断，错过时机即病重不救矣，任何犹豫手软都将贻误病机。此时医生的责任应是在辨清病证的基础上"背水一战"，逆转病机，使急病转危为安。

余曾治族姊重症一例，心慌，气喘急，四肢厥逆，出冷汗。上午请本村一位老先生诊治，用真武汤，方证尚合，但未见效，下午病更重。余诊时，脉极沉迟，苔白滑。此乃阴盛阳衰，已至虚脱危急之际。服汤药恐时不待人，急服龟龄集三分之二瓶，喘息稍缓，速煎附子30克，干姜30克，人参9克，炙草6克，当即服，一剂后便转危为安。此方即张仲景四逆加人参汤。

此例用真武汤并非不对证，主要误在病重药轻，不足以

控制病情发展，犹如杯水车薪，无济于事。

四、用药宜精细

药乃医生之兵器，用之得当治病救人，用之不当伤生害命。中药繁杂，药性各异，有毒性甚剧者，亦有一药具多种功用者，更有十八反、十九畏等配伍禁忌。如对药物之性味、归经、功用、药量没有精深的了解，往往误病、误人。故医生不仅要善于辨证，尚须精细辨证，谨慎用药。

附子为热药之最，回阳救逆，有起死回生之效，但用之不当，轻病转重，重病危及性命。余年轻时随父习医于大同，因素体阳虚畏寒，一日晨起，空心煎服附子剂，随进热粥一碗，饭后口舌麻木，接着全身麻痹难忍，慌然无措，问于家父，父曰：此服热药，复加热粥之故，过午当愈。待过午后，果然好转。附子，大辛，大热，大毒，为纯阳燥烈之品，煎剂宜凉饮，不宜热饮。治下焦病，用量宜大，不宜太轻。量小则往往刚燥之性发挥于上焦；量大力沉，则药达下焦，发挥治疗作用。《神农本草经疏》列七十余证为不宜使用附子的禁忌证，并诫之曰："倘误犯之，轻变为重，重者必死，枉害人命……宜谨审之。"

当归，临床常用之药，既能补血，又能活血止痛，血分病用之，总该有益无损吧！事实并非如此，用之不当，亦能为病人造成不堪忍受的痛苦。关键在于煎药的方法。一般说，用于活血止痛，宜短煎，不可久熬；用于补血、养血、通便，则当久煎。故有用当归剂治疗痛经者，服后腹痛更甚，则多由煎熬太久之故。

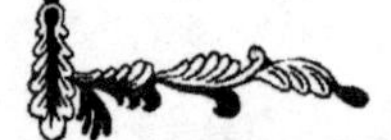

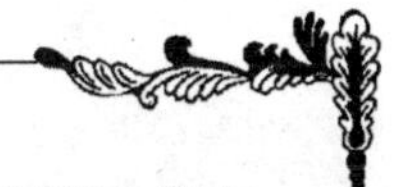

医师，司命者也，学术宜精，经验宜宏富，临证治病应潜心细察，精细辨证，处方用药宜精细入微，连煎药方法、用药时间都要胸有成竹。程普明《医学心悟》开章第一卷即是“医中百误歌”，有深意焉。医生应该细细研习，慎重对待。

补泻有法，勿失四宜

病种繁多，错综复杂，治疗应随证而变化。但万变不离其宗，病情千变万化，总不离祛邪与养正两种治法。凡邪实之病不宜补，补则邪滞。祛邪，必紧抓时机方能速效。正虚病人不可泻，泻则虚虚。正如《中藏经·论诸病治疗交错致于死候第四十七》所云：“若实而不下，则使人心腹胀满，烦乱，鼓胀。若虚而不补，则使人气血消散，精神耗亡，肌肉脱失，志意昏迷。”久病正虚者，补之宜缓，要善于守法守方。勿论补或泻，应掌握补而不滞，泻不伤正的原则，忌讳补中用泻。

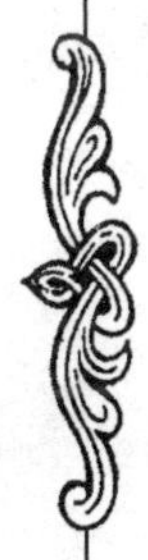

医生临床，不应怕病情复杂和病势波动反复。一治则愈者，常人亦可为医，医生有何用哉！辨证论治，是中医治病的精髓，有是证则施是药，病情再复杂，只要紧抓主症，明辨证型，对证下药，不难取效。顽固久病，波动反复，此为常事，不一定是医治中的失误。诸如慢性肾炎、肝炎以及癫痫等疾病，绝非一治即愈之病，只要坚持辨证论治法则，多能逐步取效，乃至痊愈。

治病应谨守“四宜”，即因人、因时、因地、因证制宜。

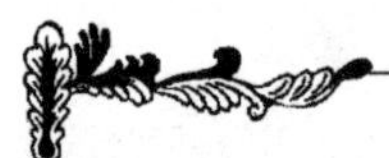

因人制宜，乃因人之禀赋不同，体质各异，故对药物的反应亦有差别。曾有人将黄柏用至15克，无不良反应，但有人只用6克便引起腹痛。还有些虚不受补的病人，虽身疲乏力，但予补中益气汤时，反愈服愈软。故医生治病时，应针对病人的个体特性给以恰当治疗。因时制宜，是指医生治病时应随季节变化而采取相应措施。人体与外界环境适应（天人相应），身体安康，反之则疾病生。如春节前后，是冬春季节交替时期，常因机体不能很快适应急剧变化着的天气，稍一疏忽则疾病生焉。医生治病应随时令变化采取应变措施。因地制宜，指要注意人与地域的依存关系。地域不同，寒湿润燥各异，人的体质亦随之而有别。如北方之人多怕冷而耐热药，南方人则易伤阴而畏辛燥，水域之人多阳气不足。医生临证处方，尤需考虑地域因素。因证制宜的实质即辨证论治，于此从略。

人常说："医生愈老，胆量愈小。"这是教训使然。其本意不是老而无用，是愈老思考问题愈加精微。青年医生应效法老者的谨慎态度。

中药的疗效不在于剂量大小，也不在于药性之峻猛程度，而在于辨证准确，药证相合与思考对路。如此，药量虽小，药性平和，亦使病情好转；相反，药证不合，药量愈大或药性愈猛，对病人造成的损害也愈大。我用破气、攻下、逐水等药，即使在非用不可的情况下，也只暂用一二剂，绝不使病人常时服用。我本身不耐大寒、大热，无急躁暴戾之性，可能受自身体质与性格的影响，所以为患者选药时亦倾向于平和清淡之品。在治疗方法上，每个医生皆有各自之所长与各自之短缺，同道之间应取长补短，不应相互轻视。

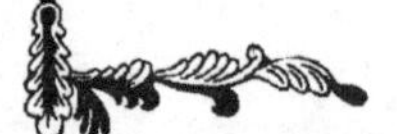

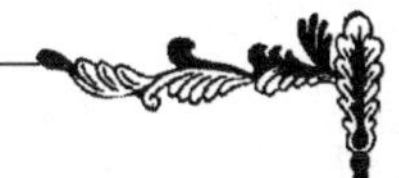

四物汤的应用

"有是证，用是药"，这是医生在辨证施治的前提下，临证处方时应掌握的基本原则。我在临证时常用的坐底方是：凡血分病多用四物汤，气分病多用四君子汤，消化疾病多用二陈汤、小建中汤，调肝多用逍遥散等。当然还要在坐底方的基础上随症加减，才能收到预期的效果。单拿四物汤说，其应用范围甚广。

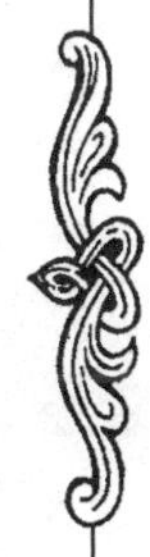

所谓"血灌五脏养全身"，就已说明血与人体关系的密切，是生命之须臾不可离者。因人体多种疾病与血液虚损或运行失调有关。而四物汤之所以为血分病的基础方，是因它既能养血补血，又能行血活血，它补而不滞，行而不散，故为妇科血分病的坐底方剂。在临床上如遇血液瘀阻、疼痛不移者，宜在四物汤基础上加桃仁、红花（桃红四物汤）活血止痛，取"通则不痛"之意，用之得当，药到病减；血行离经，致成的崩证、漏证，于四物汤中加阿胶、焦艾叶，则为胶艾四物汤，作用为温经止痛，犹如山洪泛滥，疏通江河，则水不为患也；四物汤合祛风散寒药黄芪桂枝五物汤，对久治不愈之风寒痹证，辄收良效，所谓"治风先治血，血行风自灭"也；余拟四物清疹汤，即在四物汤基础上加散风祛湿止痒之品而成，对多种皮肤瘙痒、斑疹性疾病均有效，亦取养血润肤，血行风灭，正气既充，诸邪易散之意也。所以四物汤不仅是妇科血分病常用方剂，在内、外、儿诸科亦皆为常用而有效的方剂。全方四味药，效与不效

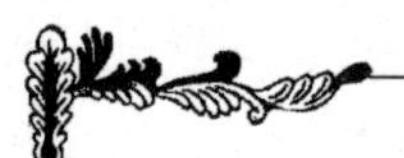

关键在于“活用”：如以补为主者，重用熟地、白芍，少用川芎；有热象者重用生地，不用熟地，温药减量；以行血为主者，重用赤芍、川芎，甚者可用归尾；消化不良，胃脘懑胀者，或用地黄炭以免滋腻；川芎辛窜，用量宜轻不宜重。

按：陆九芝“不谢方”乃《世补斋医书》之一卷，是针对一些常见的症状、证候，在尚未成大病时，便及时配制适当药物治疗的办法。这是他有感于小恙不医每成巨疾，巨疾沉痼，医者束手无策之时而想的办法。张老治疗一般病常在一个基本方——坐底方上加减施治，既便于临床医生掌握，又灵动活泼。

常惭愧斋抄本简介

张子琳先生的室名为“常惭愧斋”，他留下的许多抄本，均名之以“常惭愧斋抄本”。抄本所涉范围甚广，约略翻检有医学、佛学、诗文、信札、短篇等等。今选择其中与医相关的抄本若干略作介绍，以见先生治学之勤，用功之深。

常惭愧斋抄本

——张锡纯先生医方集录

内容为张锡纯（1860—1933）从“资生汤”至“治梦遗运气法”约 170 方的主治、组成、煎服法等。在第 123 首“急救回阳汤”方论之间钤有“桂崖书画”和“张子琳”印

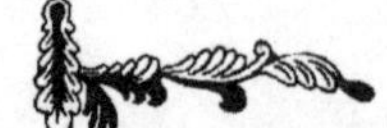

章各一枚。在张锡纯方后另录有七气汤、枳术汤、桑根白皮散、半夏散等杂选医方 108 首。全书用毛笔抄录在书口标有“瑞华监制”的线装本上。

常惭愧斋抄本

——王旭高《医学刍言》

该抄本完整抄录了人民卫生出版社 1960 年刊印的王泰林（1798—1862）先生《医学刍言》一书，此书原名《医门要诀》，据书前北京中医学院诊断教研组 1959 年 11 月 12 日前言称：“本书原稿（手抄本）系江阴许履和同志传出，今特为整理，并加副题，名为《中医临证指要》。”全书用毛笔抄录在书口标有“瑞华监制”的线装本上。

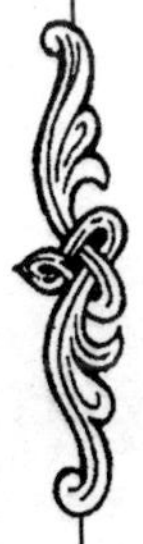

常惭愧斋杂记

该本集印石、瓷器、书画诸事（田象贤手书）、佛经偈语以及张毅庵、傅山、续桐溪、王建基、赵凤瑞、张汝琳等相关传记、碑志等杂文于一册，有一定的史料价值。全书用毛笔抄录在书口标有“瑞华监制”的线装本上。

常惭愧斋抄本

——肾脏炎专册

该册全部是肾脏炎的资料，其中多数内容来自当时的各种期刊杂志。如 1955 ~ 1959 年的《中医杂志》《中华医学杂志》《上海中医药杂志》《福建中医药》《浙江中医杂志》《广东中医杂志》《新中医药杂志》。该抄本第一句是“肾脏炎的病名，是西医索来忒氏于 1886 年开始命名的”。

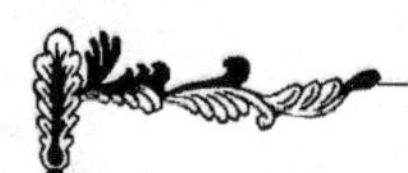

常惭愧斋抄本

——无题

该抄本约记录于1957年，为各科临床病证的资料。始于温热病、肝胃痛、乙型脑炎、慢性肝炎和肝硬化腹水，终于小儿痢疾、龟背龟胸诸疾。该抄本甚旧，其中经用有效之方，方前用圈（○）示之。

常惭愧斋抄本第2号

分上、下二册，分别为《中医内科学简化本（上册》载病22种，起于“感冒”止于“眩晕”；《中医内科学简化本（下册》载病34种，起于“厥证”止于“鼻衄”。

常惭愧斋抄本第3号

内容是58种病证治法，以内科病证为主，兼及妇科。起于感冒、流行性脑炎，止于鼓胀、消渴。本册第8病“哮喘”中收录了开封中医院白锡纯医师的蒌贝定喘汤，其原文如下：“蒌贝定喘汤：瓜蒌仁、百合各五钱，川贝、杏仁、莱菔子、桑皮、天冬、炙杷叶、远志、冬虫夏草、炒苏子、葶苈子各一钱，大枣五枚”。关于此方之用，可参考本书“专病论治·哮证”一节。

常惭愧斋抄本第4号

内容是46种杂病记录。起于高士宗《医学正传》心腹痛分九种、苏子降气汤加减，止于中医治疗痢疾的方法、水肿病。有的资料与它本重复。其中心胃病（痛）类摘引的

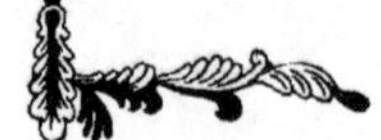

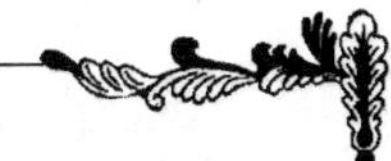

中医古籍约有《东医宝鉴》《中藏经》《济生方》《刘完素六书》、《丹溪心法》《医学正传》《古今医鉴》《奇效良方》《明医杂著》《医学入门》《医门法律》《景岳全书》《沈氏尊生书》《嵩涯尊生书》等十数种。

常惭愧斋抄本第6号

内容为医疗杂记。所涉之病有神经衰弱、脏躁、癫痫、眩晕、偏头痛、鼻衄等。此硬皮东风日记本的内封页上写着“奖给1962年度先进工作者张子琳同志山西省中医研究所（章）1963.3”等字。其抄本的第230页记载有山西省中医研究所第一任所长李翰卿之“阳痿早泄丸药方”，此方由26味中药组成，此方它处暂未见报道，今录之如下：

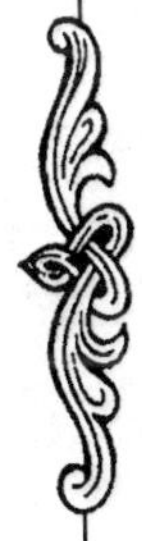

治阳痿早泄丸药方：

人参五钱　天冬五钱　当归五钱，酒洗　生山药五钱　巴戟五钱　木香五钱　车前子五钱　川椒五钱，微炒　肉苁蓉一两　茯苓五钱　石菖蒲五钱　五味子五钱　柏子仁五钱　覆盆子五钱　赤石脂五钱　生地一两（《常惭愧斋抄本第21号》作五钱）　熟地一两　泽泻五钱　牛膝五钱　远志五钱　山萸五钱　杜仲一两　地骨皮五钱　枸杞一两　菟丝子一两　紫河车一具

共为细末，蜜丸二钱半重，每早晚各服一丸，开水送下。

常惭愧斋抄本第7号

内容为医疗杂记。收录肝病病例介绍、中国医学的变迁简史（何云鹤）、神农本草经考证汇抄（徐衡之）、中医名词

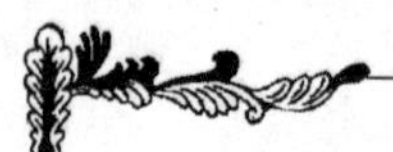

释义（叶劲秋）、中医术语解的提纲和材料（陆渊雷）等文；神衰、眩晕、脉管炎、败血症、溃疡病、喘促、坐骨神经痛、湿疹、泄泻等病；神农丸及治诸癌症等方之资料。

常惭愧斋抄本第 8 号

内容为医学杂记。收录停瘀失血、烫伤验方、虚劳（再生障碍性贫血）、平肝清晕汤方解、自订四物清疹汤、《张子琳医疗经验选辑》简介等文。该册抄本中尚有乃舅“赵凤瑞先生小传”一文（由赵文田 1980 年 11 月 28 日供稿），张从其学画，颇有成就。

常惭愧斋抄本第 9 号

内容为医疗杂记。此册所载方论甚为繁杂，约略有妇儿杂方、呕胆、梅核气、迁移性红斑、胆囊炎、内科杂方、结节性红斑、齿衄、再生障碍性贫血、颤振、胆结石、子宫癌、咽喉、幽门梗阻、阳痿阳强、肠梗阻、尿血、肩背痛、腰腿麻痛、奔豚、头晕、遗泄、嘈杂、神经衰弱、子宫外孕、失音等。

常惭愧斋抄本第 10 号

内容有肝炎、溃疡病等资料，并《出家休心难》《医戒杀生》《儒佛配合》《论疏》《厌喧求静》《惜寸阴》等杂文 13 篇。封题“杂记”二字。此抄本内夹有 1979 年 5 月 1 日张老给田某（女）所开的痹证处方一则。

常惭愧斋抄本第 11 号

标题作“二十六种疾病医疗方法”，内容是肝胃疼痛、

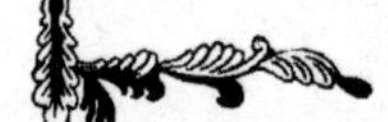

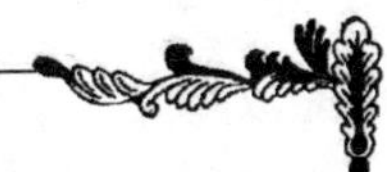

胁痛、胆囊炎、胆道蛔虫、头痛、黄疸、癫痫、疝气、遗精阳痿、鼓胀、虚劳、暑热、痢疾等25种疾病之方治。末附甲状腺机能亢进症用药5类约18味。

常惭愧斋抄本第17号

内容是“二十九种病证的治法”，计有脉管炎、血栓性静脉炎治法、贫血、胆结石、尿路结石、肾结石、阳痿、幽门梗阻、反胃、头风等29种疾病之方药资料。此册所载之方皆张老所习用者。

如第26种疾病“阳痿”下记载有：

1. 阳痿常用方：六味丸加淫羊藿、苁蓉、枸杞、锁阳等。

2. 治阳痿赞育丹：熟地、白术、当归、枸杞子、杜仲、仙茅、巴戟、山萸、羊藿、苁蓉、韭子、蛇床子、附子、肉桂，或加参、茸。

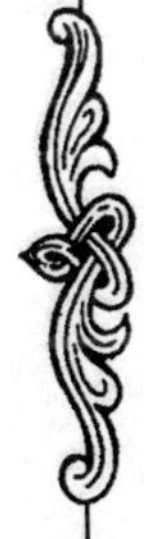

3. 阳痿不举（傅青主）：熟地一两，山萸五钱，远志、巴戟、肉苁蓉、杜仲各一钱，肉桂、茯神各三钱，人参三钱，白术四钱。

4. 阳强不倒方（傅青主）：麦冬、元参各三两，肉桂三分，煎服。

5. 阳痿早泄方：人参一两，羊霍、仙茅、沙苑、枸杞、生苡米（“苡米”原误作“玉米”，今据《常惭愧斋抄本第19号》本改）各一两，山萸六钱，巴戟六钱，锁阳六钱（此药原漏抄，今据《常惭愧斋抄本第19号》本补），菟丝子六钱，阳起石五钱。另取羊肾一对，水内烫（一作煮）硬，不可熟，剥去外皮，晒干研碎，研后筛如粉，与药合并调匀，蜜为丸如豌豆（一作桐子）大，早晚服二至三钱。

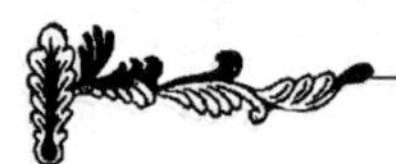

常惭愧斋抄本第 18 号

内容是“三十六种病的治法”。计有暑证、盲肠炎、咳嗽、失音、噎膈、甲状腺机能亢进、腹膜炎等方证资料。其中有著名晋剧老艺人说书红遗方音哑方，也有当时广泛使用的治食道癌之神农散等。并记有一段张老亲自搜方验证的经历：“冀老（指河北冀永康先生）谈及宁化府 34 号段三保的岳母患食道癌，呕吐反胃，服核桃树枝半斤，鸡蛋四个，用砂锅煮四小时，一天把四个鸡蛋吃完，连服三十天，有显效。我亲自问过段三保，果然有效。”

常惭愧斋抄本第 19 号

内容为感冒、反胃、虫证、心脏病、恶性肿瘤、支气管扩张、腹膜炎、心胃痛、肾囊风、肾囊出汗、阴囊湿疹、阳痿早泄、大便血、积气上冲、痹证等各科杂治之方。

按：此册所收之方多为中正平和、法度谨严之专病专方，如“治小疙瘩粉刺症：由肺经血热，以致皮肤腺变化而生。方用：炙杷叶二钱，黄连二钱，桑皮二钱，黄柏二钱，沙参一钱，甘草一钱。”便给人以活泼灵动之感。

另按：此册中所载“阳痿早泄方”与《常惭愧斋抄本第 17 号》所载者相同。

常惭愧斋抄本第 20 号

内容为肿证、胀、胆囊炎、心腹诸痛、高士宗《医学真传》分部用药重订节录、苏子降气汤加减运用、欧阳履钦学术经验、乳中结核等杂病治疗法。

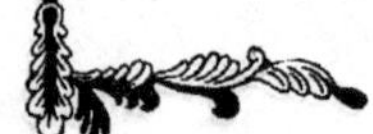

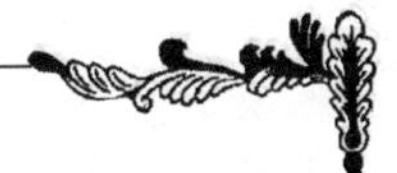

常惭愧斋抄本第 21 号

内容是“六十九种疾病治疗方法”。张老当于 78 岁前后抄成此册，足见其平素用功之勤，到老不辍。起于出汗、头痛眩晕、消渴、痹证，止于阳痿早泄、胃痛、乳病、咳嗽喘息、妇科等。所选诸方，皆以临床有效为标准。例如：第 65 病“阳痿早泄”中除录有李翰卿（1892—1972）之“阳痿早泄丸药遗方”（漏抄当归、山药、巴戟、木香四味）外，另录有傅青主阳痿不举一方：“熟地一两，山萸四钱，远志、巴戟、大芸、杜仲各一钱，肉桂、茯神各三钱，人参三钱，白术五钱。皆屡试屡验之良方。”

常惭愧斋抄本第 22 号

内容是“五十一种疾病治疗”。起于感冒、咳嗽、口舌病、高血压，止于阴痒、脏躁。其中第 15 病阳痿中收录了赞育丹、李翰卿阳痿早泄丸药方、性神经衰弱、性神经兴奋及阳不举方五部分内容。张老至少在三处（抄本第 6、21、22）抄录李翰卿之“阳痿早泄丸药方”，足见其重视程度。

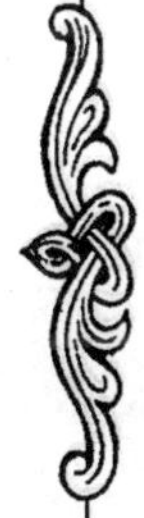

常惭愧斋抄本第 23 号

内容为妇科资料，包括调经、崩漏、带下、调节生育、癥瘕、妊娠、产后诸症、乳病、杂病 9 大类约 84 小类的妇科诸疾的病证及方药梗概。经整理者仔细核对，知其为原山西省中医研究所韩玉辉（1884—1970）先生《妇科挈要》早期版本的节要抄本。

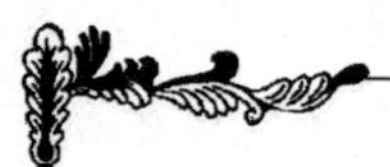

常惭愧斋抄本第 25 号

内容为消渴、肺痿肺痈、咳血咯血、虚劳虚损、吐血、妊娠小便淋、黄疸、肋膜炎、调经种子、红斑狼疮等杂方随录。

常惭愧斋抄本第 26 号

该抄本是平瘿复方、红斑狼疮、炙甘草汤及河车大造丸等杂方之随录小册。

博采众方

张子琳先生一生搜集各家之方甚众，自己心得身受、化裁拟创之方亦多。今选取其中张老经用效验者，罗列一二以飨读者，并注明出处以备查考。

1. 说书红音哑方（见《张子琳医疗经验选辑》山西科学技术出版社 1996 年 1 月第 3 版 308 页）

本方养阴润燥，清热祛风，利咽开窍，对声带疲劳，阴伤嘶哑，或微受风寒音哑者皆有捷效。此方是著名晋剧老艺人说书红所遗，经验证疗效迅速、可靠，药味虽多，但颇有章法。

元参 9 克　麦冬 6 克　连翘 6 克　诃子肉 4.5 克　菖蒲 6 克　桔梗 9 克　山豆根 3 克　川贝母 6 克　竹茹 4.5 克　蝉蜕 4.5 克　胖大海 4.5 克　甘草 4.5 克　藏青果 6 克　路路通 6 克　水煎口服。

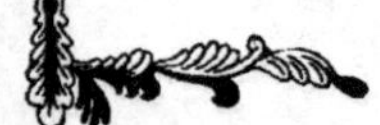

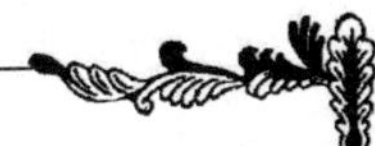

2. 偏左头痛（见《中医研究通讯》）

偏左头痛，多属肝经血虚，兼有风热所致。余用下方，经验效果良好。

当归 24 克　川芎 9 克　白芍 9 克　柴胡 6 克　茯苓 9 克　半夏 6 克　陈皮 6 克　甘草 6 克　酒炒黄连 4.5 克　酒炒黄芩 6 克

水煎空心温服。一剂减轻，二至三剂愈。

3. 阴虚头晕（见《中医研究通讯》）

阴虚头晕，下午较重，多因肾阴亏损，不能上营于脑海之故，余恒用下方多效。

熟地 15 克　山萸肉 9 克　山药 9 克　茯苓 6 克　炙甘草 6 克　川芎 6 克　枸杞 9 克　细辛 3 克　肉苁蓉 9 克　菊花 9 克

水煎空心温服。

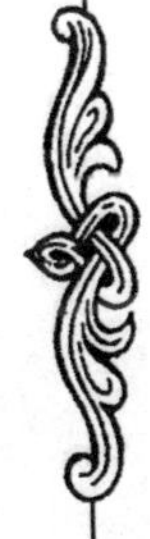

4. 瞳孔散大（见《中医研究通讯》）

白眼珠不红不痛，瞳孔散大，头晕不清，视物不明，多年经验用下方颇效。

熟地 12 克　白芍 9 克　柴胡 1.5 克　枸杞 6 克　知母 4.5 克　菟丝子 6 克　山萸 4.5 克　山药 4.5 克　丹皮 3 克　茯苓 3 克　黄柏 1.5 克

水煎空心温服，每日服一剂，三五剂以后见效。

5. 痔漏（见《中医研究通讯》）

凡外痔内漏，肛门结核肿痛，发痒，或流血，或流淡血水，用下方熏洗，效果显著。

蛇床子 15 克　川椒 9 克　蕲艾 9 克　土茯苓 15 克　云胆矾 15 克　乳香 9 克　没药 9 克　芒硝 30 克　甘草 9 克　瓦松 9 克　槐花 15 克

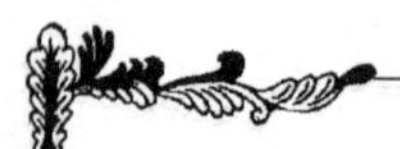

水煎盛在盆内，乘热先熏后洗肛门，冷了温热再熏洗。

6. 吐血（见《中医研究通讯》）

大口吐血，不咳也不唾痰，多属于胃热出血。脉象洪实有力。服下方效如桴鼓，临床经验，一剂即可见愈。

川大黄（酒炒）6克　黄连　黄芩各6～9克　枳壳4.5克　白茅根15克　黑藕节9克

水煎温服。喘满加杏仁、厚朴；血虚加生地、当归；有寒热者，加柴胡、生姜。

7. 牙痛（见《中医研究通讯》）

风火性牙痛，甚者头也痛，口干，发热，按照下方加味服用，效果显著。

荆芥3克　生石膏15克　防风6克　丹皮4.5克　生地9克　青皮1.8克　甘草1.5克

上门牙痛，加黄连1.5克，麦冬6克；下门牙痛加知母、炒黄柏各3克；两边牙痛加白芷2.4克，川芎3克；上腮牙痛，加熟大黄3克，炒枳壳3克；下腮牙痛，加炒黄芩3克，桔梗3克。水煎温服。

按：《常惭愧斋抄本·第九号》标其名曰：牙痛仙方。

8. 小儿惊风（见《中医研究通讯》）

小儿急惊风，抽搐甚者，角弓反张，发热，咽喉有痰，宜服下方，效果良好。

明天麻1.5克　钩藤2.4克　全蝎3个　葛根3克　苏叶1.8克（此味原缺，据《常惭愧斋抄本·第九号》补）　薄荷1.5克　炒僵蚕1.5克　瓜蒌4.5克　清半夏3克　蝉蜕3克　天竺黄2.4克　甘草3克　辰砂（研）0.9克（冲服）　竹沥水4.5克（冲服）

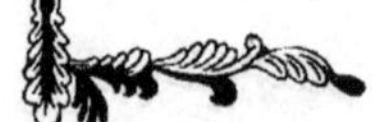

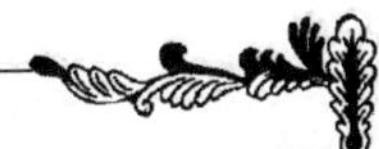

水煎温服。

9. 胃脘痛（见《中医研究通讯》）

胃脘痛而兼泛酸、嗳腐、消化不好、饭后胀闷不舒等症者，用下方疏肝和胃，制酸温寒，取效甚速。

炒白芍 12 克　炙甘草 6 克　川楝子 9 克　元胡 4.5 克　砂仁 4.5 克　陈皮 6 克　吴萸 3 克　川黄连 1.5 克　香附 6 克　良姜 6 克　半夏 6 克　茯苓 9 克　麦芽 9 克

水煎空心温服。

10. 伤食（见《中医研究通讯》）

伤食者，多见胸闷、吞酸、嗳气腹满痛、饮食减少、消化不良等症，恒用下方有效。

苍术 9 克　陈皮 6 克　厚朴 6 克　枳实 4.5 克　山楂 9 克　神曲 9 克　麦谷芽各 9 克　半夏曲 6 克　莱菔子 4.5 克　砂仁 4.5 克　炙甘草 4.5 克

水煎空心温服。

11. 泄泻（见《中医研究通讯》）

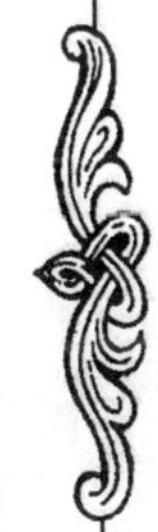

脾土受湿，渗化无权，不能分别水谷，水湿并入大肠而泄泻，治以胃苓汤，随症加减运用，效果甚好。

苍术 9 克　陈皮 6 克　厚朴 6 克　炙草 6 克　茯苓 9 克　白术 9 克　猪苓 9 克　泽泻 9 克　桂枝 6 克

水煎空心温服。

加减法：

（1）口中热、溺赤、肠垢，去桂枝，加防风、黄连各 3 克。

（2）小便清白、口中和、下利清谷，加干姜 6 克。

（3）胸满痞闷、嗳腐吞酸、大便臭秽，加山楂、麦芽、神曲。

（4）食少、小便频数、面色㿠白，去厚朴，加人参、干姜各6克。

如五更泻，或是大泻不止，出虚汗、喘促、手足厥冷者，此方不适用。

12. 黄疸病（见《中医研究通讯》）

黄疸病，遍身发黄，眼珠黄，鼻涕黄，若小便不利者，以下方外用，取黄水，甚效。此系前贤陈方，不可忽视。

黄米四十九粒　苦丁香　麻雀粪（男人用公雀粪，女人用母雀粪）

黄米多少重，这两样亦多少重，用新瓦共研为末，吸入鼻内，有黄水从鼻孔流出，流完再吸，至无黄水停吸。

识别公母麻雀粪法：公粪是尖的，母粪是秃的。

13. 小便癃闭（见《中医研究通讯》）

小便癃闭，点滴不通，用下方，则通。

用葱白一二斤捣烂，以新白布浸湿，贴于小腹部，将葱炒热，摊在布上，屡凉屡换，热气入腹，小便则可通利。

14. 口糜（见《中医研究通讯》）

口内或舌上有红白糜烂点，小便多涩而黄赤，乃系膀胱移热于小肠而发生，撤其火则口病自愈，临床使用下方，屡用屡效。

黄连6克　竹叶9克　生地12克　木通9克　甘草梢6克

水煎空心服。

15. 妇人乳少（见《中医研究通讯》）

妇人产后乳汁少，多因气血不足，中焦不能化生取汁之故。恒用下方，甚属有效。

生黄芪30克　当归9克　川芎6克　白芷4.5克　路

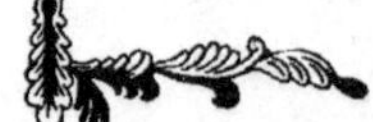

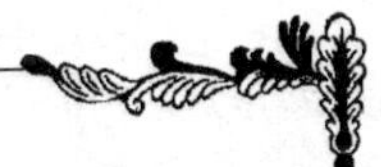

路通5个　漏芦9克　白通草6克　甘草6克　黑芝麻15克　陈皮4.5克　王不留行12克　炮甲珠6克

长流水煎空心服，连服两三剂，乳汁则通。

16. 经水淋漓不断（见《中医研究通讯》）

妇女经期或前或后，或行经时间过长，或淋漓不断，经色发淡，乃系气血两亏。多年经验，用加减归脾汤，效果很好。

当归身9克　炙黄芪21克　茯神9克　东人参9克　远志4.5克　炙草6克　炒枣仁9克　圆肉12克　广木香1.5克　阿胶9克　焦艾叶4.5克　边棕炭9克　川断9克　白术9克

水煎连服三六剂。忌动肝气及操劳过度，最要注意。

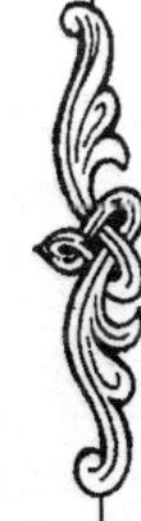

17. 崩漏（见《中医研究通讯》）

妇人崩漏，多因气虚血亏，采取补血助气，止血及引血归经之法。多年经验，用胶艾四物汤加味，效果显著。

当归12克　川芎4.5克　白芍9克　熟地15克　炙草6克　黄芪15克　阿胶9克　仙鹤草9克　焦艾叶4.5克　黑芥穗4.5克

水煎空心温服。

如气虚甚，加人参6～9克。腹痛，加重白芍，再加香附4.5克。腰痛困，加焦杜仲、川断各9克。

18. 老年血崩（见《中医研究通讯》）

老年人气血衰耗，患血崩，非用补气补血、提摄收敛止血之剂不能治愈。恒用下方多能取效。

熟地炭15克　炙黄芪6克　东人参9克　焦术6克　贯仲炭9克　阿胶珠9克　炙升麻3克　生杭芍9克　川断9克　焦艾叶4.5克　骨碎补6克　赤石脂9

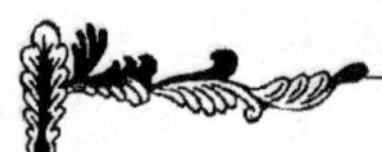

克　金樱肉 4.5 克

水煎空心温服。

19. 食积气滞（见《中医研究通讯》）

胃腹疼痛，食后更剧，大便利后，疼痛减轻，感觉腹内有一条杠起，乃系气滞食积，用下方甚效。

枳实 6 克　白术 9 克　莱菔子 9 克　广木香 4.5 克　砂仁 6 克　神曲 9 克　陈皮 9 克　半夏 9 克　麦芽 9 克

水煎空心服。

20. 齿龈出血（见《中医研究通讯》

胃中阴液不足，虚热上炎，口燥，牙龈糜烂出血，脉象细数者，用甘露饮加味有奇效。

天冬 9 克　麦冬 9 克　生地 9 克　熟地 9 克　枳壳 4.5 克　金石斛 9 克　茵陈 9 克　甘草 4.5 克　枇杷叶 3 克　黑蒲黄 9 克　黑藕节 9 克　阿胶 9 克

水煎空心服。

21. 气喘（见《中医研究通讯》）

咳嗽，吐清白沫痰，呼气短吸气长，气喘声如拉锯，睡不着席，四肢不厥逆，脉象虚弱，用六君子汤加味，临床经验，效果惊奇。

东参 9 克　白术 9 克　茯苓 9 克　炙草 6 克　半夏 9 克　橘皮 6 克　白果 9 克　干姜 9 克　细辛 4.5 克　五味子 6 克　盔沉香 3 克（研细末冲服）

水煎空心服。

22. 梅核气呃逆（见《中医研究通讯》）

咽喉感觉有障碍物，吐之不出，咽之不下，并且呕恶呃逆者，以半夏厚朴汤加味，收效甚速。

半夏 9 克　厚朴 6 克　炙甘草 6 克　苏叶 4.5 克　茯苓

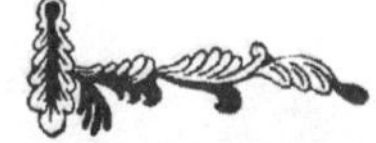

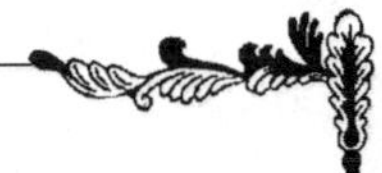

9克　桔梗9克　橘皮6克　公丁香6克

水煎温服。

23. 浮肿（见《中医研究通讯》）

面目及四肢浮肿，身体疲倦，四肢乏力，能吃饭，饭后消化迟钝，有时胀闷不适，小便频数，多由脾虚运化不足，水湿不能蒸化，壅塞皮肤所致，宜补气健脾、渗湿消肿法医治。近年来每用此法，效果甚好。

生芪30克　白术12克　党参15克　茯苓皮15克　炙草6克　陈皮6克　生姜皮6克　冬瓜皮15克　桑皮6克　防己6克　苡仁15克　砂仁4.5克

如小便不利，加泽泻、车前子；腹胀满，加厚朴、大腹皮。

水煎温服。

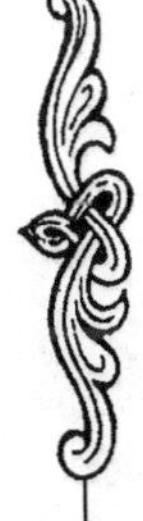

24. 小儿软骨病（见《中医研究通讯》）

此方适用于自幼即筋骨软弱，面黄肌瘦，行步痿软无力者，有相当好的效果。

公鸡全骨架一具，用净黄土焙黄，加入东人参9克，共研为细末。

按孩儿的年龄大小酌用，每次服1.5~3克，用红枣煎汤送服。

25. 阳痿不举（见《中医研究通讯》）

男子阳痿不举，或是早泄，多因肾阳亏损所致，用下方，经验多效。

熟地24克　山萸12克　远志4.5克　巴戟天6克　苁蓉6克　杜仲6克　淫羊藿9克　白术12克　人参9克　肉桂9克　茯神9克

水煎空心温服。

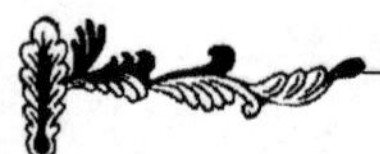

26. 无梦遗精（见《中医研究通讯》）

无梦遗精，多由肾气不足所致，余有简效方。

用韭菜子 30 克，炒，研为细末，每次酒调服 6 克，用之屡效。此方易办易得，患者可试用之。

27. 盗汗（见《中医研究通讯》）

睡而汗出，不自觉者，为盗汗。方用：

鸡蛋 5 个，将外壳周围轻轻敲破，不可损伤内之白皮，浸童便中，经过一昼夜，取出，用冷水渐渐加火煮熟食，二三次即愈。

28. 乳蛾（见《中医研究通讯》）

乳蛾形圆如箸头，生于喉，或左或右，或左右齐发。用明雄黄 3 克，鸡内金 3 个（焙炮存性），生白矾 3 克，共研极细末，先令患者用净水漱口，将药粉用吹粉器或竹管、干净苇管吹至喉中患部，即吐涎水多量，其痛即止。

29. 脱肛（见《中医研究通讯》）

大便时肛门努下，非托不上，甚者托也不上，痛苦非常。用净蝉蜕研为末，菜油调，敷于肛门，可收效。

30. 气臌（见《中医研究通讯》）

腹鼓胀，按之随手而起，多由气滞所致。方用：

白萝卜汁浸砂仁炒干，连浸连炒七次以后，把砂仁研为末，用米汤，每次送服 3 克，数服即可收大效。

31. 水肿（见《中医研究通讯》）

水肿，漫身皆肿，可用下方：

大田螺 4 个（去壳），大蒜头 5 枚（去皮），车前子 9 克（研末）。

右三味同捣为膏，作一饼，敷脐中，水从小便出即愈。贴药后，仍用布条缚之，顷刻间小便分利且多，更换二三回

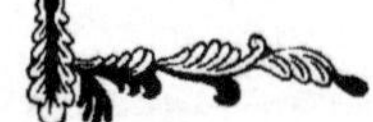

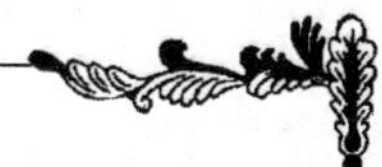

饼尤效。

32. 黄水疮（见《中医研究通讯》）

黄水疮不论发生在什么部位，只要是发痒，流清黄水，搽下药均能收效：

蛤粉 30 克　煅石膏 30 克　轻粉 15 克　黄柏 15 克

共为细末，用香油调搽。

33. 妇人经水淋漓不断（见《中医研究通讯》）

妇人经水淋漓不断，久而则成崩漏，用下方治之多效。

莲蓬壳（炙焦存性），棉花子（炙），各用 3 克，研为细末，黄酒送服即止。

34. 男女小便白浊（见《中医研究通讯》）

治男女小便白浊，方如下：

刘寄奴 15 克　车前子 3 克　甘草 6 克　银花 15 克　锁阳 3 克

水煎，露一宿，次日清早，空心温服。经验效果良好。

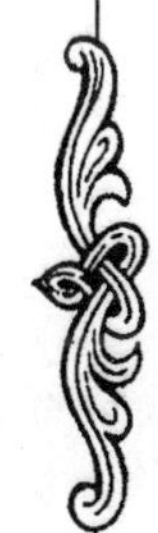

35. 疥疮（见《中医研究通讯》）

余有治疥法甚效，方用：

水银、白皮、信巴豆、大风子、桃仁、杏仁各 9 克，共研末，猪脂油和合捣如泥，装入白细布囊中，左右手拿着，交替来回不断地搓，即可愈。

36. 小儿口疮（见《中医研究通讯》）

小儿口疮疼痛，不能吮乳，用下单方，非常有效。

密陀僧研末，用醋调涂足心，见愈则可洗去。

37. 小儿虫证（见《中医研究通讯》）

小儿肚中有虫，萎黄消瘦，嗜食异物，舌上有花点。方用：

乌梅 1 枚　老生姜 3 片　榧子 10 枚　花椒 14 粒　红糖

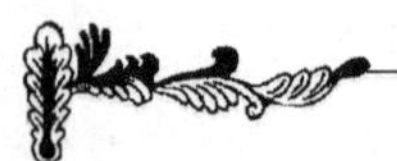

少许

水煎空心温服。每次试用很效。

38. 心胃疼痛（见《中医研究通讯》）

治男妇心胸疼痛（一名胃气痛），并治气血结块及寒邪腹痛，均有良效。

延胡 9 克　五灵脂 18 克　片姜黄 15 克　蒲黄 6 克　乳香 6 克　没药 6 克　砂仁 3 克

共研细末，装入瓷瓶内，不可泄气。气痛时用 6 克，水煎片时，以纱布滤去药滓温服，或用盐水吞服药末 3 克亦可。

39. 化脓性中耳炎（见《中医研究通讯》）

蝉蜕 1 个，用瓦片焙干研细，加入冰片 0.3 克，轻粉 1.5 克，共为极细末，装入瓶内备用。

用法：先将患耳用 2% 双氧水清洁后，将此粉吹入，每日上一次，效果良好。

40. 大便血（见《中医研究通讯》）

肠风下血，日久滑脱，其下血益甚，用下方，收敛兜涩，且清血分之热。

乌梅 9 克　当归 9 克　白术 9 克　椿根白皮 15 克　焦槐实 9 克　阿胶 9 克　诃子 9 克　枳壳 6 克　川军 6 克　僵蚕 6 克　黑地榆 9 克　黄芩 6 克　甘草 3 克

灶心土半斤，用冷开水冲开澄清，用水煎药，空心温服。临床经验，不分远血近血，以及痔漏出血，用之均能取效。

41. 烧伤（见《中医研究通讯》）

不论烫伤烧伤，用下方搽上，均可收到很好的疗效。

寒水石　生石膏　大黄　儿茶各 9 克　冰片 0.6 克

共研细末，以香油调搽伤部。

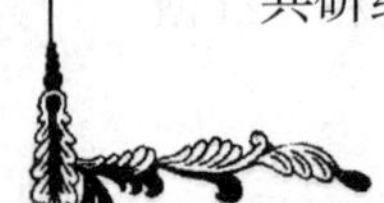

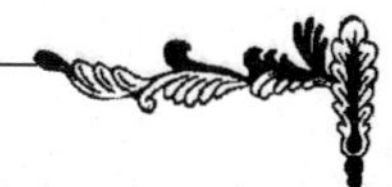

药海拾贝

1. 药物炮制

药物炮制，是中医药宝库中药物学上的珍贵经验，是提高药效、保证安全、减免对人体产生副作用的必要措施。遗憾的是中医的精华不被重视了，实在可惜！现就临床常用药的炮制，试举一二，以说明药物炮制的重要。

象皮外用，多需研细，但不先炮制，徒费人力，若经炮制，则极易研细。

时珍曰：灯心难研，以粳米粉浆染过，晒干研末，入水澄之，浮者是灯心也，晒干用。

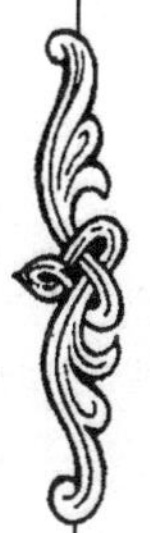

珍珠之炮制，亦在细研，细研方法有二：其一，将珍珠放入豆腐中，蒸二三小时，取出后即可研细；其二，取高粱秆去皮，将珍珠嵌入其中，以火点燃，秆成灰烬，此时珍珠亦易研细。

山萸肉，乃滋阴、补肾、固涩之佳品，但须经加工炮制并去其核，否则事与愿违，反致滑精。

柴胡为疏肝郁、理气滞之必用良药，但必须“净用”，称为“净柴胡”，如混入枝、茎，多有发汗之弊。

大黄酒制，称为“酒军”，活血之力著于大黄。

黄芪蜜炙，简称“炙芪”，温补之力更胜黄芪。

蒲黄炒炭用于止血，生用则利尿活血。

甘草生用清热解毒，炙用调中补气。

附子、乌头、半夏等药，生用则毒剧，只有如法炮制去

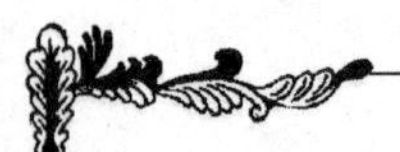

其毒性，才可发挥药效。

2. 煎煮得法

煎药之法，并无定规，应视药而异，概以发挥最大药效为准。古人多考究。今因滥用药现象剧增，药物炮制基本废除，更无人强调正确煎药。病者多无医药常识，哪晓是什么“先煎”、“后下”、“文火”、“武火”或“少煎”、“久煎”，一拿到药，盲目一锅熬煮。如此服药，怎能谈及充分发挥药效？无副作用发生，则已万幸。

正确煎药方法，应视药性而异。如花、穗等解表之品，稍煎即可；块茎质厚滋补之药，久煎药力始出；川乌、附子等有毒药物，非久煎不去其毒。又如当归，则应随病情不同采取不同的煎法：欲取其补血养阴，则宜久煎；若取其活血止痛，则滚数沸即可。

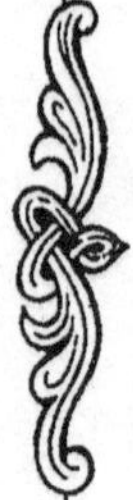

曾见一痛经妇人，某医生处以温经散寒、活血止痛药方，方中以当归为主，药证相合，无可非议。当问及煎药方法时，才知道病家以文火久煎，至汁成糊状始服。听后，始悟药后痛甚的原因，是当归久煎，芳香止痛之力丧失，只剩补血收敛之效，因气血壅滞，故腹痛更甚。

3. 用药轻灵

医生用药有如射手击靶。好射手不凭枪弹多少，只要一发命中；好医生不在药剂大小，只要药证相合，用药灵巧。如一味追求增加剂量，不仅无功于治病，有时起相反作用，且造成不应有的浪费。

所谓“药证相合”基于辨证施治的功夫，“用药灵巧”乃指对方剂、药物的正确理解和灵活应用。对某些因剂量不同而功效相异的药，尤应慎重使用。如大黄小量健脾，量大即成泻剂；三七参少量（3～4.5 克）以止血为主，多用（6

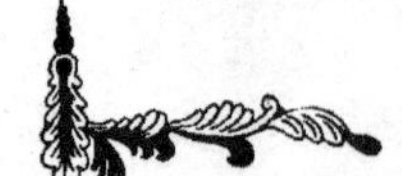

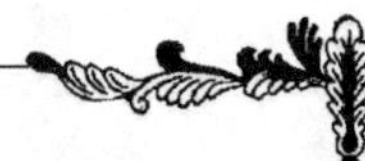

克以上）即以化瘀为主；柴胡量大，发汗退热，量小则升提清阳。说明用量不同，功效悬殊。

常有因药量太大而出现弊端者。如半身不遂用黄芪，如果患者素来血压高，黄芪量大即易化热，造成血压更高，再次偏瘫，甚至危及生命。

如有一老人，素体阴血不足，腹胀便秘，某医始用芒硝、大黄，便秘不解，医生不详审证情，再次孟浪加药，硝、黄大量并用，次日患者腹泻不止而死亡。当时的售药者抨击该医曰："兽医用药亦莫过如此而已。"

4. 知药利弊

事物都具两重性，利弊相兼，药物亦然。人常说："用药如用兵"，只有在熟悉药性，掌握归经、功能和充分了解其利弊的基础上，扬长避短，才能攻无不克，战无不胜，达到预期疗效。

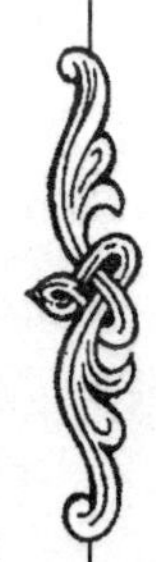

如柏子仁补心安神，治疗心慌、悸动有良效，但便溏者不宜用，否则便溏更甚，心悸不安反有增无减；焦三仙消导开胃，增进食欲，乃平和之药，但只宜施于素体壮实者，脾虚者慎用，用之则因克伐脾气，必然导致食欲更减，犯"虚虚"之戒。

余尝治疗干部李某，心慌、失眠、食少、便溏，前医用归脾汤加味 3 剂后，腹泻更甚，心悸不安。查原方，柏子仁用至 15 克。我仍用原方，但减柏子仁为 6 克，服之遂安。

5. 过敏反应

中药药性各异，因人体体质不同，对各种药物的耐受与反应亦各有差异。现常说用西药有的出现过敏反应，其实服中药也常遇到个别人有过敏现象，常因不严重而往往被人忽视。仅我经见者，有的对黄芪过敏者，有的对桂枝过敏者，

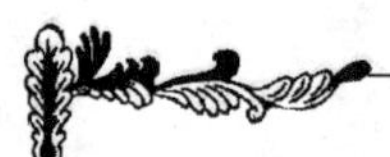

也有的对炒枣仁过敏者，还有对陈皮过敏者。

一般表现：轻度皮疹，瘙痒或恶心等。将过敏药物去后则愈，未见引起严重后果。在临证处方时，若配伍适当，则副反应可避免或减轻。如对玉屏风散中之黄芪过敏者罕见，此与伍用防风、白术有关。故医者在配伍时宜细加推敲。

按：中药过敏，近年来时有报道，如对苦参、地龙等过敏反应较多。张老所经验的上述诸药，尚未见报道，有待进一步观察。

6. 论硫黄

家父因素为阳虚体质，常服硫黄，至年老身体强健。但他所服之硫黄，必经亲手炮制。方法是：将净硫黄研细成粉，装入猪大肠中，将两端扎紧，不可与铁器接触，在铜锅中煮，至大肠熟而未烂（烂了即坏）。捞出后，剖开大肠，将硫黄置于木盆中，晾干后，细研成粉，贮于瓷瓶中备用。

按：硫黄，酸、温，有毒，多为外用。功用燥湿，杀虫，止痒等。对内服硫黄，自古医家评论利弊各半，未有定论。关键在于因个体体质不同，接受程度即有差异，亦与炮制是否得法有关。《本草纲目》记有“猪脂能制硫黄。”今入猪肠煮制，约为去其毒性之措施。但内用时宜谨慎。用量每日2次，每次0.6~3.0克。宜从少至多逐渐增加，饭前嚼服，或研面冲服。西医有时亦以硫黄内服治疗某种疾病，但系升华硫黄，或称“硫华”，与中药所用之硫黄不同。

7. 论熟地

现用之熟地，煮熟便用，非经地道炮制，故药效欠佳。熟地之正规炮制法：先选大生地，切块，切时不得同铁器接触，而后用砂锅、木笼蒸熟，并只在伏天进行。蒸出之熟地，在阳光下晾晒，干后再将原精液（蒸出之原汁）涂在其

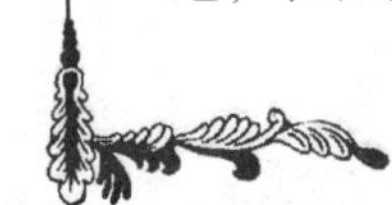

上，使所蒸出之精液吸收入熟地中。全干后，再按上述程序重复八次，即所谓“九蒸九晒”。如此炮制之熟地才为正品。

炮制熟地，能做到五蒸五晒即可使用。蒸熟地时须配合适量之黄酒、砂仁，以去其滑腻之弊。要蒸至切开无檀心（未蒸透之熟地）者为佳，尝之甜酸。

按：此法与《本草纲目》所载之法雷同，可参考。中药之炮制，对药效影响甚大。炮制过程中，既有物理作用也有化学作用，当我们尚未能以现代科学原理解释炮制作用之前，遵古炮制确属保证药效之可靠方法，不宜随便粗制滥造，减低药效。

8. 论黄芪

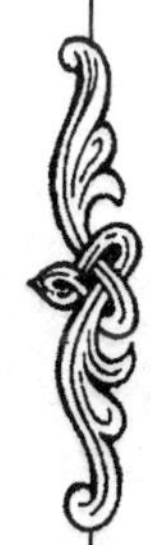

黄芪用途广泛，内科用以补气提气，益气生血，利尿固表；外科用以托毒透脓，益气生肌。服用本品，有病去病，无病健身，南方常当礼品相赠，真可谓补中之佳品。但有其利则有其弊，只有用之精当，才能扬长避短。黄芪用量一般偏大，王清任补阳还五汤中把黄芪量用至120克，功效卓著。为免其弊端，我用黄芪一般是逐渐加量。这样做，即使是高血压患者，亦不出现不良反应，亦可减少腻膈、胸闷等弊病。我的用药总则是：用补提防滞腻，用泻免伤元气，用燥避损津液。遇补阳还五汤证中有疼痛者，应加桑枝、丝瓜络，其效更著。用牵正散治疗口眼㖞斜时，属虚证者亦应加用黄芪。何谓虚？有气虚见证者属之，久病不愈者亦属之。

9. 论附子

附子，乃起死回生之神品，但必须用之得当。吾父常以大量附子治病救人，剂量常在30～60克，屡见奇效。尝说：“附子要么不用，用则重用，量少则起相反作用。”何意？附子乃下焦药也，量少不能重坠下沉，反在上焦起火。另须注

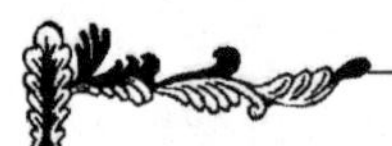

意者，附子煎剂宜冷服，取寒因寒用，反治之法。若热饮，易在上焦停留而产生副作用，出现嘴麻、舌麻，继之浑身皆麻。但遇此亦无需惊慌，饮凉开水多能解之，或时过半日便自然缓解。附子之适应症是脉必沉迟，唇、甲黑青。与脉症相合，放胆使用，疗效可靠。

附子产地四川，当地人服之无毒。我一友人系四川僧人，出家五台山，常备附子30余斤，常服无弊。但切莫“东施效颦”，天有阴阳之别，地有南北之异，人有个体之差，用药亦应随时、随地、随人而斟酌。

10. 十柱参

十柱参是什么药？现中青年医生知之者甚少。曾有邻舍赵某持一处方问我，缺一味“十柱参”是否可服？接方视之，乃系治高血压方，方中既列高丽参，又列十柱参，患者说：遍走太原药店，皆不知十柱参是何药。其实，十柱参就是高丽参的商品名之一，以大小相似的高丽参每十支包装一盒，便取名“十柱参”。患者听此解释后说，幸好未将十柱参配齐。其母即因过量服人参而死。那时其母亲患头晕，医生让服人参补虚，服药数日，便离开人间。

孙思邈说：“大医精诚”，乃告诫为医者，要起码做到真诚，若一味沽名钓誉，故弄玄虚，只能坑害病人，决不能为医也。上例，一方并高丽、十柱二参，名虽相异，实则同药，如十柱参得以配齐，剂量加倍，后果是不难想象的。

11. 古文钱

开元钱，系唐玄宗时所铸“开元通宝”之钱，乃古文钱中药效较佳之品。开元钱气味辛平，有毒，祖上传言，可治乳岩。每当傍晚月上东山之时，坐于门前，捣碎与胡桃同嚼，缓缓咽下，每次一枚。1950年吾曾亲自给族妹治疗乳

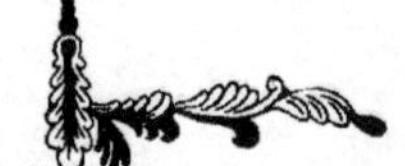

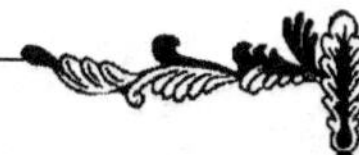

岩，用此获效。

按：古文钱，于古代本草中常有记载，治翳障、生产横逆、心腹痛及五淋等证。但服法多烧红醋淬后入煎，嚼服者鲜有记载。李时珍《本草纲目》记有“同胡桃嚼即碎，相制也。”今见张老治验病例，始信古书不吾欺也。

12. 诸姜考

姜在医药上的用途甚广，但因炮制方法不同，功用差别悬殊，作为医生，不可不详加推敲。否则，不但影响疗效，更有损于病人。现凭个人所知，将诸姜之性味、功用及炮制方法区分如下，以供参考。

（1）生姜：辛，微温，无毒，散而不守。能止呕吐，祛痰下气，开胃止痛，称“呕家圣药”，并有发散风寒，防治感冒之功效。各地所产之姜皆可通用。

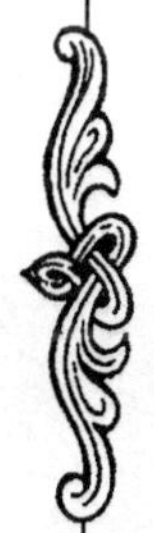

（2）姜汁：善解诸药（半夏、厚朴等）及菌、蕈、禽兽之毒。

（3）干姜：辛热，无毒，守而不散，以四川出产者为佳。治肺寒咳嗽，脾虚胀满，腹痛等。对冷痢诸证亦有佳效。又，干姜能引血药入血分，气药入气分，又能去恶养新，有阳生阴长之意，故血虚者用之。而人吐血、衄血、下血，有阴无阳者，亦宜用之。

（4）姜皮：辛凉，无毒。为五皮饮中主药之一。河南出产之水姜，干后可当生姜皮用。姜皮治浮肿、腹胀、痞满，善行水气，有利水消肿之功效。

（5）炮姜：为黄土中炒过之干姜。黄土研成细面，放铁锅中，加温至黄土沸腾，把干姜放入，炒至姜质松软为度。取其温中止痛。《用药法象》曰：“干姜，生辛炮苦……生则逐寒邪而发表，炮则除胃冷而守中。”

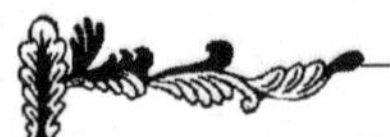

（6）姜炭：与炮姜不同。生化汤中用姜炭，主要取其止血、益血的作用。若烧不透，不全成炭，产妇服用容易引起发烧。姜炭之制法是：选上等干姜装入砂锅，上再扣一同大砂锅，用铁丝固定后，边缘狭缝用泥填封，置炉火上烧，直至摇动砂锅无干姜撞击之声即成。

（7）煨姜：逍遥散中常用。取鲜姜切片，用三层草纸包裹后，再用水蘸湿，入火烧之，待草纸化炭后即成。

按：《本草纲目·菜部》对姜的作用论述精详，今摘其要，以补上论之不足。“时珍曰：姜辛而不荤，去邪辟恶，生啖熟食，醋、酱、糟、盐、蜜煎调和，无不宜之。……可果可药，其利博矣。凡早行山行，宜含一块，不犯雾露清湿之气，及山岚不正之邪。按方广《心法附余》云：凡中风、中暑、中气、中毒、中恶、干霍乱、一切卒暴之病，用姜汁与童尿服，立可解散。盖姜能开痰下气，童尿降火也。”

13. 甘草解草乌毒

草乌又名“毒公”“射罔”，有毒之意也。时珍曰：“草乌头取汁晒为毒药，射禽兽，故有‘射罔’之称。”草乌性味辛、温，有大毒，为临床治寒湿痹痛，男子肾气衰弱阴汗，瘰疬之要品，疗效卓著。但其毒性亦大，用时宜谨慎，必须注意适量，否则毒性反应剧烈。

曾有一老医生用草乌配川乌，用量稍大（各12克），病人服后半时许，发生颤抖，医生亦惊慌无策，抖作一团。后用生甘草煎汤服之始缓解。据《大明本草》记载：“人中射罔毒，以甘草、兰叶、小豆叶、浮萍、冷水、荠苨皆可一味御之。”是为解毒之法。为医者，既明药性，又得通晓解除药毒之法。否则，一味莽撞用药，出现毒性反应便束手无策，其后果必然是误人害己。

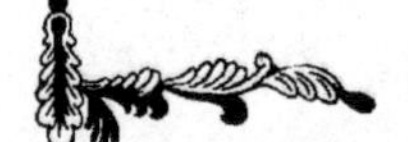

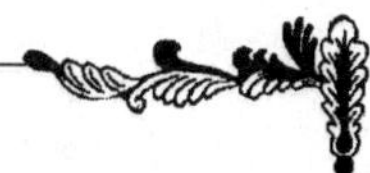

年谱

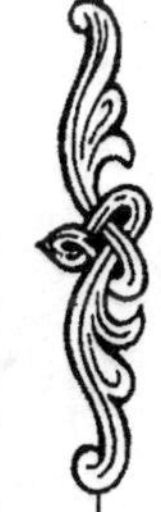

张子琳字桂崖，号弘达，室名常惭愧斋。

1894 年 9 月 21 日出生于山西省五台县东冶镇五级村。乃书香门第，中医世家。父润雨，亦杏林之秀，曾就职于大同观察使署所属医院任医官。张幼承庭训，兼得本村中医刘采成先生指导，本人勤奋研读，学业渐长，在数十年的中医药事业中有所建树。

张自幼多病，10 岁时方入私塾。

1905 年东冶镇创办起内设初小及高小班级的两级学堂（1908 年更名为沱阳学堂，即当地颇负盛名的沱阳高等小学校前身），张又继读于该学堂。因受到新学的影响，更加深了他求知、进取、崇尚科学的理想与信念。每在寒暑假期和学业空闲时间，初由其父（润雨）指导，诵读《医学三字经》《汤头歌诀》《四言脉诀》等中医启蒙教材；稍长，在具备医学启蒙知识的基础上，又拜师于本村儒医刘采成先生（按：据现有资料，刘采成曾任国民师范校医，于 1931 年被

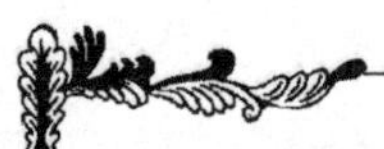

聘为山西省太原市中医改进研究会名誉理事）门下，攻读《内经》《伤寒论》《金匮要略》等经典著作。

1916 年，张在 22 岁时前往大同，在其父任职的大同观察使署医院临证见习，长达 6 年的刻苦钻研与训练，不仅学到了中西医诊治疾病的技能，并苦心研读了《医宗金鉴》、《类证治裁》和《陈修园医书》等临床名著，使实践与理论得以结合。因掌握了不少中西医处置疾病的方法与技能，在以后行医处置疖痈、脓疡、瘰疬等外科疾病方面，得心应手地采用中西医两种手段合治，解除了不少患者的痛苦，手到病除，在当地传为佳话。

1922 年，学有所成，由大同返回原籍五台县，开始在本村悬壶行医。

1931 ~ 1936 年间，协同友人在东冶镇开设了瑞华书局，附设中药柜，边经营图书、文具，边行医售药，当时的瑞华书局成为该地区文化人（包括革命人士）的聚集点。

1934 ~ 1937 年间，张义务兼任五级村村委会委员，分管文教。

1937 年日寇侵华，五台县沦陷，瑞华书局解散，中药柜搬回五级村。张子琳继续在家行医售药，现留存张老的毛笔札记，多用书口标有“瑞华监制”印记的红色竖行线装本抄成。在此其间，他有意启发子女学医，每天早晨，让他们背诵《医学三字经》《药性赋》等中医入门书籍，其中次子俊卿（主任检验师）以后虽未直接从事中医临床，但在任职山西省中医药研究院检验科主任期间，配合中医临床诊断和科学研究做过许多有益的工作。

1940 年前后，张子琳为寻找一点精神寄托，开始信仰佛教，以后成为佛门忠实信徒，知名居士。他认为佛教的慈

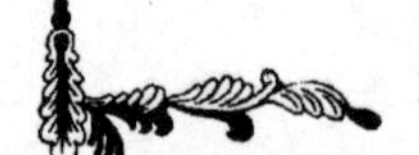

悲为怀和乐善好施，与救死扶伤的人道主义是一致的。

1949年新中国成立，为他的医学事业掀开了新的一页。

1953年年近花甲的他积极响应党的号召，带头走集体行医之路，在东冶镇首家创办了联合诊所。同年，其国画作品《荷花》在山西省美术作品展览会展出、获奖，并见诸省报。

1956年当选为五台县人民代表。

1957年山西省中医研究院所成立，张以62岁高龄欣然应聘来所，参加临证治疗和文献资料收集、整理及考训医籍等工作。在日常工作中，他还兼职负责指导实习、进修的工作。其中侯振民（现任山西省中医药研究院老干科主任，主任医师）、高建邦（现为太原重型机器厂职工医院主治医师）皆在实习、进修中建立起更深一层的师生关系。

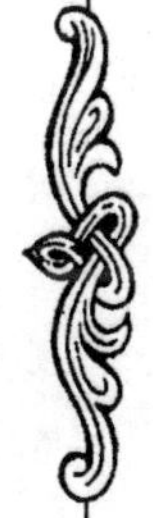

1962年被评为山西省中医研究所先进工作者。

1963年4月7日，其妻徐爱春病故太原，享年69岁。同年山西省中医研究所创办的《中医研究通讯》中分期刊载了他的验方40首。

1966年次孙张光荣高中毕业，当时正处“文革”时期，无法继续升学，在张老精心指导下，他全面地掌握了中医理论和技能，1978年山西省中医研究所在全省范围内选拔中医人才，经严格考试张光荣被入选，在该所附属医院消化科工作到1984年，后调回五台县第二人民医院任主治中医师。

1970年，张老响应政府疏散人口的号召，被安置回原籍五级村。因他曾在家乡行医多年，在群众中享有很高的声誉，本次返里再次受到乡亲们的热烈欢迎。能为家乡人民义务看病也是张老的心愿，乡亲们奔走相告，邻村上下登门求

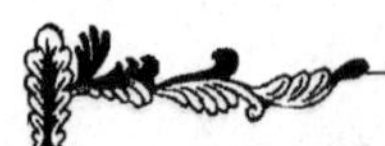

医者络绎不绝，张应诊日诊治十数人而无倦意，更无烦恼心。时任定襄县中学校长的长孙广儒，幼年时期在祖父的指导下学习中医已有了一定的中医基础，这时趁祖父在家乡义诊之机更多地吸取祖父的临床经验，也成为中医事业的继承人。之后，受定襄县政府委任，创建了定襄县中医院，为第一任院长（副主任中医师）。

1972年张老退休，留寓省垣，住上马街永安里，夏居原籍，冬住太原，无论在何处，登门求诊者络绎不绝。义诊，从1970年直至1983年病逝，来者不拒，患者高兴而来，满意而归。在此期间，还指导了徐秀峰、杜秀芳和崔丽丽三名青年学习中医，现在她们都是医疗战线上的骨干力量，其中徐秀峰现为山西省中医药研究院内分泌科主治中医师。

1978年12月张老亲自主持，赵尚华、张俊卿整理的《张子琳医疗经验选辑》一书由山西人民出版社出版。书中“证治概要”系张老对30种内科疾病理法方药的论述，堪称平正公允；“医案选”选录了他的内、外、妇科医案100例。本书全面地反映了张老的学术经验，在本省乃至全国影响都颇为深远。后增补“医话选”，又分别于1985年和1996年各再版一次。前后3版共发行52700册。

1981年8月，山西电视台播发了张老的生平事迹，及带徒、义诊、发挥余热的专题报道。同年，湖南科技出版社出版的《著名中医学家的学术经验》和1984年广东科技出版社出版的《当代名老中医临证荟萃》及1992年、1995年山西科技出版社出版的《山西名老中医经验汇编》、《山西省中医药研究院中医精粹汇集》中均收载了有关张老的专文。

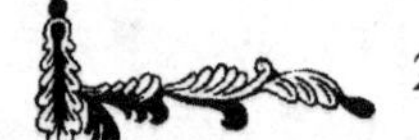

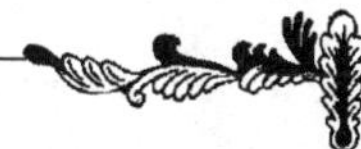

1982年9月在其88岁生日之际，张老又献出平肝清晕汤、清热通淋汤、四物清疹汤及加味胶艾汤验方4首，造福于广大患者。

1983年11月10日病逝，享年89岁。

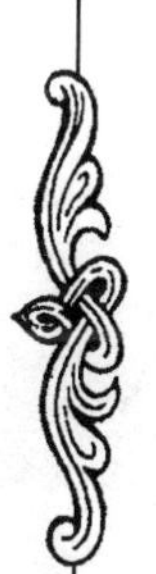